高等职业教育中医药类创新教材

中医儿科学

（供中医学、中医骨伤、针灸推拿、护理等专业用）

主　编　蒋祥林　刘　菁　丁　斗
副主编　张　婵　易为丹　林海凤
编　委　（以姓氏笔画为序）
　　　　丁　斗（遵义医药高等专科学校）
　　　　卜美玲（菏泽医学专科学校）
　　　　田秀蓉（重庆三峡医药高等专科学校）
　　　　权兴苗（承德医学院附属医院）
　　　　刘　菁（山东中医药高等专科学校）
　　　　李　昌（南阳医学高等专科学校）
　　　　张　婵（菏泽医学专科学校）
　　　　林海凤（重庆医药高等专科学校）
　　　　易为丹（重庆三峡医药高等专科学校）
　　　　高　菲（山东中医药高等专科学校）
　　　　黄晶晶（永州职业技术学院）
　　　　蒋祥林（重庆三峡医药高等专科学校）

中国健康传媒集团
中国医药科技出版社

内容提要

本教材是"高等职业教育中医药类创新教材"之一，根据《中医儿科学》教学大纲的基本要求和课程特点编写而成，内容上涵盖中医执业助理医师资格考试大纲所有病证。分总论、各论两大部分，共10章。总论共3章，包括中医儿科学发展简史、小儿生理病理与喂养保健、中医儿科诊治概要。各论为临床病证，共7章，包括新生儿和新生儿疾病、肺系病证、脾系病证、心肝系病证、肾系病证、时行疾病及小儿杂病。本教材对接职业标准和岗位能力要求，具有岗证融合特点。本教材为书网融合教材，配套有微课、PPT、题库等数字资源，使教学资源更多样化、立体化。本教材供高等职业教育中医学、中医骨伤、针灸推拿、护理等专业用。

图书在版编目（CIP）数据

中医儿科学 / 蒋祥林，刘菁，丁斗主编 .—北京：中国医药科技出版社，2022.8

高等职业教育中医药类创新教材

ISBN 978-7-5214-3187-2

Ⅰ.①中… Ⅱ.①蒋… ②刘… ③丁… Ⅲ.①中医儿科学—高等职业教育—教材 Ⅳ.① R272

中国版本图书馆CIP数据核字（2022）第078599号

美术编辑　陈君杞

版式设计　南博文化

出版　**中国健康传媒集团** | 中国医药科技出版社

地址　北京市海淀区文慧园北路甲22号

邮编　100082

电话　发行：010-62227427　邮购：010-62236938

网址　www.cmstp.com

规格　889×1194mm ¹/₁₆

印张　18³/₄

字数　570千字

版次　2022年8月第1版

印次　2024年5月第3次印刷

印刷　河北环京美印刷有限公司

经销　全国各地新华书店

书号　ISBN 978-7-5214-3187-2

定价　**56.00元**

获取新书信息、投稿、为图书纠错，请扫码联系我们。

代爱英（菏泽医学专科学校教务处处长）

刘　亮（遵义医药高等专科学校教务处副处长）

兰作平（重庆医药高等专科学校教务处处长）

王庭之（江苏医药职业学院教务处处长）

张炳盛（山东中医药高等专科学校教务教辅党总支原书记）

张明丽（南阳医学高等专科学校中医系党委书记）

苏绪林（重庆三峡医药高等专科学校中医学院院长）

王　旭（菏泽医学专科学校中医药系主任）

于立玲（山东医学高等专科学校科研处副处长）

冯育会（遵义医药高等专科学校中医学系副主任）

万　飞（重庆医药高等专科学校中医学院院长）

周文超（江苏医药职业学院医学院党总支书记）

办公室主任

范志霞（中国医药科技出版社副总编辑、副经理）

徐传庚（山东中医药高等专科学校中医系原主任）

数字化教材编委会

主　编　蒋祥林　刘　菁　丁　斗
副主编　张　婵　易为丹　林海凤
编　委　（以姓氏笔画为序）
　　　　丁　斗（遵义医药高等专科学校）
　　　　卜美玲（菏泽医学专科学校）
　　　　田秀蓉（重庆三峡医药高等专科学校）
　　　　权兴苗（承德医学院附属医院）
　　　　刘　菁（山东中医药高等专科学校）
　　　　李　昌（南阳医学高等专科学校）
　　　　张　婵（菏泽医学专科学校）
　　　　林海凤（重庆医药高等专科学校）
　　　　易为丹（重庆三峡医药高等专科学校）
　　　　高　菲（山东中医药高等专科学校）
　　　　黄晶晶（永州职业技术学院）
　　　　蒋祥林（重庆三峡医药高等专科学校）

出版说明

中医药职业教育是医药职业教育体系的重要组成部分，肩负着培养中医药行业多样化人才、传承中医药技术技能、促进就业创业的重要职责。为深入贯彻落实国务院印发的《中医药发展战略规划纲要（2016—2030年）》《国家职业教育改革实施方案》和教育部等九部门印发的《职业教育提质培优行动计划（2020—2023年）》等文件精神，充分体现教材育人功能，适应"互联网+"新时代要求，满足中医药事业发展对高素质技术技能中医药人才的需求，在"高等职业教育中医药类创新教材"建设指导委员会的指导下，中国医药科技出版社启动了本套教材的组织编写工作。

本套教材包含21门课程，主要特点如下。

一、教材定位明确，强化精品意识

本套教材认真贯彻教改精神，强化精品意识，紧紧围绕专业培养目标要求，认真遵循"三基""五性"和"三特定"的原则，在教材内容的深度和广度上符合中医类专业高职培养目标的要求，与特定学制、特定对象、特定层次的培养目标相一致，力求体现"专科特色、技能特点、时代特征"。以中医药类专业人才所必需的基本知识、基本理论、基本技能为教材建设的主题框架，充分体现教材的思想性、科学性、启发性、先进性和适用性，注意与本科教材和中职教材的差异性，突出理论和实践相统一，注重实践能力培养。

二、落实立德树人，体现课程思政

党和国家高度重视职业教育事业的发展，落实立德树人是教材建设的根本任务。本套教材注重将价值塑造、知识传授和能力培养三者融为一体，在传授知识和技能的同时，有机融入中华优秀传统文化、创新精神、法治意识，弘扬劳动光荣、技能宝贵、创造伟大的时代风尚，注重加强医德医风教育，着力培养学生"敬佑生命、救死扶伤、甘于奉献、大爱无疆"的医者精神，弘扬精益求精的专业精神、职业精神、工匠精神和劳模精神，以帮助提升学生的综合素质和人文修养。

三、紧跟行业发展，精耕教材内容

当前职业教育已经进入全面提质培优的高质量发展阶段。教育部印发的《"十四五"职业教育规划教材建设实施方案》强调：教材编写应遵循教材建设规律和职业教育教学规律、技术技能人才成长规律，紧扣产业升级和数字化改造，满足技术技能人才需求变化，依据职业教育国家教学标准体系，对接职业标准和岗位能力要求。本套教材编写以学生为本，以岗位职业需求为标准，以促进就业和适应产业发展需求为导向，以实践能力培养为重点，增加实训内容和课时的设置，力争做到课程内容与职业标准对接、教学过程与生产过程对接，突出鲜明的专业特色。内容编写上注意与时俱进，注重吸收融入行业发展的新知识、新技术、新方法，以适应当前行业发展的趋势，实现教材与时代的融合，以提高学生创造性解决实际问题的能力。

四、结合岗位需求，体现学考结合

为深入贯彻执行《国家职业教育改革实施方案》中推动的1+X证书制度，本套教材充分考虑学生考取相关职业资格证书、职业技能等级证书的需要，将岗位技能要求、劳动教育理念、国家执业助理医师资格考试等有关内容有机融入教材，突出实用和实践。教材理论内容和实训项目的设置涵盖相关考试内容和知识点，做到学考结合，满足学生在学习期间取得各种适合工作岗位需要的职业技能或资格证书的需求，以提升其就业创业本领。

五、配套数字教材，丰富教学资源

本套教材为书网融合教材，编写纸质教材的同时，重视数字资源配套增值服务的建设，通过教学课件PPT、思维导图、视频微课、题库等形式，丰富教学资源，利用中国医药科技出版社成熟的"医药大学堂"智能化在线教学平台，能够实现在线教学、在线评价、在线答疑、在线学习、在线作业、在线考试、在线互动等功能，极大提升教学手段，满足教学管理需要，为提高教育教学水平和质量提供支撑。

六、以学生为本，创新编写形式

本套教材在编写形式上坚持创新，在内容设置上注重模块化编写形式，整套教材设立相对统一的编写模块，模块设计分为"必设模块"和"选设模块"两种类型。"必设模块"是每本教材必须采用的栏目，使整套教材整齐划一。"选设模块"是每本教材根据课程的特点自行设计，目的是增强课堂互动和教材的可读性，提高学习的目的性和主动性。模块设置注重融入中医经典，融入课程思政，融入职业技能与中医助理执业医师资格考试内容，凸显本轮中医学专业教材编写的"传承创新"特色。

为编写出版一套高质量的精品教材，本套教材建设指导委员会的专家给予了很多宝贵的、建设性的指导意见，参编的几十所院校领导给予了大力支持和帮助，教材的编写专家均为一线优秀教师，他们业务精良，经验丰富，态度认真严谨，为本套教材的编写献计献策、精益求精、无私奉献，付出了辛勤的汗水和努力，在此一并表示衷心感谢。

本套教材目标明确，以满足高等职业院校中医药类专业教育教学需求和应用型中医药学人才培养目标要求为宗旨，旨在打造一套与时俱进、教考融合、特色鲜明、质量优良的中医类高职教材。希望本套教材的出版，能够得到广大师生的欢迎和支持，为促进我国中医类相关专业的职业教育教学改革和人才培养做出积极贡献。希望各院校师生在教材使用中提出宝贵意见或建议，以便不断修订完善，为下一轮教材的修订工作奠定坚实基础。

中国医药科技出版社

2022年6月

"中医儿科学"是中医药类专业的核心课程，在中医临床学科中占有重要的地位。

本教材根据当今时代高职教育的培养需求，以教学和临床实用为前提，突出中医儿科学的基础理论、基本知识和基本技能，体现科学性、先进性、启发性和实用性，为临床实践打下基础。本教材主要特点如下：①设置"思政课堂"：思政基于"中医儿科学"的课程特点，内容与中医儿科专业内容无缝隙衔接，在授课中落实立德树人的根本任务。②充分考虑学生考取相关职业资格证书和未来就业岗位的需求，结合国家最新中医执业助理医师资格考试中医儿科学大纲，在每章后设"执考要点"，提出本章中相应的执考点；教材病证选取既包括中医儿科常见病、多发病及优势病种，又涵盖考试大纲要求内容，做到学考结合与临床应用相融合。③创新模块编写：重要疾病以"岗位情景模拟"引入；根据教学需要，适时加入"知识拓展"；插入"课堂互动"，以提出问题的方式引出要讲的重点内容，调动学生主观能动性。④资源融合拓展：本教材为书网融合教材，即纸质教材有机融合微课、PPT、题库等。

本教材分总论、各论两大部分，共10章。总论为中医儿科学基础，共3章，包括中医儿科学发展简史、小儿生理病理与喂养保健、中医儿科诊治概要。各论为临床病证，共7章，包括新生儿和新生儿疾病、肺系病证、脾系病证、心肝系病证、肾系病证、时行疾病、小儿杂病。各章节编写具体分工如下：第一章由蒋祥林编写；第二章第一节至第四节由蒋祥林编写，第五节由田秀蓉编写；第三章由李昌编写；第四章由林海凤编写；第五章第一节由蒋祥林编写，第二节至第六节由易为丹编写；第六章第一节至第五节由丁斗编写，第六节至第十节由卜美玲编写；第七章由张婵编写；第八章由权兴苗编写；第九章第一节至第五节由刘菁编写，第六节至第八节由高菲编写；第十章第一节至第五节由黄晶晶编写，第六节至第八节由田秀蓉编写。数字化内容的编写分工同纸质教材。

在本教材的编写过程中，得到编写组全体成员及中国医药科技出版社的热情关心和帮助，他们提出了许多宝贵的意见和建议，在此表示衷心的感谢！

《中医儿科学》编委会

2022年5月

总 论

各 论

总 论

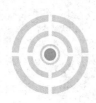

学习目标

知识要求：
1. 掌握历代中医儿科著名医家及其学术思想。
2. 熟悉历代著名中医儿科专著。
3. 了解中医儿科学的概念及中医儿科学历史发展的阶段。

技能要求：
1. 熟记中医儿科学发展史上著名医家、医著及其学术贡献。
2. 会运用名医名家学术思想指导儿童保育及诊疗。

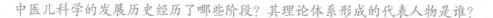

课堂互动 1-1

中医儿科学的发展历史经历了哪些阶段？其理论体系形成的代表人物是谁？

答案解析

中医儿科学是以中医学理论体系为指导，研究从胎儿期至青春期小儿的生长发育、生理病理、喂养保健、疾病预防和治疗的一门临床学科。作为中医学的重要组成部分，中医儿科学是随着整个中医学的发展，经历了一个漫长的历史时期逐渐形成、发展起来的专门学科。数千年来，历代医家在长期的医疗实践中积累了大量的理论知识和丰富的临床经验，不仅为中华民族的繁衍昌盛做出了巨大的贡献，而且在当今的小儿保育和小儿疾病的防治中仍发挥着重要作用。纵观中医儿科学的发展历史，可划分为 4 个主要阶段。

一、中医儿科学的萌芽时期（远古～南北朝）

中医儿科学的起源很早，据司马迁编著的《史记·扁鹊仓公列传》记载，远在春秋战国秦汉时期，"扁鹊名闻天下……来入咸阳，闻秦人爱小儿，即为小儿医，随俗为变"。故扁鹊为儿科学史上的第一位小儿医。本书还记载了淳于意治疗小儿的病案，如以"下气汤"治婴儿"气鬲病"，这也是古代最早的儿科病历记载。现存的医学著作《黄帝内经》，对人体胚胎发育过程作了比较具体的描述，另外还有关于小儿体质特点、生理特点、先天因素致病，以及泄泻、喘鸣等病证的诊断及预后的记载。如《灵枢·逆顺肥瘦》指出："婴儿者，其肉脆血少气弱。"是小儿体质特点的最早记载。《素问·奇病论》说："人生而有病癫疾者，病名曰何？安所得之？岐伯曰：病名为胎病，此得之在母腹中时，其母有所大惊，气上而不下，精气并居，故令子发为癫疾也。"是对儿科疾病病因、病理的最早记载。长沙马王堆西汉墓出土的《五十二病方》中有"婴儿病痫""婴儿瘛"的记述。这些记载说明当时儿科学理论开始萌芽。此外，张仲景的《伤寒杂病论》以六经辨证治疗外感病、以脏腑辨证论治杂病，对后世儿科学辨证体系的形成也产生了重要的影响。

这些有关儿科学术方面的记载，大多包含在内、外科文献中，虽然十分简略，或早已佚散，但仍可以看出在隋代之前、儿科尚未成为独立学科之时，为儿科学的形成奠定了基础。

二、中医儿科学的形成时期（隋朝～宋朝）

隋唐至宋朝，是我国中医药学迅速发展的时期。随着中医药学的发展，中医儿科学也不断发展、壮大，逐渐形成独立的学科。

隋朝巢元方编撰的《诸病源候论》，是当时最为完备的一部病因、证候学专著。其中论"小儿杂病诸候"6卷255候，对小儿生理、病理、保育及证候病源的论述颇为详细集中。

唐代杰出医学家孙思邈重视小儿优生，其所著《备急千金要方》《千金翼方》中将妇人、小儿方列于卷首，从初生将护至伤寒杂病分九门专论小儿，载方400首。唐末出现了我国儿科史上的第一部专著《颅囟经》，书中首次提出小儿为"纯阳之体"的观点，并有对小儿脉法及惊、痫、疳、痢的论述，尤以对火丹的论述颇详。

宋代科学技术的巨大进步，促进了中医学的发展。随着专门儿科医家和专门儿科著作的不断出现，中医儿科学的理论体系开始形成，其中以钱乙为代表。北宋钱乙，字仲阳，是中医儿科学发展史上的一位杰出医家。他在长期的医疗实践中积累了丰富的医学理论和临床经验，其学术建树由学生阎季忠整理为《小儿药证直诀》一书，全书理、医、方、药俱全。钱乙的学术思想及贡献主要有：①将小儿生理病理特点概括为"脏腑柔弱，易虚易实，易寒易热"，总结出小儿异于成人之处，是儿科学形成独立体系的前提。②论述儿科四诊诊查要领，四诊中尤重望诊，又对面部望诊论述最详。③建立儿科五脏辨证体系，提出"心主惊、肝主风、脾主困、肺主喘、肾主虚"的辨证纲领，成为中医儿科辨证学中最为重要的方法。④区分五脏的寒热虚实，创制泻白散、泻黄散、导赤散、泻青丸、六味地黄丸等五脏补泻的方剂，许多方剂至今仍为临床有效用方。钱乙的学术思想为后世儿科医家所推崇，其对中医儿科学的发展贡献巨大，被后世誉为"儿科之圣""儿科之鼻祖"。《小儿药证直诀》一书被称为"活幼之真谛""全婴之轨范"。钱乙及《小儿药证直诀》成为中医儿科学理论体系形成的重要标志。

北宋年间，天花与麻疹流行，随着对麻、痘诊治的深入认识，进而扩大为儿科治疗学上的寒温之争。比如，我国第一部痘疹专著，董汲《小儿斑疹备急方论》善用寒凉治疗痘疹，多以白虎汤获验，反对滥用温热；而南宋医家陈文中则大胆提出用温补法治疗痘疹，首创以附、桂、丁香等燥热温补之剂治疗痘疹阴盛阳虚而出迟或倒塌者，每获奇效。陈文中《小儿痘疹方论》《小儿病源方论》不仅对痘疹治疗有创见，而且对小儿杂病证治及小儿保育亦有独到见解。这些学术思想对儿科学术的发展有着深远的影响。

✍ 知识拓展

人痘接种法

天花别名"痘疮""疱疮"，是一种烈性传染病，病死率非常高。人痘接种法是我国在16世纪发明的预防天花的方法，其取天花患者痘痂制浆接种于健康儿童，使之产生免疫力。其方法分为四种，即痘浆法、旱苗法、水苗法、痘衣法。前三者都是接种于鼻孔，其痘苗又叫做鼻苗。

痘衣法是穿用天花患者患病时所穿的衣服。人痘接种法的创造，是人类免疫学的先驱，为后世免疫学的发展开辟了道路。这种技术在公元17世纪开始，先后传播到俄国、日本、阿拉伯等许多亚、欧、非洲国家，公元1717年传到英国，直到公元1796年英国人发明了牛痘接种法后，才逐步被代替。

南宋刘昉著《幼幼新书》，集宋以前儿科学术成就之大成，是当时世界上最完备的儿科学专著，亦是现存儿科医书中记载小儿指纹最早的书籍，有较高的学术及文献价值。同时期还有《小儿卫生总微论方》，书中明确指出初生儿脐风的病因是断脐不慎所致，和成人破伤风为同一病原；提出忌用冷刀断脐；主张用烙脐饼子安脐上烧灼脐带，再以封脐散裹缚，这种方法不仅起到了预防效果，并且为小儿治疗用药开辟了新的途径。

三、中医儿科学的发展时期（元朝～中华人民共和国成立前）

金元时期中医儿科学发展比较迅速，既有儿科专业医生的总结，又有其他包含儿科内容的综合性医书出版，极大地丰富了中医儿科学理论与临床治疗的内容。此时的医学分科逐渐增多，唐代原为五科，宋代为九科，元代增加到十三科，皆专列小儿科。这一时期，儿科专著大量出版，儿科学理论更加完善，临床治疗更加充实。

金元四大家之一的刘完素在《宣明论方·小儿科论》中说："大概小儿病者纯阳，热多冷少也。"主张用辛苦寒凉法治疗小儿热性病，如其将凉膈散灵活应用于儿科临床。张从正治热性病善用攻下。李杲的脾胃学说对促进小儿脾胃病研究有重要影响，他创制的补中益气汤、清暑益气汤至今仍为儿科临床广泛运用。朱震亨提出的小儿"阳常有余，阴常不足"观点，对儿科阴虚体质及热病伤阴采用滋阴法治疗具有很大影响。

元代曾世荣《活幼心书》详述小儿初生诸疾，对中医儿科学新生儿学的建立做出了贡献。其以丰富的临证经验，对各类儿科病证的辨证论治颇有心得，如对疳证进行分类、首提惊风"四证八候"等。

明代儿科医家鲁伯嗣著《婴童百问》，将100种儿科病证列为100条，每条专论一病证，详述病源、证候及疗法，博采众说而又有己见，附方800余首，在儿科界自成一家。

明代薛铠、薛己父子精于儿科，著《保婴撮要》，论小儿各科病证221种，记录医案1540则。针对当时新生儿脐风病死率很高的状况，采用火烧断脐法预防脐风。书中除小儿内科病外，还论及小儿外科、皮肤科、骨伤科、眼科等诸科病证达70余种，使中医小儿外科学专科初步形成。

明代儿科名医万全，字密斋，万氏家传三代名医，尤以儿科辨治享有盛誉。著有《育婴家秘》《幼科发挥》《片玉心书》等著作，对后世影响很大。其学术思想及贡献主要有：①提出"育婴四法"，即"预养以培其元，胎养以保其真，蓐养以防其变，鞠养以慎其疾"，形成了中医儿童保健学的系统观点。②提出"三有余四不足"的生理病理学说，即"阳常有余、阴常不足、肝常有余、脾常不足、心常有余、肺常不足、肾常不足"，高度概括了小儿生理、病理特点。③强调"调理脾胃"的证治观点，"人以脾胃为本，所当调理，小儿脾常不足，尤不可不调也"。调脾胃不专在医，调乳母、节饮食、慎医药等使脾胃无伤，处方用药精炼而切合病情。

清代儿科医家夏禹铸著《幼科铁镜》，其重视望诊，提出"有诸内而形诸外"的著名论点，并指出小儿诊治可从望面色、审苗窍来辨别脏腑的寒热虚实。创造了小儿灯火疗法以治疗脐风，对惊风的治疗提出"疗惊必先豁痰，豁痰必先祛风，祛风必先解热，解热必先祛邪"的理论，至今仍有临床指导意义。

谢玉琼的《麻科活人全书》是一部麻疹专著，详细阐述了麻疹各期及并发症的辨证和治疗，是一部比较有影响的麻疹专著。

陈复正是清代具有代表性的儿科名家，他的《幼幼集成》是一部集大成的儿科专著，对指纹诊法颇有见地，将虎口指纹辨证概括为"浮沉分表里，红紫辨寒热，淡滞定虚实"，后世加上"三关测轻重"，一直被沿用至今。

吴鞠通的《温病条辨·解儿难》提出了"小儿稚阳未充，稚阴未长者也"的生理特点、"易于感触，易于传变"的病理特点、"稍呆则滞，稍重则伤"的用药特点。丰富了中医儿科学生理病理的内容，对防治小儿疾病具有临床指导意义。

四、中医儿科学的创新时期

1949年中华人民共和国成立以来，在国家的大力支持下，随着中医学高等医学教育的建立和发展，中医学进入了继承、发扬、创新的新时期。

随着中医学不同层次医学教育的举办，相继出版了专科、本科、研究生等不同类别的教材，对中医儿科学的基本理论、基础知识和基本技能均有较好的继承和发扬。出版了大型中医儿科学著作如《实用中医儿科学》《中医儿科学》等，集古今中医儿科学之大成，运用多学科知识整理继承了古代儿科精华，更对临床常见病有所发扬和创新。

古代所称的儿科"四大要证"——麻、痘、惊、疳，其中天花（痘）已经被消灭，麻疹发病散见，疳证趋于轻证。由于普遍推广计划免疫，由时行疾病引起的惊风的发病率也大为降低。现代中医儿科基础理论研究的学术争鸣活跃，在许多问题上认识渐趋一致。儿科诊法方面，对色诊定量、舌诊微观化、闻诊声音分析、脉图分析等进行了研究，并利用血液化学、超声影像等现代技术方法，使微观辨证资料与四诊宏观辨证资料相结合，丰富了传统四诊内容，发展了儿科辨证学。

1983年9月成立了中华中医药学会儿科专业委员会，各省、市、自治区相继建立了中医儿科专业委员会，对于促进全国中医儿科界的团结和学术交流、推动中医儿科学的发展，起到了积极的作用。

随着新世纪疾病谱的改变及对健康的新要求，中医儿科学应以史为鉴，不仅要继承好传统理论知识和临床技能，运用多学科知识整理和发扬中医学的精华，更要在临床实践中发扬和创新，从而让中医学、中医儿科学走向世界，为减少人类病痛、维护小儿健康做出应有的贡献。

> **执考要点**
>
> 1. 历代中医儿科名家及重要医家学术思想。
> 2. 历代著名中医儿科专著。

目标检测

答案解析

A1型题

1. 相传至今的我国第一部儿科专著是（ ）

A.《颅囟经》 B.《小儿药证直诀》 C.《幼幼新书》

　　D.《全幼心鉴》　　　　　　　E.《活幼心书》

2. 我国古代最早有小儿医的时期是（　　）

　　A. 春秋　　　　B. 秦汉　　　　C. 隋唐　　　　D. 宋　　　　E. 元

3. 我国儿科医案早期记载见于（　　）

　　A. 春秋　　　　B. 秦汉　　　　C. 隋唐　　　　D. 宋　　　　E. 元

4. 首创小儿"纯阳"理论的著作是（　　）

　　A.《诸病源候论·小儿杂病诸候》　B.《颅囟经》　　　　　　　C.《小儿药证直诀》

　　D.《景岳全书·小儿则》　　　　　E.《温病条辨·解儿难》

5. 论述小儿麻、痘、斑、疹的第一部专著是（　　）

　　A.《小儿斑疹备急方论》　　　B.《小儿药证直诀》　　　　C.《幼幼新书》

　　D.《小儿痘疹方论》　　　　　E.《博集稀痘方论》

6. 汇集宋代以前儿科学术成就，为当时世界上内容最完备儿科专著的是（　　）

　　A.《颅囟经》　　B.《幼幼新书》　　C.《活幼心书》　　D.《全幼心鉴》　　E.《保婴撮要》

7. 提出烧灼断脐法预防初生儿脐风的著作是（　　）

　　A.《幼幼新书》　　　　　　B.《小儿卫生总微论方》　　　　C.《全幼心鉴》

　　D.《保婴撮要》　　　　　　E.《婴童百问》

A2 型题

8. 患儿，6个月。每闻声响则惊哭不安。其病位在（　　）

　　A. 肺　　　　B. 脾　　　　C. 心　　　　D. 肝　　　　E. 肾

B1 型题

　　A. 钱乙　　　　B. 董汲　　　　C. 陈文中　　　　D. 扁鹊　　　　E. 曾世荣

9. 中国古籍记载的第一个儿科医生是（　　）

10."儿科之圣"是指（　　）

（蒋祥林）

书网融合……

知识回顾　　　习题

第二章 小儿生理病理与喂养保健

第一节 小儿年龄分期

PPT

学习目标

知识要求：

1. 掌握小儿年龄分期的标准。
2. 熟悉小儿每个时期的特点。
3. 了解小儿每个时期的保健要点。

技能要求：

1. 熟练区分小儿的7个时期。
2. 会根据小儿每个时期的特点，初步制定该时期的保健要点。

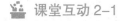
课堂互动 2-1

儿科学的研究对象是谁？

答案解析

　　小儿从出生到长大成人，一直处于生长发育的动态过程中。在整个生长发育过程中，不同年龄阶段的小儿在形体、生理、病理方面各有其特点。根据小儿不同时期生长发育的变化规律做阶段划分，叫年龄分期。现代临床将18岁以内均作为儿科的就诊范围，划分为7个时期。

一、胎儿期

　　从受孕到分娩断脐为胎儿期，胎龄约40周（胎龄从孕妇末次月经的第1天算起，共280天）。此期又分为胚胎期和胎儿期。胚胎期指妊娠最初8周，为机体各器官原基分化的关键时期，此时如受到各种不利因素影响，可造成流产或先天畸形；妊娠第9周起至出生为胎儿期，是各系统、器官发育完善的时期。胎儿完全依赖母体而生存，孕母的身心健康、胎盘和脐带的异常、环境因素等均可影响胎儿的生长发育，所以此期的保健措施是加强孕期与胎儿保健。胎儿的健康成长，依赖于孕母的调摄，我国自古称之为"养胎""护胎"和"胎教"。孕母应注意孕期卫生，预防感染，保证丰富的饮食营养，心情舒畅，劳逸适度，避免外伤、放射线照射，减少不必要的用药。

二、新生儿期

从出生脐带结扎时至28天之前为新生儿期。此期的小儿刚脱离母体，其内外环境发生了很大的变化，同时生理调节及适应能力极弱，所以具有发病率高、死亡率高的特点，尤其以出生以后第1周为甚。我国将胎龄满28周至出生后7天这一段时期称为围生（产）期，这一时期小儿死亡率最高，应重视保健。新生儿期的保健措施重点是合理喂养，最好选用母乳喂养；保护隔离，预防感染；做好保暖；等等。

三、婴儿期

出生至1周岁之前为婴儿期。此期的特点是小儿生长发育最为迅速，1周岁与初生时相比，小儿体重增至3倍，身长增至1.5倍，头围增大1/3左右，各系统和器官继续发育和完善。由于生长发育速度很快，对营养的需求量高，而脾胃的形质和功能又不成熟完善，故此期最易由于喂养不当而损伤脾胃，罹患脾胃系病证，进而影响全身气血化生而出现贫血、疳证、五迟、五软等诸多病证。从半岁以后，随着从母体获得的免疫力逐渐消失及户外活动增多，多见感受外邪而致急性热病、肺系病证等，且热邪易化火动风，常出现高热、惊风、昏迷等病证。故婴儿期保健应注意合理喂养，及时正确地添加辅助食品；按时进行各种预防接种；多晒太阳，增强机体抗病能力。

四、幼儿期

1周岁至3周岁前为幼儿期。此期的特点是体格生长发育的速度较前一时期减慢，随着小儿学会了走路，活动范围扩大，接触周围事物的机会增多，智力发育比较突出，语言、思维和应人、应物的能力增强。幼儿自身免疫力仍低，同时感邪患病的机会也较前增加，应做好消毒隔离等预防保健工作，还应重视对幼儿的早期教育，防止发生中毒、烫伤等意外事故。小儿的饮食已逐步过渡到普通饮食，乳牙渐次长齐，在脾胃功能逐渐增强的过程中，要注意预防脾胃病的发生。

五、学龄前期

3周岁后到6~7岁为学龄前期，也称幼童期。此期的特点是体格发育较前进一步减慢，但稳步增长，而智能发育更趋完善，求知欲强，好奇、好问、喜模仿，防病能力有所增强。此期的小儿具有高度可塑性，要注意培养他们良好的道德品质和良好的卫生习惯。肺脾二脏的发病率降低，但意外损伤及各种中毒增多，与免疫反应有关的疾病如哮喘、幼年类风湿病、肾炎肾病等增加，应注意防护。

六、学龄期

从入小学起（6~7岁）到青春期前（女12岁，男13岁）称学龄期，又称儿童期。此期的特点是除生殖系统外，其他器官的发育已接近成人水平；其体格发育仍稳步增长；乳牙脱落，换上恒牙；脑的形态发育已基本与成人相同；智能发育更趋完善，自控、理解分析、综合等能力均进一步增强，可以接受系统的科学文化教育。这时要因势利导，使他们入学之后在德、智、体、美、劳等方面都能得到发展。

学龄期小儿对各种传染病的抵抗力增强，疾病的种类及表现基本接近于成人，发病率进一步下降，应由家长与学校配合做好保健和预防工作。

七、青春期

女孩自11~12岁到17~18岁、男孩自13~14岁到18~20岁进入青春期。一般女孩比男孩约早2年。青春期受地区、气候、种族等影响，年龄有一定差异。近几十年来，小儿进入青春期的平均年龄有提早的趋势。此期的最大特点是生殖系统迅速发育，体格生长也明显加快，女孩子月经初潮，男孩有精液排出。

青春期的生理特点是肾气盛、天癸至、阴阳和。形体增长出现第二次高峰，由于内分泌调节尚不稳定，可引起心理疾病。故加强此期心理卫生知识的教育，养成良好的饮食、生活习惯，是减少疾病的关键。重视青春期教育不仅可保证青少年身心健康，还可减少成年和老年期的疾病。

第二节　小儿生长发育

PPT

学习目标

知识要求：

1. 掌握小儿体格生长发育生理常数的测量方法、正常值及临床意义。
2. 熟悉小儿重要时段的智能发育。
3. 了解小儿生长发育的规律。

技能要求：

1. 熟练操作体格生长发育常用指标的测量，熟记正常值，理解临床意义。
2. 会正确评估小儿的生长发育状况。

岗位情景模拟 1

患儿，男，2岁。体重8kg，身长78cm，头围48cm，胸围46cm，后囟及前囟已合，牙齿萌出6颗。

问题与思考

本例小儿各项生长发育指标是否异常？请提出初步诊断意见。

答案解析

生长发育是小儿不同于成人最根本的特点。一般以"生长"表示形体的增长，主要反映量的变化；"发育"表示各种功能的演进，主要反映质的变化。两者密切相关，生长发育的整个过程是形态、功能不断成熟和完善的过程。尽管各年龄段生长发育的速度不同，但生长发育在整个小儿时期是不断进行的，遵循自上而下、由近及远、由粗到细、由低级到高级、由简单到复杂的规律，一般神经系统发育较早，而生殖系统发育较晚。中医学变蒸学说是古代医家总结婴幼儿生长发育规律的一种学说。

小儿生长发育主要受先天因素和后天因素两方面的影响。先天因素与种族、父母、胎儿期状况等有关；后天因素与社会条件、气候、地理、营养、作息、锻炼、疾病、药物等有关。掌握小儿生长发育规律，对于指导儿童保健，以及某些疾病的诊治，具有重要意义。

一、体格生长

关于小儿体格生长，现代通过大规模实际测量和统计，得出了各项生理常数，可用来衡量儿童生长发育水平，并为某些疾病诊断和临床治疗用药提供依据。

（一）体重

1. 测量方法及正常值　测量体重，应在清晨空腹、排空二便、仅穿单衣的状况下进行，平时于进食后2小时称量为佳。小儿体重的增长不是匀速的，在青春期之前，年龄愈小，增长速度愈快。出生时平均体重约为3kg，出生后的前半年平均每月增长约0.7kg，后半年平均每月增长约0.5kg，1周岁以后平均每年增加约2kg。临床常用以下公式估算小儿体重：

$$1\sim6个月体重（kg）=出生时体重（kg）+0.7×月龄$$
$$7\sim12个月体重（kg）=6+0.25×月龄$$
$$1岁以上体重（kg）=8+2×年龄$$

2. 临床意义　体重是小儿机体量的总和。

（1）体重是衡量小儿体格生长状况和营养状况的指标之一。

（2）体重是临床计算用药量的主要依据。

（3）在正常情况下，同一年龄小儿的体重可有一定的差异，其波动范围不超过正常体重的10%。体重增长过快，超过正常均值的30%，可能为肥胖症；体重低于正常均值的85%者为营养不良。

（二）身高（长）

1. 测量方法及正常值　身高是指从头顶至足底的垂直长度。一般3岁以下取仰卧位以量床测身长；3岁以上可站位，用身高计或固定于墙上的软尺测量身高。立位与仰卧位测量值相差1~2cm。测量身高时，应脱去鞋袜，摘帽，取立正姿势，枕、背、臀、足跟均紧贴测量尺。

身高的增长具有年龄越小、增长越快的规律。出生时身长约为50cm；生后第一年身长增长最快，约25cm，其中前3个月约增长12cm；第二年身长增长速度减慢，约10cm；2周岁后至青春期身高（长）增长平稳，每年约7cm；进入青春期，身高增长出现第二个高峰，其增长速率约为学龄期的2倍，持续2~3年。临床可用以下公式推算2~12岁儿童的身高：

$$身高（cm）=75+7×年龄$$

2. 临床意义

（1）身高（长）是反映骨髓发育的重要指标之一，其增长与种族、遗传、体质、营养、运动、疾病等因素有关。

（2）身高的显著异常是疾病的表现，如身高低于正常均值的70%，应考虑侏儒症、克汀病、营养不良等。

（三）囟门

1. 测量方法及正常值　囟门有前囟、后囟之分。前囟是额骨和顶骨之间的菱形间隙，测量其大小是取对边中点间的连线距离，出生为1.5~2cm。在小儿出生后的12~18个月闭合。后囟是顶骨和枕骨之间的三角形间隙。后囟在部分小儿出生时就已闭合，未闭合者正常情况应在生后2~4个月内闭合。

2. 临床意义　囟门反映小儿颅骨间隙的闭合情况，对某些疾病诊断有一定意义。囟门早闭且头围明显小于正常者，为头小畸形；囟门迟闭及头围大于正常者，常见于解颅（脑积水）、佝偻病、先天性甲状腺功能减退症等。囟门凹陷多见于阴伤液竭之失水或极度消瘦者，称囟陷；囟门凸出反映颅内压增高，多见于热炽气营之脑炎、脑膜炎等，称囟填。

（四）头围

1. **测量方法及正常值** 自双眉弓上缘，经枕骨结节对称绕头一周的长度为头围。胎儿期脑的生长速度居全身各系统的领先地位。故出生时头围较大，足月儿为33~34cm；出生后前3个月和其后9个月各增长6cm；1周岁时约为46cm，胸围与头围几乎相等；2周岁时约为48cm；5周岁时约增长至50cm；15岁时接近成人，为54~58cm。婴幼儿期连续追踪测量头围比一次测量更重要，头围的测量在2岁以内有价值。

2. **临床意义** 头围的大小与脑和颅骨的发育有关。头围小者提示脑发育不良，头围过大多为解颅。

（五）胸围

1. **测量方法及正常值** 平乳头下缘经肩胛角下缘平绕胸部一周的长度为胸围（乳腺已发育的女孩，固定于胸骨中线第4肋间），取呼气与吸气时的平均值。新生儿胸围约32cm；1岁时约46cm，接近头围；2岁后胸围渐大于头围。

2. **临床意义** 胸围反映胸廓、胸背的肌肉、皮下脂肪及肺的发育程度。一般佝偻病、营养不良或缺少锻炼的小儿胸廓发育差，胸围超过头围的时间较晚；反之，营养状况良好的小儿，胸围超过头围的时间较早。

（六）牙齿

1. **萌出时间及正常值** 人的一生有乳牙（20颗）和恒牙（32颗）两副牙齿。乳牙从出生后4~10个月开始萌出，13个月后未萌出者为出牙延迟。出牙顺序是先下颌后上颌，自前向后（图2-2-1）。乳牙在2~2.5岁出齐；6岁左右开始更换恒牙；自7~8岁开始，乳牙按萌出先后逐个脱落，代之以恒牙；最后一颗恒牙（第三磨牙）一般在20~30岁时出齐，称为智齿，也有终生不出者。2岁以内的乳牙颗数可用以下公式推算：

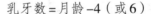

$$乳牙数 = 月龄 - 4（或6）$$

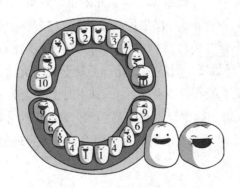

图2-2-1 乳牙萌出顺序

2. **临床意义** 出牙为生理现象，出牙时个别小儿会出现低热、唾液增多发生流涎以及睡眠不安、烦躁等症状。出牙时间推迟或出牙顺序混乱，常见于佝偻病、呆小病、营养不良等。

（七）呼吸、脉搏

年龄越小，呼吸及脉搏频率越快。呼吸、脉搏的检测应在小儿安静时进行。对小儿呼吸频率的检测可观察其腹部的起伏状况，也可用少量棉花纤维放置于小儿的鼻孔边缘，观察棉花纤维的摆动次数；对小儿脉搏的检测可通过寸口脉或心脏听诊完成。各年龄组小儿呼吸、脉搏的正常值见表2-2-1。

表2-2-1   各年龄组小儿呼吸、脉搏次数（次/分）

年龄	呼吸	脉搏	呼吸：脉搏
新生儿	40~45	120~140	1：3
<1岁	30~40	110~130	1：（3~4）
2~3岁	25~30	100~120	1：（3~4）
4~7岁	20~25	80~100	1：4
8~14岁	18~20	70~90	1：4

（八）血压

小儿年龄愈小，血压愈低。测量血压时应根据不同年龄选择不同宽度的袖带，袖带宽度应为上臂长度的2/3。不同年龄小儿血压正常值可用下列公式推算：

$$收缩压（mmHg）=80+2×年龄 \qquad 舒张压（mmHg）=收缩压×2/3$$

二、神经心理发育

在小儿的成长过程中，神经心理发育与体格生长具有同等重要的意义。神经心理发育包括感知、运动、语言、性格等方面，以神经系统的发育为物质基础。

（一）神经系统的发育

胎儿期神经系统的发育领先于其他各系统，新生儿脑重已达成人脑重的25%左右，此时的神经细胞数目接近成人，但其树突与轴突少而短。出生后脑重的增加主要是神经细胞体积增大和树突的增多、加长，以及神经髓鞘的形成和发育。神经髓鞘的形成和发育在4岁左右完成，在此之前，尤其在婴儿期，各种刺激引起的神经冲动传导缓慢，且容易泛化，不易形成兴奋灶，易疲劳而进入睡眠状态。脊髓随年龄而增长，在胎儿期，脊髓下端在第2腰椎下缘，4岁时上移至第1腰椎，在进行腰椎穿刺时应注意。婴儿肌腱反射较弱，腹壁反射和提睾反射也不易引出，到1岁时才稳定；3~4个月前的婴儿肌张力较高，凯尔尼格征可为阳性；2岁以下儿童巴宾斯基征阳性亦可为生理现象。

（二）感知发育

1. 视感知的发育   新生儿可短暂注视物体，但只能看清15~20cm内的事物；4个月时喜看自己的手，头眼协调较好；6~7个月时目光可随上下移动的物体垂直方向转动；8~9个月时开始出现视深度感觉，能看到小物体；18个月时已能区别各种形状；2岁时可区别垂直线与横线；5岁时可区别各种颜色；6岁时视深度已充分发育。

2. 听感知的发育   新生儿生后3~7日听觉已相当良好；3~4个月时头可转向声源，听到悦耳声音会微笑；5个月对母亲语声有反应；8个月能区别语声的意义；1岁听懂自己的名字；4岁听觉发育已完善。听感知发育和儿童的语言发育直接相关，听力障碍如果不能在语言发育的关键期内（6个月内）或之前得到确诊和干预，则可因聋致哑。

（三）运动发育

小儿运动发育分大运动（包括平衡）和细动作。

1. 平衡与大运动

（1）抬头 新生儿俯卧时能抬头1~2秒；3个月时抬头较稳；4个月时抬头很稳。

（2）坐 6个月时能双手向前撑住独坐；7个月时能坐稳。

（3）翻身 7个月时能有意识地从仰卧位翻身至俯卧位，然后从俯卧位翻至仰卧位。

（4）爬 应从3~4个月时开始训练，8~9个月时可用双上肢向前爬。

（5）站、走、跳 9个月时试独站；11个月时可独自站立片刻；15个月时可独自走稳；24个月时可双足并跳；30个月时会独足跳。

2. 细动作 新生儿时双手握拳；3~4个月时握持反射消失之后手指可以活动；6~7个月时出现换手与捏、敲等探索性动作；9~10个月时可用拇、食指拾物，喜撕纸；12~15个月时学会用匙，乱涂画；18个月时能叠2~3块方积木；2岁时可叠6~7块方积木，会翻书。

（四）语言发育

语言是表达思想、意识的一种方式。小儿语言发育的进程：1个月能哭叫；2个月会笑，始发喉音；3个月能咿呀发音；4个月能发出笑声；7个月能发"妈妈""爸爸"等复音，但为无意识叫亲人；9~10个月"妈妈""爸爸"成为有意识呼唤亲人之意，开始说单词；12个月能叫出简单的物品名称，说出简单的生活用语，如"笔、吃、走、拿"等；1岁半时能用语言表达自己的要求；2岁后能简单地交谈；5岁后能用完整的语言表达自己的意思。

（五）性格发育

性格是意愿、毅力、是非判断以及对周围人物与事物适应能力的情绪反应等特征的总称。性格发育在婴幼儿期常称为个人-社会性行为发育，主要包括情绪反应、相依感情、游戏、违拗性等。

新生儿就已表现出不同的气质，在活动度、敏感、适应性、哺乳、睡眠等规律性方面表现出个人特点。婴儿的活动及面部表情很早就受外界刺激的影响，对于哺乳、搂抱、摇晃等具有愉快反应，不愉快则常表现为啼哭，随着月龄增长，不愉快逐渐减少。6个月以后已较能忍耐饥饿，9个月后能较久地离开母亲。真正的脾气发作见于3~4岁的幼儿。

婴儿与亲人相依感情的建立是社会性心理发育的最早表现。亲人在日常生活中对婴儿生理需要做出及时、适当的满足可以促使相依感情的牢固建立。7~8个月婴儿可表现出认生，10~18个月表现最为明显的与母亲分离时的焦虑情绪都与相依感情有关。

小儿性格在游戏中可以得到表现和发展。5~6个月时开始知道与别人玩"躲猫猫"；9~10个月可玩拍手游戏；1岁小儿多独玩；2~3岁多各玩各的玩具；3岁以后多两人对玩；4岁以后开始找伙伴玩；3~4岁时开始参加竞赛性游戏；5~6岁时能自由地参加3人以上竞赛性游戏；学龄儿童中可出现以强凌弱的带头人和以理服人的带头人。

婴儿1岁前的生理需要完全依赖成人予以满足；1.5~2岁小儿已有一定程度的自立感，故2岁左右小儿常表现出明显的违拗性；3岁后又可出现喜爱纠缠亲人；4岁后依赖情绪逐渐减弱。正确认识小儿发育过程中的违拗性，对于小儿性格发育具有重要意义。

三、变蒸学说

变蒸学说是我国古代医家用来解释小儿生长发育规律，阐述婴幼儿生长发育期主要现象的一种学说。变者，变其情智，发其聪明；蒸者，蒸其血脉，长其百骸。小儿生长发育旺盛，其形体、神智都在不断地变异，蒸蒸日上，故称为变蒸。

变蒸之名，始见于西晋王叔和《脉经》。在《诸病源候论》《备急千金要方》等医籍中，对于小儿生长发育就是用变蒸学说来解释的。古医籍关于变蒸的记载认为：小儿自初生起，32日一变，64日变且蒸，十变五蒸，历320日小蒸完毕；小蒸以后是大蒸，大蒸共3次，第1、2次各64日，第3次为128日。合计576日，变蒸完毕。

中医藏象学说认为，小儿变蒸时，机体脏腑功能逐步健全完善，反映为表现于外的形、神同步协调发展。变蒸学说揭示的婴幼儿生长发育规律是符合实际的，给我们留下了宝贵的历史资料。今天我们认识变蒸学说，要摒弃某些古籍中关于变蒸时有体热、汗出等症状的说法，取其精华，仿其思路，应用现代方法，进一步总结出现代我国儿童的生长发育规律，为当代儿童保健服务。

第三节　小儿生理特点

PPT

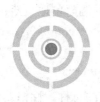

学习目标

知识要求：

1. 掌握小儿生理特点及其临床意义。
2. 熟悉"纯阳"学说与"稚阴稚阳"学说。

技能要求：

会运用小儿生理特点及其理论指导小儿相关疾病的防治。

🏷 **课堂互动 2-2**

关于小儿体质特点，钱乙、万全、吴鞠通分别提出了哪些著名论点？

答案解析

小儿从出生到成年，一直处于生长发育的过程中，其在形体、生理等方面，都与成人不同，有自身的特点，因此，绝不能简单地将小儿看成是成人的缩影。历代医家对小儿生理特点的论述很多，归纳起来，主要表现为：脏腑娇嫩，形气未充；生机蓬勃，发育迅速。了解这些生理特点，对于掌握小儿生长发育规律，指导儿童保健、疾病防治，均有着重要的意义。

一、脏腑娇嫩，形气未充

脏腑，指五脏六腑；娇嫩，指娇弱柔嫩，不耐攻伐；形，指脏腑结构、四肢百骸、筋肉骨骼、精血津液等有形物质；气，指脏腑的生理功能活动，如肺气、脾气，肾气等；充，指充实旺盛。"脏腑娇嫩，形气未充"是指小儿时期各器官、各系统的形体发育和生理功能均未成熟完善。该论述首见于《灵枢·逆顺肥瘦》"婴儿者，其肉脆、血少、气弱"。北宋钱乙《小儿药证直诀·变蒸》中说："五脏六腑，成而未全……全而未壮。"南宋陈文中《小儿病源方论·养子十法》云："小儿一周之内，皮毛、肌肉、筋骨、髓脑、五脏六腑、荣卫、气血皆未坚固。"明代万全《育婴家秘》也说"血气未充……肠胃脆薄……神气怯弱"等等。以上论述充分说明小儿尤其是初生儿和婴儿，脏腑娇嫩、肌肤柔弱的生理特点。小儿赖以生存的物质结构虽已形成，但尚未充实和坚固；机体的生理功能虽已运转，但尚未成熟。该生理特点在年龄越是幼小的儿童，表现越是突出。

小儿五脏六腑的形气都相对不足，其中尤以肺、脾、肾三脏更突出。肺主一身之气，小儿肺脏未充，主气功能未健，而小儿生长发育对肺气需求较成人更为迫切，因而称肺脏娇嫩。小儿初生，脾禀未充，胃气未动，运化力弱，而小儿除了正常生理活动之外，还要不断生长发育，因而对脾胃运化输布水谷精微之气的要求则更为迫切，故显示"脾常不足"。肾为先天之本，主藏精，内寓元阴元阳，甫生之时，先天禀受肾气未充，需赖后天脾胃不断充养，才能逐渐充盛，这又与儿童时期迅速长养的需求常显得不敷所求，故称"肾常虚"。

清代医家吴鞠通经过长期临床观察，从阴阳学说出发，认为小儿时期的机体柔嫩、气血未充、脾胃薄弱、肾气未充、腠理疏松、神气怯弱、筋骨未坚等特点可以归纳为"稚阴稚阳"。《温病条辨·解儿难》概括为"稚阳未充，稚阴未长者也"，又说："男子……十六而精通，可以有子；三八二十四真牙生而精足，筋骨坚强，可以任事，盖阴气长而阳亦足矣。女子……十四而天癸至，三七二十一岁而真牙生，阴始足，阴足而阳充也。"这里的阴，指体内精、血、津液以及脏腑、筋骨、髓脑、血脉、肌肤等有形之质；阳，指体内脏腑的各种生理功能活动。"稚阴稚阳"学说进一步说明，小儿时期无论在物质基础还是生理功能方面，都是幼稚娇嫩和未成熟完善的，必须随着年龄的逐步增长，才能不断地趋于健全和成熟。

二、生机蓬勃，发育迅速

生机指生命力、活力。"生机蓬勃，发育迅速"指小儿充满生机，在生长发育过程中，无论在机体的形态结构方面，还是各种生理功能活动方面，都是在不断地、迅速地向着成熟、完善方向发展。年龄越小，表现越突出，体格生长和智能发育的速度越快。

《颅囟经·脉法》说："凡孩子三岁以下，呼为纯阳，元气未散。"这里，"纯"指小儿先天所禀之元阴元阳未曾耗散；"阳"指小儿的生命活力，如旭日之初生、草木之方萌，蒸蒸日上、欣欣向荣的生理现象。"纯阳"学说概括了小儿在生长发育、阳充阴长过程中，生机蓬勃、发育迅速的生理特点。

"纯阳"，是我国古代医家关于小儿生理特点的学说之一。不能将"纯阳"理解成正常小儿为有阳无阴或阳亢阴亏之体，亦非"盛阳"之说。纯阳指小儿先天禀受的元阴元阳未曾耗散，而成为后天生长发育的动力，使小儿显示出蓬勃的生机，迅速地发育成长。

"纯阳"与"稚阴稚阳"学说，都是古代医家用来说明小儿生理特点的理论，"稚阴稚阳"在理论上是"纯阳"学说的发展，说明小儿体质除生机蓬勃、发育迅速之外，还存在脏腑娇嫩、形气未充的一面。"纯阳"与"稚阴稚阳"在阴阳学说范畴内，从不同角度反映了小儿生理特点，同时也为阐明小儿病因病理特点、指导临床治疗提供了重要的理论依据。

第四节　小儿发病原因与病理特点

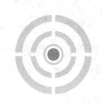

学习目标

知识要求：

1. 掌握小儿病理特点及其临床意义。

2. 熟悉小儿病理特点中"易虚易实"与"易寒易热"的含义。

3. 了解小儿病因特点。

技能要求：

会运用小儿病因、病理特点及其理论指导小儿相关疾病的防治。

一、病因特点

小儿发病原因与成人有相似之处，同时亦具有儿科自身的特点。小儿外多伤于六淫及疫疠之邪，内多伤于乳食，神虚气怯易患情志疾病。先天因素和养护不周是小儿特有的病因，意外伤害、感染诸虫和医源性伤害广泛存在，需要引起重视。

（一）外感因素

小儿卫外功能不固，寒暖不能自调，外感致病最为常见。外感因素包括风、寒、暑、湿、燥、火六淫和疫疠之气。

风性善行数变，小儿肺常不足，最易为风邪所伤，发生肺系疾病。风为百病之长，风邪常兼夹他邪合而为患，六淫致病，在儿科以风寒多见。风寒、风热犯人，常见外感表证，正气不足则由表入里。暑为阳邪，其性炎热，易伤气阴；暑多夹湿，困遏脾气，缠绵难解。风寒湿或风湿热三气杂至，合为痹证。燥性干涩，化火最速，易伤肺胃阴津。火为热之极，六气皆易从火化，小儿又易于感受外邪，故小儿所患之热病最多。

疫疠是一类有着强烈传染性的病邪，具有发病急骤、病情较重、症状相似、易于流行等特点。小儿形气未充，抗病力弱，加之气候反常、环境恶劣、食物污染，或没有做好预防隔离工作等原因，均可造成疫病的发生与流行。疫病一旦发生，严重影响儿童健康，甚至造成大批伤残。

（二）内伤饮食

小儿稚阴稚阳之体，生长发育迅速，依赖"后天之本"的脾胃提供滋养。小儿脾常不足，加之饮食不知自节，常为饮食所伤，产生脾胃病证，如厌食、积滞、泄泻、腹痛、疳证等。饮食因素常有饮食偏嗜、饥饱失常、饮食不洁等3个方面。

1. 饮食偏嗜　小儿饮食不能自控、自调，易造成挑食、偏食等不良习惯，如过食寒凉易于伤阳、过食辛热易于伤阴、过食肥甘厚腻则损伤脾胃、食用某些特殊食品致过敏等，致使营养缺乏，日久脾胃虚弱，气血化生乏源，可见食欲不振、形体消瘦、面色少华等气血不足、脾胃虚弱之症。

2. 饥饱失常　小儿乳贵有时、食贵有节，但小儿不知饥饱，易于饥饱失常，导致脾胃运化功能失常。如喂养不当、母乳不足或断乳过早，乳食摄入量偏少，气血生化不足，可导致营养不良，产生疳证等；如乳食过多，致脾胃受损，不能运化水谷及化生精微，则产生食积、呕吐、腹痛、腹泻等。正如《幼科发挥》所言"太饱伤胃，太饥伤脾"。

3. **饮食不洁** 小儿缺乏卫生知识，脏手取食，或误进污染食物，常引起肠胃疾病，如吐泻、腹痛、肠道虫症，甚至细菌性痢疾、伤寒、病毒性肝炎等传染病。

（三）先天因素

先天因素即胎产因素，指小儿出生前已形成的病因。

遗传病因是先天因素的主要病因。调查表明，约1.3%的婴儿有明显的出生缺陷，即有先天畸形、生理缺陷或代谢异常，其中70%~80%为遗传因素所致。父母的有害基因是遗传性疾病的主要病因，现代社会又增加了工农业及环境污染，导致新的致畸、致癌与致突变的机会。已被认识的遗传性疾病达3500种以上，其中相当部分目前尚缺乏有效的治疗方法，或需要终身进行饮食及药物治疗。对于有碍优生的遗传性疾病基因携带者应劝其不结婚或不生育，这是提高人口质量的重要措施。

怀孕之后，若不注意养胎护胎，也易于造成先天性疾病。诸如孕妇营养不足、饮食失节、情志失调、劳逸不当、感受外邪、接触污物、遭受外伤、房事不节、患有疾病、用药犯忌等因素，都可能损伤胎儿。分娩时难产、窒息、感染、产伤等，也会成为许多疾病的病因。《格致余论·慈幼论》说："儿之在胎，与母同体，得热则俱热，得寒则俱寒，病则俱病，安则俱安。"说明了胎养因素与小儿健康的密切关系。

（四）心理因素

小儿也有七情六欲之伤，儿科情志失调致病也不容忽视。例如，婴幼儿乍见异物、骤闻异声，易致惊伤心神，出现夜啼、惊惕，或使已有的肝风惊厥发作加剧；长时间所欲不遂，思念伤脾，会造成食欲下降，产生厌食或食积、孤独忧郁等；学习负担过重，家长期望值过高，儿童忧虑、恐惧，产生头痛、疲乏、失眠、厌食，或精神行为异常；家庭溺爱过度，社会适应能力差，造成心理障碍；父母离异或再婚、亲人丧亡、教师责罚、小朋友欺侮等，都可能使儿童精神受到打击而患病。近年来，随着社会环境的改变和医学检测水平的提高，儿童情志疾病发病率呈上升趋势，值得引起重视。

（五）意外损伤

小儿缺少生活经验和自理能力，对外界的危险事物和潜在的危险因素缺乏识别与防范，好奇心强，易轻举妄动，容易遭受意外伤害。婴儿蒙被受捂，或哺乳时乳房堵住口鼻，可造成窒息；小儿碰翻热汤热水，或误触火炉水瓶，会被水火烫伤；家用电器安装不当，可能被小儿误摸触电；小儿在水边玩耍，或儿童在无人保护下入水游泳，容易溺水；幼儿学步摔倒，或遇交通事故，或小孩互相打斗，可造成创伤骨折；蛇咬、虫螫、猪狗咬伤，造成意外伤害；误食有毒的食物、药物，发生中毒；误将豆粒、小球放入口鼻，因气道异物而发生呼吸道梗阻。凡此种种，在儿童均比成人更为常见。

（六）医源性损害

儿童的医源性损害主要包括失治误治和药物毒性及不良反应造成的损伤。

儿科用药应当谨慎，因小儿气血未充、脏腑柔嫩，易为药物所伤。凡大苦、大寒、大辛、大热之品，以及攻伐、峻烈、毒性药物，皆应慎重使用，中病即止。治疗热病要顾护阴津，治疗虚证要顾护脾胃；急当治其标，缓则治其本。若失治误治，药过病所或损伤正气，则使旧病未去又添新病，加重病情。

某些西药的毒性及不良反应较多，如：长期大剂量使用糖皮质激素后出现满月脸、水牛背、多毛症，以及口渴、咽干、盗汗、五心烦热等阴伤火旺证候；长期使用广谱抗生素造成菌群失调、真菌感染；使用免疫抑制剂后导致脏器损害、骨髓抑制、生殖毒性等，都为临床所常见。

二、病理特点

小儿在病理方面，也有着与成人不同的特点，主要表现在两个方面，即：发病容易，传变迅速；脏气清灵，易趋康复。

（一）发病容易，传变迅速

小儿在生理方面脏腑娇嫩、形气未充，机体的物质和功能均未发育完善，称为"稚阴稚阳"。这一生理特点决定了他们体质嫩弱，御邪能力不强，不仅容易被外感、内伤诸种病因伤害而致病，而且发病之后，病情变化多而较成人迅速，年龄越幼小的儿童表现越突出。

1. **发病容易** 小儿发病容易，尤其突出表现在易于发生肺、脾、肾三系疾病及时行疾病方面。

肺本为娇脏，难调而易伤。小儿肺常不足，包括肺的解剖组织结构未能完善，生理功能活动未能健全，加之小儿寒温不能自调，家长护养常有失宜，故肺系疾病的常见原因有内因和外因。肺为呼吸出入之门，主一身之表，外感六淫犯人，不管从口鼻而入还是从皮毛而入，均先犯于肺。所以，感冒、咳嗽、肺炎喘嗽、哮喘等肺系疾病占儿科发病率的首位。

脾为后天之本，气血生化之源。小儿脾常不足，包括脾胃之体成而未全、脾胃之用全而未壮，乳食的受纳、腐熟、传导与水谷精微的吸收、转输功能均显得和小儿的迅速生长发育所需不相适应。加之小儿饮食不知自调，家长喂养常有不当，就形成了易患脾系疾病的内因与外因。小儿易发生呕吐、泄泻、腹痛、食积、厌食、疳证等脾胃失调病证，目前占儿科发病率的第二位。

肾为后天之本，小儿生长发育，以及骨骼、脑髓、发、耳、齿等的形体与功能均与肾有着密切的关系。小儿先天禀受之肾精须赖后天脾胃生化之气血不断充养，才能逐步充盛；小儿未充之肾气又常与其迅速生长发育的需求显得不相适应，因而称"肾常虚"。儿科五迟、五软、解颅、遗尿、尿频、水肿等肾系疾病在临床上均属常见。

小儿"肝常有余"，既是生理上的标志，也有着病理特点含义，如万全在《万氏家藏育婴秘诀·五脏证治总论》中提出"有余为实，不足为虚"。故后世医家将肝火上炎、肝阳上亢等出现的实证，以及高热动风的证候均责之为"肝常有余"。

小儿心经发病容易出现烦躁惊厥、神志昏迷或啼哭不宁等，这既有心气不足、心神怯弱的一面，又有心常有余、心火亢旺的特点。

小儿腠理不密，皮毛疏松，肺脏娇嫩，脾脏薄弱，各种时邪易于感触。邪从鼻入，肺卫受邪，易于发生流行性感冒、麻疹、痄腮、水痘等时行疾病；邪从口入，脾胃受邪，易于发生痢疾、霍乱、肝炎、小儿麻痹症等时行疾病。时行疾病一旦发生，又易于在儿童中互相染易，造成流行。

2. **传变迅速** 小儿不仅易于发病，既病后又易于传变，主要表现为寒热虚实的迅速转化，即易虚易实、易寒易热。

虚实是指人体正气的强弱与致病邪气的盛衰而言，如《素问·通评虚实论》说："邪气盛则实，正气夺则虚"。小儿患病，邪气易盛而呈实证，正气易伤而呈虚证，正不敌邪或素体正虚而易于由实转虚，正盛邪退或复感外邪又易于由虚转实，也常见虚实夹杂之证。例如，小儿不慎冒受外邪而患感冒，可迅速发展而成肺炎喘嗽，皆属实证；若邪热壅盛、正气不足，可能产生正虚邪陷、心阳虚衰的虚证变证。又如阴水脾肾阳虚证，若不慎感受外邪，可在一段时间内表现为阳水实证证候，或者本虚标实的虚实夹杂证候等，均属临证常见。

寒热是两种不同性质的疾病证候属性。小儿由于"稚阴未长"，故易呈阴伤阳亢，表现为热证；又由于"稚阳未充"，故易见阳气虚衰，表现为寒证。寒热和虚实之间也易于兼夹与转化。例如，风寒外束之寒实证，可迅速转化成风热伤卫，甚至邪热入里之实热证；若正气素虚，又易于转化成阳气虚衰的虚寒证或者阴伤内热之虚热证。湿热泻暴泻不止易于产生热盛阴伤之变证，迁延不愈又易于转为脾肾阳虚之阴寒证等。

认识小儿易虚易实、易寒易热的病理特点，要在临床上充分意识到小儿发病后病情易于转化和兼夹的特性，熟悉常见病证的演变转化规律，特别是早期预见和发现危重病证的出现，防变于未然，才能提高诊断的正确率与治疗的有效率。

（二）脏气清灵，易趋康复

与成人相比，小儿易于发病，但其病情好转也比成人快，治愈率也比成人高。例如，儿科急性病感冒、咳嗽、泄泻、口疮等多数好转比成人要快；慢性病哮喘、癫痫、紫癜、阴水等的预后也相对好于成人；即使是心阳虚衰、阴伤液竭、惊风神昏、内闭外脱等危重证候，只要抢救及时，能够挽回危急，进而顺利康复的机会也大于成人。

小儿病后易趋康复的原因：一是小儿生机蓬勃，活力充沛，修复再生能力强；二是小儿痼疾顽症相对少于成人，治疗反应敏捷，随拨随应；三是儿科疾病以外感六淫和内伤饮食居多，治法较多，疗效较好。

熟知小儿"脏气清灵，易趋康复"，我们对儿童患者的治疗康复要更有信心。危急重症要当机立断，慢性病证要耐心缓求，绝不要轻易放弃对任何一名患儿的努力救治。

第五节　小儿喂养与保健

PPT

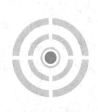

学习目标

知识要求：

1. 掌握新生儿的特殊生理现象、新生儿护养的主要措施，婴儿期喂养方式及选择原则，母乳喂养的方法、优点、注意事项及断母乳适宜时间。

2. 熟悉人工喂养及混合喂养的方法、添加辅食的原则。

3. 了解各阶段喂养及保健的具体方式。

技能要求：

1. 熟练操作新生儿护养的主要措施、母乳喂养的方法。

2. 会运用所学的喂养及保健知识指导各阶段小儿保健。

岗位情景模拟 2

　　患儿，6个月。出生体重3.2kg，身长55cm，足月顺产。现体重5.5kg，身长63cm。出生后无母乳，一直喂鲜牛奶，按每天每千克体重给牛奶120ml、奶内加糖8g计算喂给，另外再按每天每千克体重30ml计算喂水。近1个多月来小儿食欲下降，生长减慢。

　　问题与思考

　　1. 该患儿喂养方法是否正确？

　　2. 应当怎样喂养？

答案解析

　　小儿喂养与保健是保证小儿正常生长发育和减少疾病发生的重要环节，年龄越小，越需要得到细致和全面的照顾，因此在小儿各年龄阶段，初生婴儿和乳婴儿的合理喂养和保健显得更加重要。古代医家对小儿喂养和保健积累了非常丰富的经验。如：北齐医家徐之才倡导"逐月养胎法"，从孕妇的精神、饮食、起居、用药等方面提出了一系列保护胎儿正常生长发育的措施。《诸病源候论》对初生婴儿的保健，提出了在"天和暖无风之时，令母将抱日中戏，数见风日，则血凝气刚"。《小儿卫生总微论方》中有初生论、洗浴论、断脐论等，对小儿保健提出了更为详尽的内容。此外，《小儿病源方论》的"养子十法"提出背要暖、腹要暖、足膝要暖、头要凉等，对于小儿的保健也具有一定参考价值。以上这些经验和知识，迄今对小儿喂养、保健工作仍具有指导意义。

一、胎儿期保健

　　男女媾精，阴阳相合，一个新的生命就开始了。先天之本，一生之基，胎儿保健对后天体质强弱、智力高下、疾病寿夭，有着深远的影响，儿童保健应当从受孕怀胎开始。胎儿的强弱，禀受于父母，特别是胎儿在腹，与其母相互依存，孕母的体质、精神、营养、起居、疾病、环境等，均会影响胎儿的生长发育。胎儿保健，首先要从择偶婚配开始。近亲之间，血缘相近，不可通婚，否则会使后代体弱而且患遗传性疾病的机会增多。男女双方应在适当的年龄结婚生育，男子三八，女子三七，肾气平均，发育完全成熟，所以，男子24~32岁，女子21~28岁，才是婚育的最佳年龄。结婚之前，应做婚前检查，查明有无不宜婚育、可能影响后代健康的疾病。父母身体健康、阴阳和畅的情况下婚配受孕，才能为胎儿健康打下良好的基础。养胎护胎包括以下主要内容：

（一）饮食调养

　　胎儿的生长发育，全赖母体的气血供养，孕妇脾胃仓廪化源充盛，才能气血充足，涵养胎儿。孕妇的饮食，应当富有营养、清淡可口、易于消化，进食按时，饮食适量。胎儿正常生长发育所需的重要营养素是蛋白质、矿物质和维生素，因此，孕妇必须保证充足的饮食营养，避免过食大冷大热、甘肥黏腻、辛辣炙煿等食物，从而酿生胎寒、胎热或胎肥等病证。不同孕期的饮食安排应有所区别，如：妊娠早期营养要全面，按孕妇的口味调配饮食，不要吃可能加重妊娠反应的刺激性食品；妊娠中期胎儿迅速增长，必须多进富含各种营养成分的食品；妊娠后期是胎儿生长的高峰期和胎儿脑发育的关键期，同样需要营养丰富，但也不能营养过度，以免胎儿过大过肥。

　　饮食调养还包括戒除烟酒。烟酒对男性精子和女性卵子都有伤害，可使受精卵发育障碍，造成流产，或先天性畸形、智能低下等；孕妇吸烟也会伤胎造成流产、早产，或导致婴儿低出生体重、智力低下、先天性心脏病等。

（二）防感外邪

妇女怀孕之后，因气血聚于冲任以养胎，身体的抗病能力往往低下，若不注意调摄，虚邪贼风易乘虚而入，孕妇发生疾病，直接影响胎儿的发育，甚至还会导致各种胎病。《诸病源候论》"妇人妊娠病诸候"上卷，列举妊娠杂病14种，而属于因外感引起者就有7种之多；下卷"妊娠伤寒""妊娠时气""妊娠温病""妊娠寒热""妊娠寒疟"等诸候中，皆言能"伤胎""损胎"。《小儿卫生总微论方》专立"胎中病论"，提到"多是未生之前，在母胎妊之时……失于固养，气形勿充，疾疢因之"，并列举梗舌、重腭、骈拇、六指、缺唇等先天性胎病共39种。

孕期应尽可能避免各类病毒感染，避免接触放射线、烟酒以及铅、苯、汞、有机磷农药等化学毒物；患有心肾疾病、糖尿病、甲状腺功能亢进、结核病等慢性疾病的孕母应在医生指导下进行治疗；高危产妇应定期产前检查，必要时终止妊娠。保证充足营养，在妊娠后期应加强铁、锌、钙、维生素D等重要营养素的补充；要给予孕母良好的生活环境，注意劳逸结合，减少精神负担，以避免妊娠期发生并发症，预防流产、早产的发生。预防产时感染，对早产儿、低体重儿、宫内感染、产时异常等高危儿应予以特殊监护。关于孕妇有病会影响胎儿以及预防，《育婴家秘》云："儿在母腹中，借母五脏之气以为养也。若一脏受伤，则一脏之气失养而不足矣。如风则伤肝、热则伤心与肺、湿则伤脾、寒则伤肾，此天之四气所伤也……是以风寒暑湿则避之，五味之食则节之，七情之感则绝之，皆胎养之道也。"强调孕妇应顺应四时气候的变化，随其时序适应寒温，对虚邪贼风应避之有时，这样，就能避免因气候的变化给母子健康带来不良的影响，而确保胎儿的正常发育。

（三）避免外伤

妊娠期间，孕妇要防止各种有形和无形的外伤，以保护自己和胎儿。孕妇要谨防跌仆损伤，不宜攀高涉险、提挈重物、摸爬滚打、跳跃颠簸等。要注意保护腹部，避免受到挤压和冲撞。现代社会造成无形损伤的因素日益增多，如：噪声会损害胎儿的听觉；放射线能诱发基因突变，造成染色体异常，可能导致流产或胎儿发育畸形。妊娠期间要控制房事，节欲保胎。房事不节，易于伤肾而致胎元不固，造成流产、早产，也易因交合而酿成胎毒，使孕妇及胎儿宫内感染的机会增多。妊娠3个月内和最后1个半月，应停止房事。

（四）劳逸结合

妇女在妊娠期间，应当有劳有逸，劳逸适度。过劳则动伤气血，对胎元不利，特别是素有肾气亏损、中气不足、冲任不固的孕妇，在妊娠早期尤当注意，搬抬、举重、登高、临险，动伤气血，易引起流产。妊娠3个月之后，胎儿已发育成形，从事一定轻微的体力劳动，能使肢体舒展、气血流畅，对于胎儿的发育和分娩，都有一定的好处。张子和《儒门事亲》中提到，"如儿在母腹中，其母作劳，气血动用，形体充实……多易生产"。陈文中《小儿病源方论》更指出："豪贵之家居于奥室，怀孕妇人，饥则辛酸咸辣无所不食，饱则恣意坐卧，不劳力，不运动，所以腹中之日胎受软弱。儿生之后，洗浴绷包，藏于帷帐之内，不见风日，譬如阴地中草木，少有坚实也。"由此可见，在妊娠中期，提倡从事一定的体力劳动，进行适当的体育锻炼，以流畅气血、舒展百脉，有利于胎儿的发育，且避免造成胎肥难产。

（五）谨慎用药

关于孕妇用药，有病固然应治疗，但又要注意中病即止。中医学历来对孕妇用药十分审慎，认为无病不可妄投药物，有病也要谨慎用药、中病即止。古人提出的妊娠禁忌中药主要分为以下三类：毒性药类，如乌头、附子、南星、野葛、水银、轻粉、铅粉、砒石、硫黄、雄黄、斑蝥、蜈蚣等；破血药类，如水蛭、虻虫、干漆、麝香等；攻逐药类，如巴豆、牵牛子、大戟、芫花、皂荚、藜芦、冬葵子等。这些药物用于孕妇，可引起中毒或损伤胎儿，造成胚胎早期死亡或致残、致畸等。现代各种化学合成药物的大量应用，尤其是多种抗生素如四环素类、链霉素、卡那霉素，激素如黄体酮、甲基睾丸素、己烯雌酚、可的松，激素拮抗剂如丙硫氧嘧啶、他巴唑，抗肿瘤药如甲氨蝶呤、环磷酰胺、苯丁酸氮芥，抗惊厥药如盐酸氯丙嗪、苯妥英钠、丙米嗪等，都可能损伤胎儿。20世纪60年代，欧洲曾发生过孕妇服用"反应停"造成数以万计肢体畸形胎儿出生的悲剧，这一事件提高了人们对孕妇用药的警惕性。

（六）调节情志

妇女怀孕以后，要始终保持精神愉快、情绪稳定，切忌惊恐忧思郁怒等七情所伤，这是养胎护胎的重要内容。有关情感因素影响胎儿致病的记载，首见于《素问·奇病论》，谓："人生而有病癫疾……病名为胎病，此得之在母腹中时，其母有所大惊，气上而不下，精气并居，故令子发为癫疾也。"隋·巢元方《诸病源候论·四五岁不能语候》记载："人之五脏有五声，心之声为言。小儿四五岁不能言，由在胎之时，其母卒有惊怖，内动于儿脏，邪气乘其心，令心气不和，至四五岁不能言语也。"可见孕妇精神情志的逆乱，不仅损害自身的健康，而且会因气血逆乱，影响胎儿的正常发育。孕妇应精神内守，保持情绪稳定，喜怒哀乐适可而止，避免强烈的精神刺激，以保证安养胎儿。古代周文王之母太任怀孕时恪守胎教，坐立寝食俱有规矩，观礼听乐，精神内守而又心情愉快，使周文王出生后聪明贤能、健康长寿。历代医家总结胎教的经验提出，妇女妊娠期要保持情绪安定、心态平和，可以聆听优美的音乐，进行健康的娱乐活动，这样，不仅可以陶冶孕妇的情操，更有利于胎儿的孕育成长。现代研究表明，胎儿具有听觉、感知和反应的能力，可以对音乐产生反应，目前全国各地已经推广胎教音乐的实际应用。

二、新生儿期喂养与保健

小儿初生，乍离母腹，如嫩草之芽，气血未充，脏腑柔弱，胃气始生，全赖悉心调护，若稍有疏忽，易致患病，甚至夭折，因而，新生儿期保健值得高度重视。新生儿有几种特殊生理状态，不可误认为病态，如：新生儿上腭中线和齿龈部位有散在黄白色、碎米大小隆起颗粒，称为"马牙"，可在数周或数月内自行消失，不需挑刮；女婴生后3~5天乳房隆起如蚕豆到鸽蛋大小，可在2~3周后消退，不应处理或挤压；女婴生后5~7天阴道有少量流血，持续1~3天自止者，是为假月经，一般不必处理；新生儿两侧颊部各有一个脂肪垫隆起，称为"螳螂嘴"，有助吮乳，不能挑割；部分新生儿出现生理性黄疸为生理现象，但应注意识别新生儿病理性黄疸。

（一）拭口洁眼

小儿初生，先要拭口，即将口中污血秽物及时拭去，否则随吸咽下，会导致疾病。正如《备急千金要方》曰："若不急拭，啼声一发，即入腹成百病矣。"初生小儿口中若含胎粪、羊水和污血，不急拭去，易引起吸入性肺炎，甚至阻塞呼吸道引起窒息，若从消化道吞入，也于儿不利。同时，要轻轻拭去眼睛、耳朵中的污物。新生儿皮肤上的胎脂有一定的保护作用，不要马上拭去；但皮肤皱折处及二阴前后应当用纱布蘸消毒植物油轻轻擦拭，去除多余的污垢。

（二）断脐护脐

胎儿在腹，脐带是母体与胎儿气血经络相通的纽带。婴儿降生，啼声一发，口鼻气通，百脉流畅，小儿开始独立生存。婴儿出生后随即需要断脐。我国古代已认识到,新生儿断脐护脐不可不慎,若处理不洁会因感染邪风而患脐风。新生儿娩出1~2分钟,就要结扎脐带后剪断,处理时必须无菌操作,脐带残端必须无菌处理,然后用无菌敷料覆盖;若在特殊情况下未能保证无菌处理,则应在24小时内重新消毒,处理脐带残端,以防止脐部感染,甚至脐风的发生。断脐后还需护脐。脐部要保持清洁和干燥,让脐带残端在数天后自然脱落,在此期间,要注意勿让脐部被污水、尿液及其他脏物所侵,洗澡时勿浸湿脐部,避免脐部污染,预防脐风、脐湿、脐疮等疾病。

(三)祛除胎毒

胎毒,指胎中禀受之毒,主要指热毒。胎毒重者,出生时常表现为面目红赤、多啼声响、大便秘结等,易于发生丹毒、疮疖、湿疹、胎黄、胎热、口疮等病证,或造成以后好发热性疾病的体质。自古以来,我国就有给新生儿祛除胎毒的传统方法,常用的方法如下。

1. **金银花甘草法** 金银花6g,甘草2g,煎汤后用此药液拭口,并以少量喂服。适用于胎热偏重者。
2. **生姜法** 生姜如小枣大一块,取其汁,加温开水冲成淡姜汤,拭儿口中。适用于母体素寒,小儿初生中寒或阳气薄弱、面唇色淡者。
3. **豆豉法** 淡豆豉10g,浓煎取汁,频频喂服。适用于脾胃虚弱者。
4. **大黄法** 生大黄3g,沸水适量浸泡或略煮,取汁滴儿口中,胎粪通下后停服。脾虚气弱者勿用。
5. **甘草法** 甘草3g,浓煎取汁,以消毒纱布蘸药汁,令儿频频吮吸。

(四)洗浴

小儿出生后,即用消毒纱布拭去体表的血迹,次日给小儿洗澡。洗澡水要用开水,待水温降至比小儿体温略高时使用,也可在浴汤中加入1枚猪胆之汁以助解毒。洗浴时将小儿托于左手前臂,右手持纱布,蘸水后轻轻擦拭小儿体表,不要将小儿没入水中,以免浸湿脐部;洗毕可在体表涂以少量消毒色拉油或鱼肝油,并将全身拭干,皮肤皱折潮湿处扑以松花粉或滑石粉。洗浴时注意动作轻柔,防止冒受风寒。

(五)衣着保暖

小儿刚刚出生,必须注意保暖,尤其是早产儿。寒冷季节更需做好保暖工作,室内可采用暖气,或热水袋,或辐射式保暖床,或暖箱等方法保暖。新生儿衣着要适宜,衣服应柔软宽松,容易穿脱,不用纽扣或松紧带。临产前应将给婴儿准备的衣服取出吹晒,放衣服的箱子里不可放樟脑丸。婴儿褓褓包扎松紧要适宜,过松易被蹬开,过紧则妨碍活动。尿布也要柔软而且吸水性强,尿布外不可加用塑料或橡皮布包裹。

(六)生后开乳

产妇分娩之后,应将小儿置于母亲身边,给予爱抚。生后应尽早让小儿吸吮乳房,鼓励母亲按需哺乳。一般足月新生儿吸吮能力较强,吞咽功能基本完善。早期开乳有利于促进母乳分泌,对哺乳成功起重要作用,也使新生儿早期获得乳汁滋养。开始2~3天乳汁分泌不多,但也可满足婴儿的需要,若婴儿有明显的饥饿表现或体重减轻过多,可在哺乳后补投适量糖水或配方乳,但不可用糖水或牛奶取代母乳。为了保证母乳喂养成功,必须坚持哺乳,代乳法不利于泌乳。只有在无法由母亲喂养的情况下才用购置的配方乳喂养。

三、婴儿期喂养与保健

婴儿期生长发育特别快，脾胃运化功能常显不足，合理喂养显得尤为重要。婴儿期喂养与保健，要做好喂养、护养和预防接种等工作。

（一）喂养方法

婴儿喂养方法分为母乳喂养、人工喂养、混合喂养及添加辅食。

1. **母乳喂养** 生后6个月之内以母乳为主要食品者，称为母乳喂养。母乳喂养最适合婴儿需要，因母乳营养丰富，易为婴儿消化吸收，含优质蛋白质、必需氨基酸及乳糖较多，有利于婴儿脑的发育，尤其是生后1~4天的初乳，具有增进婴儿免疫力的作用。母乳喂哺简便而经济，且利于增进母子感情，又便于观察小儿变化，随时照料护理。产后哺乳可刺激子宫收缩早日恢复，推迟月经来潮使不易怀孕，哺乳的妇女也较少发生乳腺癌、卵巢癌等。因此，应大力提倡母乳喂养，宣传母乳喂养的优点。

（1）母乳喂养的方法 应由乳母细心观察婴儿的个体需要，以按需喂给为原则。一般说来，第1~2个月不需定时喂哺，可按婴儿需要随时哺喂。此后按照小儿睡眠规律可每2~3小时喂1次，逐渐延长到3~4小时1次，夜间逐渐停1次，一昼夜共6~7次。4~5个月后可减至5次。每次哺乳15~20分钟，根据各个婴儿的不同情况，适当延长或缩短每次哺乳时间，以吃饱为度。每次哺乳前要用温开水拭净乳头，乳母取坐位，将小儿抱于怀中，让婴儿吸空一侧乳房后再吸另一侧。哺乳完毕将小儿轻轻抱直，头靠母肩，轻拍其背，使吸乳时吞入胃中的空气排出，可减少溢乳。母亲患传染病、重症心脏病或肾脏病，或身体过于虚弱者，不宜哺乳。乳头皲裂、感染时可暂停哺乳，但要吸出乳汁，以免病后无乳。

（2）断奶时间 应视母婴情况而定。一般可在小儿10~12个月时断奶，若母乳量多者也可适当延期。断奶应逐渐减少直至停止哺乳，不可骤断。若正值夏季或小儿患病之时，应推迟断奶。

2. **人工喂养** 因母乳缺乏或其他原因不能坚持母乳喂养，完全改用代乳品（代替母乳的食品）喂养者称为人工喂养。目前代乳品的种类不断增多，质量也逐渐改进，但仍然没有一种代乳品能和人乳相比。目前比较适合婴儿的代乳品有以下几种：

（1）鲜牛奶 牛奶是比较合理的也是比较普遍使用的代乳品。与人乳相比，牛奶的蛋白质和矿物质含量均高2~3倍。6个月以前的小婴儿服牛奶时应加水稀释，以降低蛋白质及矿物质含量，加糖（5%）以恢复稀释后奶的热能含量。

（2）全脂奶粉 便于保存和携带，又比鲜奶易于消化，适合于喂养婴儿。

（3）人乳化奶粉 是由改进过的牛奶制品，所含各种营养素如蛋白质、矿物质、脂肪、碳水化合物和维生素，无论在数量与质量上均比牛奶更接近于人奶。有些人乳化奶粉还增加了人乳所缺乏的维生素D和铁，适合4~6个月以内的小婴儿食用。

（4）淡蒸发奶 由鲜牛奶熬发水分至原体积一半的浓缩奶，并经罐装及消毒。用等量水稀释即可还原成牛奶，这种奶粉成分准确，较鲜奶易消化，使用方便。

（5）鲜羊奶 羊奶所含蛋白质、矿物质的量略高于牛奶，因此喂养小婴儿时也需和牛奶一样，加水稀释，加糖并煮沸。

（6）其他不含奶的代乳品 一些不易获得动物奶与奶制品的地区，常用大米、小麦或其他谷类磨粉煮成糊加糖喂养婴儿。各种谷类蛋白质含量均较低，长期应用会产生蛋白质营养不良，临床可见泥膏样小儿。为了提高谷类食物的蛋白质含量，必须因地制宜地加入其他来源的蛋白质，以满足婴儿的营养需要。

3. 混合喂养　因母乳不足或其他原因不能全部用母乳喂养，部分用牛奶或其他乳品，称为混合喂养。混合喂养的方式有两种：补授法和代授法。

（1）补授法　指每日喂哺人乳的次数不变，每次喂完人乳后再补喂代乳品，直到婴儿吃饱。这种方法可经常吸吮刺激而维持母乳的分泌。

（2）代授法　指用代乳品完全代替1次母乳。每日代替次数应根据情况而定，最好不超过喂养次数的一半，否则会导致母乳分泌减少。

4. 添加辅食　为了满足婴儿生长发育的需要，无论何种方式喂养的婴儿都应按时添加辅食。添加辅食除了补充营养的不足，还可增强婴儿胃肠道消化吸收功能，为断奶打下基础。添加辅食的原则是由一种到多种，由少量到多量，由稀到稠，自细到粗。添加辅食时，应先试一种，并从小量开始。待婴儿愿意接受，大便正常后，再试第二种辅食。食物应由稀到稠、由淡到浓。如：蔬菜、水果可由菜水、果汁到菜泥、果泥，然后碎菜、碎果；大米先用米汤，然后稀粥，稠粥到软饭。改变喂养方法勿过多过切，改变时应考虑质量以及进食方法。如气候炎热或小儿患病，应暂缓添加新的辅食，以免加重病情。添加辅食顺序参照表2-5-1。

表2-5-1　辅食添加顺序

月龄	添加的辅食
1~3个月	青菜汁；鱼肝油制剂；鲜果汁
4~6个月	米糊、乳儿糕、稀粥；蛋黄、鱼泥、豆腐、动物血；菜泥、水果泥
7~9个月	烂面、烤馒头片、饼干；碎菜、肉末、鱼、蛋、肝泥
10~12个月	稠粥、稀饭、面条、馒头、面包；碎菜、碎肉、油、豆制品等

（二）婴儿护养

婴儿时期脏腑娇嫩，卫外不固，易于发生脾胃疾病、肺系疾病和传染病。定期进行体格检查，可早期发现生长发育异常、营养性缺铁性贫血、维生素D缺乏性佝偻病等疾病。调节乳食，使婴儿的脾胃功能逐步增强，注意饮食卫生，降低脾胃病的发病率。

婴儿期间脏腑气血未充，生长发育迅速，除了要合理喂养之外，还应根据这一时期儿童的生理特点安排起居作息。《备急千金要方·初生出腹论》中指出："凡天和暖无风之时，令母将儿于日中嬉戏，数见风日，则血凝气刚，肌肉牢密，堪耐风寒。"因此经常带孩子到户外活动，可增强小儿体质，增加对疾病的抵抗力。婴儿衣着不可过暖，衣着要宽松，不可紧束而妨碍气血流通，影响发育。婴儿要有足够的睡眠，同时要掌握婴儿睡眠时间逐渐缩短的生理特点，在哺乳、戏要等的安排上，注意使之逐步形成夜间睡眠为主、白天活动为主的作息习惯。婴儿期是感知觉发育的重要时期，视觉、听觉及其分辨能力迅速提高，要结合生活的实践，教育、训练他们由近及远认识生活环境，促进感知觉发展，培养他们的观察力。

婴儿期也要注意精神调摄，《小儿病源方论·养子十法》说："勿令忽见非常之物。小儿忽见非常之物，或见未识之人，或鸡鸣犬吠，或见牛马等兽，或嬉戏惊触，或闻大声，因而作搐者，缘心气乘虚而精神中散故也。"

（三）预防接种

婴儿时期对各种传染病都有较高的易感性，因此，必须切实按照卫生部制订的计划免疫程序，为1岁以内的婴儿完成预防接种的基础免疫。目前我国在儿童中开展的疫苗有麻疹疫苗、卡介苗、百白破三联疫苗、小儿麻痹糖丸、乙肝疫苗、流脑疫苗、乙脑疫苗，可以预防9种疾病。

四、幼儿期喂养与保健

进入幼儿期，小儿的活动能力增强，活动范围扩大，虽然体格生长、智力发育，但仍易于发病，需要做好保健工作。

（一）饮食调养

幼儿处于以乳食为主转变为以普通饮食为主的时期。此期乳牙逐渐出齐，但咀嚼功能仍差，脾胃功能仍较薄弱，食物宜细、软、烂、碎。《小儿病源方论·养子调摄》说："养子若要无病，在乎摄养调和。吃热、吃软、吃少，则不病；吃冷、吃硬、吃多，则生病。"食物品种要多样化，以谷类为主食，每日还可给予1~2杯豆浆或牛奶，同时进食鱼、肉、蛋、豆制品、蔬菜、水果等多种食物，荤素菜搭配，每日3次正餐，外加1~2次点心。要培养小儿良好的饮食习惯，按时进餐，相对定量，不多吃零食，不挑食，不偏食，训练幼儿正确使用餐具和独立进餐的技能。要保证充足的营养供给，以满足幼儿这一时期生长发育的需要，但要防止食伤致病。

（二）疾病预防

幼儿生活范围扩大，患病机会增加。要训练其良好的卫生习惯，饭前便后要洗手，不吃腐败以及被污染的食品；日常生活中家长要耐心教育，纠正其不良习惯如吮手、脏手抓食品、坐在地上玩耍等；衣被经常换洗。幼儿的肺系疾病、脾系疾病发病率高，要防外感、慎起居、调饮食、讲卫生，才能减少发病。还要继续按计划免疫程序做好预防接种，以预防传染病。幼儿好奇好动，但识别危险的能力差，应注意防止异物吸入、烫伤、触电、外伤、中毒等意外事故的发生。

（三）起居活动衣着

幼儿1岁至1岁半时学会走路，2岁以后能够并且喜欢跑、跳、爬高。与此同时，手的精细动作也发展起来，初步学会用玩具做游戏。幼儿学走路时要由成人牵着走，防止跌跤，但又要为孩子保留一定的自主活动空间，引导孩子的动作发育。结合幼儿的年龄特点，培养其良好的生活习惯。每日保证睡眠时间，从14小时渐减至12小时，以夜间睡眠为主，日间午休1.5~2.5小时。1岁时让孩子坐便盆排尿，1岁半时不兜尿布，夜间按时唤醒小儿坐盆小便，平时注意观察小儿要解大小便时的表情，使小儿早日能够自己控制排便。2岁时开始培养其睡前及晨起漱口刷牙，逐渐教孩子学会自己洗手洗脚、穿脱衣服。重视与幼儿的语言交流，通过对话、讲故事、唱歌、游戏等，促进幼儿语言发育与运动能力的发育。关于衣着保暖，《小儿病源论方》提出了"一要背暖，二要肚暖，三要足暖，四要头凉……"的原则。《活幼口议》说："四时欲得小儿安，常要一分饥与寒。"这些是我国古代有效的育儿经验。

（四）心理调节

1~2岁的幼儿难以管教，其中最明显的行为就是黏人。在儿童发展阶段，这种情形称为依附现象。照顾者应随时注意孩子的身心需求，例如饥饿、疲倦、害怕、孤单，并且适当地给予满足，对于孩子的依附需求及行为都要耐心地回馈反应，帮助孩子在生活中充分发展出独立自主的行为模式。

五、学龄前期保健

学龄前期儿童活动能力较幼儿期增强，求知欲旺盛。虽然随着体质增强，发病率明显下降，但也要根据这一时期的特点，做好保健工作，保障儿童身心健康成长。

（一）体格锻炼

学龄前期儿童要加强体格锻炼，以增强体质。要给小儿提供室内外活动场所，幼儿园要添置活动设备，如摇船、摇马、滑梯、跷跷板、转椅，以及各种电子活动设备，做操用的地毯、垫子，有条件的还可以设戏水池、小型游泳池、运动场等。安排适合该年龄特点的锻炼项目，如跳绳、跳舞、踢毽子、保健操，以及小型竞赛项目。要保证每日有一定时间的户外活动，接受日光照射，呼吸新鲜空气。

（二）疾病预防

这一时期的儿童发病率下降，要利用孩子体质增强的时机，尽可能地根治某些疾病。防病的根本措施在于加强锻炼、增强体质，也要调摄寒温，不要给孩子衣着过暖，否则会降低儿童对气候变化的适应能力。这一时期仍然要调节饮食、避免意外、讲究卫生。对幼儿期患病未愈的孩子要抓紧调治，如：对反复呼吸道感染儿童进行辨证调补，改善体质，减少发病；哮喘患儿在缓解期应扶正培本，控制发作；厌食患儿调节饮食，调脾助运，增进食欲；疳积患儿食治、药治兼施，健脾开胃，促进生长发育；等等。

（三）早期教育

学龄前期儿童好学好问，家长与保育人员应因势利导，耐心地回答孩子的提问，尽可能给予解答。要按照该年龄期儿童的智能发育特点，安排适合的教育方法与内容。培养良好的学习习惯、想象与思维能力，使之具有良好的心理素质。幼儿园有规范的学前教育，包括课堂教学和在游戏中学习；家庭中也可通过讲故事，看学前电视节目，接触周围的人和物，到动植物园、游乐园游览等多种多样的形式使孩子增长知识。儿童的神经系统在这个阶段随着生长发育逐渐完善。儿童越小，大脑皮质越易兴奋，也越易疲劳。听课时，儿童的主动注意力维持时间较短，并易被外来刺激所分散。年龄越小，探究反射越强，主动抑制较差。因此，作息时间要考虑到不同年龄儿童的特点给予合理安排，勿使其负担过重。不能强迫孩子过早地接受正规的文化学习，以免违背早期教育的规律。

> ◎ **知识拓展**
>
> ### 儿童视力保健
>
> 0~6岁是孩子视觉发育的关键期，应当尤其重视孩子早期视力保护与健康，及时预防和控制近视的发生与发展。增加户外活动和锻炼，使孩子每天接触户外自然光的时间达1小时以上。控制电子产品使用。非学习目的的电子产品使用单次不宜超过15分钟，每天累计不宜超过1小时；使用电子产品学习30~40分钟后，应休息远眺放松10分钟。年龄越小，连续使用电子产品的时间应越短。避免不良用眼行为，监督并随时纠正孩子不良读写姿势，应保持"一尺、一拳、一寸"，即眼睛与书本距离应约为一尺、胸前与课桌距离应约为一拳、握笔的手指与笔尖距离应约为一寸。读写连续用眼时间不宜超过40分钟。

六、学龄期保健

进入学龄期，儿童已经入学读书，生活规律和生活环境都发生了较大的变化。学龄期保健的主要任务是保障身心健康，促进儿童的全面发展。

（一）心理保健

学龄期儿童处在发育成长的重要阶段，学校是学龄期儿童学习知识和培养思想品德的重要场所，这一时期既要使学龄期儿童能学习书本新知识，又应注重加强儿童的素质教育，培养他们德、智、体、美、劳全面发展，帮助他们树立履行义务和完成任务的思想。学校和家庭应共同教育孩子尊敬师长、团结同学、遵守纪律、认真学习、热爱劳动、锻炼身体。家长和教师要通过自己的言传身教引导孩子，运用正确的教育方法培养孩子，既不可娇生惯养姑息放纵，也不能操之过急打骂逼迫。要让孩子主动地学习文化知识，参加有益身心健康的各种活动，沿着正确的目标发展，养成良好的心理素质，避免因学习过于紧张而影响孩子的健康成长。

（二）疾病预防

学龄期儿童发病率进一步降低，但也有这一时期的好发疾病，须注意防治。针对小学生中龋齿、弱视、屈光不正等问题，有必要加强儿童口腔、眼睛保健教育，矫正不良习惯，端正坐、立、行姿势，养成餐后漱口、早晚刷牙、睡前不进食的习惯，配合眼保健操等锻炼方法，加以防治。一些免疫性疾病如哮喘、风湿热、过敏性紫癜、肾病综合征等在这一时期发病率高，要预防和及时治疗各种感染，避开污染环境，避免过敏原，减少发病。此外还要保证孩子有充足的营养和休息，注意其情绪和行为的变化，避免思想过度紧张，减少精神行为障碍的发生。适时进行法制教育，学习交通规则，防范意外事故。

七、青春期保健

青春期是人生的一个特殊时期。青春期肾气充盛，进入第二次生长发育高峰，生理、心理变化大，保健工作也就有其专门的要求。做好青春期保健，对于顺利完成从儿童向成人的过渡，使之身心健康地走向社会，有着重要的意义。

（一）生理保健

青春期女孩月经来潮、男孩发生遗精，家长要教孩子学会正确处理。生长发育出现第二次高峰，要保证充足的营养、足够的休息和必要的锻炼。既要学好知识，也要提高动手能力，手脑并用，劳逸结合，全面发展。对于这一时期的好发疾病，如甲状腺肿、痛经、月经不调等，要及时检查和治疗。

（二）心理保健

青春期神经–内分泌调节还未稳定，常引起心理、行为、精神方面的不稳定，同时，由于生理上的迅速变化也引起了青少年的一系列心理变化。他们开始意识到自己向成人过渡，意识到两性关系等，因此出现男女同学间关系不像小学生那样亲密，而是处处回避，有时则互不服气，容易兴奋与冲动。学习的动机、态度、兴趣和能力的发展进一步提高，抽象逻辑思维迅速发展，分析、综合、推理和判断力逐步提高。自己认为长大了，能独立了，但又受到家庭的约束，因面存在着矛盾心理。虽然他们能自觉地认识评价自己，但与成人相比还不稳定、不客观和不全面，有时过分夸大自己的能力，觉得自己了不起；有时又过分低估自己，产生自卑心理。

青春期又是道德品质、世界观逐步形成的时期，这个时期孩子独立意识发展很快，但认知能力跟不上，有时往往分辨不清是非。有些学生对勇敢与怯弱、光荣与耻辱、美与丑、高尚品质与低级下流、自由与纪律、民主与法制、友谊与哥们儿义气、个人与集体、诚实与说谎、理想与前途等没有一个正确稳定的认识。独立意识往往表现为对社会有强烈的抗拒性。在情感上表现为活泼、热情、容易冲动，好感情用事，易走极端，有的学生意志力薄弱，易走入歧途。由于性发育和性成熟，有个别学生发生不正当的两性关系。这个时期最重要的是把他们独立意识引导到正确轨道上去，培养他们分辨是非的能力，这是预防青少年违法犯罪的根本措施。青少年具有很大的可塑性，需要学校、家庭帮助他们树立正确的世界观、人生观，形成良好的道德品质。这时期的心理卫生工作主要是帮助学生在心理上顺利度过青春期，首先要让教师和家长对处于青春期的学生心理特征有足够了解，对他们给予深切关怀，引导他们德、智、体全面发展。

执考要点

1. 年龄分期的标准及特点。

2. 体重、身高的测量方法、正常值及临床意义；囟门测量方法、闭合时间及临床意义；头围、胸围的测量方法、正常值及临床意义。

3. 乳牙和恒牙的萌出时间、数目正常值及临床意义；呼吸、脉搏、血压的正常值及与年龄增长的关系。

4. 生理、病理特点及临床意义。

5. 新生儿的特殊生理现象、新生儿护养的主要措施。

6. 喂养方式及选择原则；母乳喂养的方法、优点、注意事项及断母乳适宜时间；人工喂养、混合喂养方法；添加辅食的原则。

目标检测

答案解析

A1型题

1. 孕妇遭受不利因素影响，如物理、药物、感染、劳累、营养缺乏等伤害，造成流产、死胎或先天畸形等，最易发生于孕后（ ）周内

 A. 8   B. 12   C. 16   D. 20   E. 24

2. 围生期是指（ ）

 A. 从出生到28天   B. 孕期28周到生后7天   C. 从受孕到分娩

 D. 生后28天到1周岁   E. 孕期28周到生后28天

3. 小儿出齐乳牙的时间在（ ）个月

 A. 8~12   B. 12~18   C. 18~24   D. 24~30   E. 30~36

4. 按公式计算，正常4岁小儿的收缩压是（ ）mmHg

 A. 88   B. 95   C. 100   D. 105   E. 110

5. 4~7岁小儿每分钟呼吸次数为（ ）

 A. 40~45   B. 35~40   C. 30~35   D. 25~30   E. 20~25

6. 小儿"纯阳"之体的含义是（ ）

 A. 纯阳无阴   B. 阳常有余   C. 阴亏阳亢   D. 发育迅速   E. 肝常有余

7. 小儿为纯阳之体，伤于外邪以热性病证为多，其原因是六气易从（ ）

 A. 湿化   B. 寒化   C. 燥化   D. 火化   E. 风化

8. 小儿易产生营养失调性病证，原因主要是（　　）

　　A. 肝常有余　　　B. 心常有余　　　C. 肺常不足　　　D. 脾常不足　　　E. 肾常虚

9. 小儿易产生感冒、咳喘，原因主要是（　　）

　　A. 脾常不足　　　B. 肺脏娇嫩　　　C. 肾常虚　　　　D. 稚阳未充　　　E. 稚阴未长

10. 孕妇在妊娠早期感染何种病毒最易致胎儿畸形（　　）

　　A. 麻疹病毒　　　B. 风疹病毒　　　C. 柯萨奇病毒　　D. 埃可病毒　　　E. 腺病毒

11. 母乳喂养应遵循的原则是（　　）

　　A. 按时　　　　　B. 按需　　　　　C. 按量　　　　　D. 按时按量　　　E. 按时不按量

12. 下列关于添加辅食原则的说法中，不正确的是（　　）

　　A. 由少到多　　　B. 由稀到稠　　　C. 由稠到稀　　　D. 由细到粗　　　E. 品种渐增

A2 型题

13. 患儿，20天。其呼吸与脉搏次数比应该是（　　）

　　A. 1：2　　　　　B. 1：3　　　　　C. 1：4　　　　　D. 1：5　　　　　E. 1：6

14. 患儿，半岁。骤闻异声后，夜里啼哭2个月，每夜发作3~5分钟。其病因是（　　）

　　A. 感受外邪　　　B. 伤乳因素　　　C. 惊恐因素　　　D. 环境污染　　　E. 胎产因素

15. 患儿，3岁。吃瓜子时误吸入气管引起窒息。其病因是（　　）

　　A. 乳食因素　　　B. 先天因素　　　C. 情志因素　　　D. 意外因素　　　E. 其他因素

16. 患儿，4岁。平素喜食生冷瓜果，容易损伤（　　）

　　A. 肝阴　　　　　B. 脾阳　　　　　C. 肺气　　　　　D. 肾气　　　　　E. 肾阴

17. 患儿，2岁。生后至今不能行走与站立，头项歪斜。其病变脏腑主要在（　　）

　　A. 心肝　　　　　B. 肺脾　　　　　C. 心肺　　　　　D. 心肾　　　　　E. 脾肾

B1 型题

　　A.《幼科要略》　　　　B.《小儿病源方论》　　　　C.《颅囟经》

　　D.《小儿药证直诀》　　E.《温病条辨·解儿难》

18. 首创小儿"纯阳"理论的著作是（　　）

19. 提出"稚阳未充，稚阴未长"学说的著作是（　　）

　　A. 肺常不足　　　B. 脾常不足　　　C. 心常有余　　　D. 肾常虚　　　　E. 肝常有余

20. 小儿易患疳证、泄泻，主要责之于（　　）

21. 小儿易患解颅、五迟五软，主要责之于（　　）

（蒋祥林　田秀蓉）

书网融合……

知识回顾

微课

习题

第三章　中医儿科诊治概要

　　古人称儿科为哑科，认为比较难治，其实不然，因为小儿七情之病较少，所病者外感六气及内伤饮食为多。但在诊治中，须注意小儿是"稚阳未充，稚阴未长"，用药宜小心谨慎。倘若在四诊辨治过程中，分清其表里寒热虚实、轻重缓急，自能掌握其诊治原则，适当选用方药，治疗不难。

第一节　中医儿科诊法概要

PPT

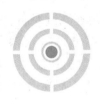

学习目标

知识要求：
1. 掌握小儿四诊的方法和内容。
2. 熟悉小儿四诊的特点。

技能要求：
1. 熟练掌握小儿四诊的方法和内容。
2. 会运用四诊的方法诊查小儿疾病。

　　诊法，包括四诊诊查方法和证候辨别方法，是中医临证基础的重要内容。

　　儿科疾病的诊查，与其他各科一样，也应当望、闻、问、切四诊合参。但是，由于小儿的生理、病理特点，四诊应用有其特殊情况：闻诊诊查范围有限；婴幼儿不会叙说病情，较大儿童的主诉也不一定可靠；切脉按诊易因小儿啼哭叫闹而受到影响。所以，历来儿科医家在四诊中最为重视望诊。现代在传统四诊的基础上，又在不断尝试将听诊器、化验检查、影像学检查等诊查方法取得的疾病信息资料，充实到四诊检查结果中来，正在摸索宏观辨证与微观辨证相结合的新型辨证方法。

一、望诊

　　望诊，即医生通过视觉观察病情。望诊的内容包括就全身状况诊查的整体望诊，如望神色、望形态；就局部状况诊查的分部望诊，如审苗窍、辨斑疹、察二便、看指纹。望诊诊查的结果一般比较客观可靠。但是也要注意，儿科望诊时，要尽量使小儿安静，并在光线充足的地方进行，诊查既全面又有重点，细心而又敏捷，才能提高诊查的效果。

（一）望神色

望神色，包括望精神状态和面部气色。神色望诊，可以对小儿患病状况有一个初步的了解。

1. 望神　神，是人体生命活动的总称，又指人的精神意识与思维活动。神是脏腑气血精津阴阳是否充足、和调的外在表现，在小儿尤为重要。望神包括望精神、意识、体态、面目等。目为五脏六腑精气之所主，目内通于脑，为肝之窍、心之使，故望神以察目最为重要。

望神主要辨得神与失神。若形体壮实，动作灵活自如，活动睡眠如常，表情活泼，反应灵敏，面色红润光泽，目睛明润灵动，呼吸平顺调匀，语声啼哭清亮，是为得神，表现正气尚充，脏腑功能未衰，无病或病轻。若形体羸弱，精神萎靡不振，反应迟钝，动作迟缓或不由自主，表情淡漠，哭笑反常，面色晦暗，目睛呆滞不活，呼吸浅弱或气促不匀，寡言声轻含糊或惊啼谵语，是为失神，表现正气不足，脏腑功能衰败，病重或病危。

2. 望色　主要望面部气色。中国小儿的常色为色微黄、透红润、显光泽。面部气色有五色之偏，所主证候各有区别。

面色青，因气血不畅、经脉阻滞所致，多见于惊风、寒证、痛证、血瘀证。惊风欲作或已作，常见眉间、鼻梁淡青，唇周、爪甲青紫，是为肝风。寒证分虚实，青灰晦暗为阳气虚，乍青乍白为里寒甚。痛证色青多见于腹部中寒，常伴啼哭不宁。血瘀证色青见口唇青紫、面色青灰，乃心阳不振、血脉瘀阻。

面色赤，因血液充盈面部皮肤络脉所致，多为热证，又有实、虚之分。外感热证，表热常见面红目赤、恶寒发热；里热常见面赤气粗、高热烦渴；虚热常见潮红颧红、低热绵延。若病重者见面红如妆或两颧艳红，多为虚阳上越的戴阳证。小儿也有因衣被过暖、活动过度、日晒烤火、啼哭不宁等原因而面红者，不属病态。

面色黄而非常色者，常因脾虚失运，水谷、水湿不化所致，多为虚证、湿证。黄疸属湿证，黄而鲜明如橘色是湿热，黄而晦暗如烟熏是寒湿；面色萎黄，是脾胃气虚；面黄浮肿，是脾虚湿滞；面色枯黄，是气血枯竭。有因过食胡萝卜、南瓜、西红柿等食物或阿的平等药物而面黄者，当另作判断。

面色白，是气血不荣、络脉空虚所致，多为虚证、寒证。外感起初，面白无汗，是风寒外束；阵阵面白，啼哭不宁，常为中寒腹痛；突然苍白，肢冷汗出，多是气阳暴脱；面白无华，爪甲苍白，多为营血亏虚；面白色滞，肢面浮肿，多属阳虚水泛。若小儿少见风日，面肤白皙，又当别论。

面色黑，常因阳气虚衰、水湿不化、气血凝滞所致，主虚寒证、水饮证、血瘀证。小儿面色青黑，四肢厥冷，是阴寒内盛；面色灰黑暗滞，多是肾气虚衰；面唇黧黑，多是心阳久衰；唇指紫黑，多是心阳虚衰、血脉瘀滞；面黑浅淡虚浮，常是肾阳亏虚、水饮内停。若因经常日晒风吹，肤色红黑，不属病态。

（二）望形态

望形态，指望形体和望姿态。通过神、色、形、态的望诊，可以初步推断病证的性质。

1. 望形　形，指形体、外形，包括头囟、躯体、四肢、肌肤、筋骨、指趾等。从小儿外形的壮弱，可以测知五脏的盛衰，分析疾病的发生发展及预后。

凡小儿身高正常，胖瘦适中，皮肤柔嫩，肌肉壮实，筋骨强健，身材匀称，毛发黑泽，是先天禀赋充足、发育营养良好的外形表现。若形体矮小，肌肉瘠薄，筋骨不坚，毛发稀细萎黄，是先天禀赋不足、后天调养失宜的发育营养不良表现。头大囟开，颈不能举，常为肾虚水积之解颅；鸡胸龟背，筋弱肢软，多为肝肾亏虚之弱证；面浮肢肿，按之凹陷，是为水湿潴留；形体肥胖，躯脂满盈，是为痰湿郁滞；皮肤松弛，肌肉不实，是为脾胃气虚；肌肤干瘦，肤色苍黄，是为气血两虚；四肢枯细，肚腹膨大，是为脾虚夹积。

2. **望态** 态，指动静姿态。动静姿态反映人体脏腑阴阳总体的平衡协调状态。多动少静为阴亏阳盛，多静少动为阴盛阳虚。

凡坐卧不宁，烦闹不安，是肝阳心火内盛；嗜卧少坐，懒动无力，是阳虚阴寒内盛；身体蜷缩，喜偎母怀，常为风寒外感；仰卧伸足，揭衣弃被，常为热势炽盛；鼻扇气喘，端坐难卧，是肺气上逆；喘促气短，动则喘甚，是肺脾气虚或肾不纳气；伏卧抚腹，睡卧不安，多是积滞腹痛；身振目直，四肢抽搐，是为肝风；撮空循摸，谵语妄动，是为心神蒙蔽；背曲肩随，转摇不能，行则振掉，乃肾气将惫。将患儿具有的动作能力与该年龄组儿童应具备的动作能力相对照，可以及早发现五迟之类发育迟缓的病证。

（三）审苗窍

苗窍指五官九窍。舌为心之苗，肝开窍于目，肺开窍于鼻，脾开窍于口，肾开窍于耳及前后二阴。脏腑病变，每能在苗窍上有所反映。儿科疾病，有些有苗窍的特殊表现。

1. **察舌** 正常小儿的舌象表现为舌体灵活，伸缩自如，舌质淡红而润，舌苔薄白。

小儿舌常伸出口外，久不回缩，称为吐舌；舌反复伸出舐唇，旋即回缩，称为弄舌。吐舌常因心脾有热，弄舌可为惊风先兆，二者又皆可见于先天禀赋异常、智能低下者。

正常舌色淡红。舌质淡白为气血虚亏；舌质绛红为热入营血；舌红质干为热伤阴津；舌质紫暗为气血瘀滞；舌起粗大红刺，状如杨梅，称杨梅舌，常见于丹痧。

舌苔由胃气所生。新生儿多见薄白苔，少数舌红无苔者常于48小时内转为淡红舌，长出白苔。舌苔白腻为寒湿内滞或食积内停；舌苔黄腻为湿热内蕴或食积化热；舌苔花剥，经久不愈，状如地图，多为胃之气阴不足所致；若舌苔厚腻垢浊不化，伴便秘腹胀者，称"霉酱苔"，为宿食内停，中焦气机阻滞。小儿常有因服药、进食而染苔者，如吃橄榄、乌梅、铁剂等可使舌苔染黑，服青黛可使舌苔染青，喝牛乳、豆浆可使舌苔染白，喝橘子水、吃蛋黄可使舌苔染黄等，不可误认为病苔。

2. **察目** 黑睛等圆，目珠灵活，目光有神，眼睑张合自如，是为肝肾精血充沛。眼睑浮肿，是风水相搏；眼睑开合无力，是元气虚惫；寐时睑开不闭，是脾虚之露睛；寤时睑不能开，是肾虚之睑废。两目呆滞，转动迟钝，是肾精不足；两目直视，瞪目不活，是肝风内动。白睛发黄，是湿热熏蒸；目赤肿痛，是风热上攻。目眶凹陷，啼哭无泪，是阴津大伤；瞳孔散大，对光反射消失，是正气衰亡。

3. **察鼻** 鼻塞流清涕，为外感风邪；鼻流黄浊涕，为风热客肺；长期鼻流浊涕，气味腥臭，为肺经郁热；鼻衄鲜血，为肺热迫血妄行；鼻孔干燥，为肺热伤阴；鼻翼扇动，气急喘促，为肺气闭郁。

4. **察口** 口，包括口唇、口腔、齿龈、咽喉。舌象已另作专论。

唇色淡白为气血亏虚；唇色淡青为风寒束表；唇色红赤为热；唇色红紫为瘀热互结；环口发青为惊风先兆；面颊潮红，唯口唇周围苍白，是丹痧征象。

口腔内要全面诊查。黏膜色淡为虚为寒；黏膜色红为实为热。口腔破溃糜烂，为心脾积热；口内白屑成片，为鹅口疮毒。上下白齿间腮腺管口红肿如粟粒，按摩腮部无脓水流出者为痄腮，有脓水流出者为发颐。

齿为骨之余，龈为胃之络。牙齿萌出延迟，为肾气不足；齿衄龈痛，为胃火上冲；寐中磨牙，是肝火内亢；牙龈红肿，是胃热熏蒸。

外感时咽红为风热；色淡多风寒。咽部疱疹色红，为外感邪毒；咽部滤泡增生，为瘀热壅结。乳蛾红肿，是肺胃热结；乳蛾溢脓，是热壅肉腐；乳蛾大而不红，称为肥大，多为阴伤瘀热未尽或肺脾气虚不敛。咽喉部有灰白色伪膜，拭之不去，重擦出血，常为白喉。

5. 察耳　小儿耳壳丰厚，颜色红润，是先天肾气充沛的表现。耳壳薄软，耳舟不清，是先天肾气未充的证候；耳内疼痛流脓，因风热犯咽传耳或肝胆火盛上炎；耳垂周围漫肿，乃风温邪毒传于少阳经络之痄腮。

6. 察二阴　阴囊紧缩不弛，为外感风寒或肾气不足；阴囊弛而不张，为气虚体弱或外感热病。阴囊睾丸肿大不红，照之透红，为鞘膜积液之水疝；阴囊肿物时大时小，上推可消，为小肠下坠之狐疝。阴囊通体肿大光亮阴凉，常见于阳虚阴水；阴囊肿痛阴部潮红灼热，常见于湿热下注。

肛门周围黏膜皮肤色红为热，色淡为虚。肛周灼热燥揭，为阳明里热伤津；糜烂潮红，为大肠湿热下注。肛口弛而不张，为元气不足；直肠脱出肛外，为中气下陷。肛门瘙痒，会阴部搔痕潮湿，常是蛲虫病。

（四）辨斑疹

斑疹见于皮肤。一般说来，点大成片，不高出皮肤，压之不褪色者，称为斑；点小量多，高出皮肤，压之褪色者，称为疹。斑疹在儿科多见于外感时行疾病，如麻疹、奶麻、风痧、丹痧、水痘等，也可见于内伤疾病，如紫癜。

斑分阴阳。阳斑指热毒阳证发斑，多见于温病热入营血，其斑大小不一，色泽鲜红或紫红，伴发热等症。阴斑多因伤或者伴有外感而发，色淡红者多气不摄血，色淡紫者多阴虚内热，色紫红者多血热夹瘀。

疹有疱疹、丘疹，以疹内是否有液体而区分。疱疹内液色清，见于水痘；疱疹内液浑浊，见于脓疱疮。丘疹细小暗红，先稀后密，面部尤多，常见于麻疹；疹细稠密，色如玫瑰，热退出疹，常见于奶麻；疹点稀疏，色泽淡红，身热不甚，常见于风痧；肤红如锦，稠布疹点，身热舌绛，常见于丹痧；斑丘疹大小不一，如云出没，瘙痒难忍，常见于荨麻疹。

（五）察二便

新生儿生后3~4天内，大便呈黏稠糊状，墨绿色，无臭气，日行2~3次，称为胎粪。

母乳喂养之小儿大便呈卵黄色，偶带绿色，稍有酸臭气，稠度均匀，日行3次左右；牛乳、羊乳喂养为主者，大便色淡黄，质较干硬，有臭气，日行1~2次。小儿饮食过渡到与成人相同时，大便亦与成人相似。

大便性状变稀，次数、数量、容积增加，是为泄泻。大便稀薄如水，色黄夹黏液，气味臭秽，为湿热蕴结肠腑；大便质稀色清，夹泡沫，臭气轻，腹痛重，为风寒湿滞大肠；大便稀薄色淡，夹乳片，气味酸臭，为伤乳积滞泄泻；大便稀薄色黄，夹未消化食物残渣，气味腐臭，为伤食积滞泄泻；大便质稀溏，夹未消化物，色淡不臭，食后易泻，为脾虚食滞不化；大便清稀，完谷不化，滑泄不止，为脾肾阳虚失煦；便泄赤白黏陈，伴里急后重，多为湿热下痢；大便色泽灰白不黄，多系胆道阻滞。

小便清澈量多为寒，包括外感寒邪或阳虚内寒；小便色黄量少为热，包括邪热伤津或阴虚内热。尿色深黄，为湿热内蕴；黄褐如浓茶，见于湿热黄疸。尿色红或镜检红细胞增多为尿血，可由多种病证引起，大体鲜红为血热妄行，淡红为气不摄血，红褐为瘀热内结，暗红为阴虚血热。

（六）看指纹

课堂互动 3-1

如何运用小儿指纹来诊查疾病？

答案解析

指纹是指食指桡侧的浅表静脉。婴幼儿皮肤薄嫩，络脉易于显露，故儿科对于3岁以下小儿常以看指纹作为望诊内容之一。

指纹分三关，自虎口向指端，第1节为风关，第2节为气关，第3节为命关（图3-1-1）。

看指纹时，要将小儿抱于向光处，检查者用左手食指、拇指握住小儿食指末端，用右手拇指在小儿食指桡侧从命关向风关轻轻按推几次，使指纹显露。

指纹辨证纲要，可以归纳为"浮沉分表里，红紫辨寒热，淡滞定虚实，三关测轻重"。"浮"指指纹浮现，显露于外，主病邪在表；"沉"指指纹沉伏，深而不显，主病邪在里。纹色鲜红浮露，多为外感风寒；纹色紫红，多为邪热郁滞；纹色淡红，多为内有虚寒；纹色青紫，多为瘀热内结；纹色深紫，多为瘀滞络闭，病情深重。指纹色淡，推之流畅，主气血亏虚；指纹色紫，推之滞涩，复盈缓慢，主实邪内滞，如食积、痰湿、瘀热等。三关是就指纹长短而言，纹在风关，示病邪初入，病情轻浅；纹达气关，示病邪入里，病情较重；纹进命关，示病邪深入，病情加重；纹达指尖，称"透关射甲"，若非一向如此，则可能提示病情危重。但须注意，指纹诊应当结合患儿无病时的指纹状况，以及患病后的其他各种临床表现，全面加以分析，才能准确辨证。

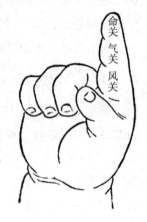

图3-1-1　小儿指纹三关

二、闻诊

闻诊，是医生运用听觉、嗅觉诊查病情的方法。听声音包括听小儿的啼哭、呼吸、咳嗽、言语等，嗅气味包括嗅口气、大小便臭气等。

（一）啼哭声

小儿的啼哭，有属生理现象，有因某种不适，也有是各种病态的表现。

新生儿刚离母腹，便会发出响亮的啼哭。若初生不啼，便属病态，需紧急抢救。婴儿也常有啼哭，正常小儿哭声清亮而长，并有泪液，无其他症状表现，属于生理现象。

婴幼儿有各种不适时，也常以啼哭表示，例如衣着过暖、温度过高或过低、口渴、饥饿或过饱、要睡觉、要抚抱、包扎过紧妨碍活动、尿布潮湿、虫咬、受惊等。不适引起的啼哭常哭闹不止，但解除了原因后，啼哭自然停止。

病理性啼哭，若声音洪亮有力者多为实证；细弱无力者多为虚证；哭声尖锐惊怖者，多为剧烈头痛、腹痛等急重症；哭声低弱、目干无泪者，多为气阴衰竭危证；哭声尖锐，阵作阵缓，弯腰曲背，多为腹痛；哭声响亮，面色潮红，注意是否发热；哭而骤止，时作惊惕，须防惊风发作；吮乳进食时啼哭拒进，注意口疮；啼哭声嘶，呼吸不利，谨防咽喉急症；夜卧啼哭，睡卧不宁，为夜啼或积滞；哭声绵长，抽泣呻吟，为疳证体弱；哭声极低，或喑然无声，须防阴竭阳亡。

（二）呼吸声

正常小儿呼吸平稳、均匀，声音轻柔。呼吸气粗急促，是肺气失肃；气粗有力，多为外邪袭肺；气急鼻扇，多为肺气闭郁；气喘痰鸣，为痰壅气道；鼻息稍促，张口呼吸，可能鼻塞；呼吸急迫，面青不咳，须防喉风；呼吸声弱，是为肺气虚弱；呼吸微弱，声低不续，间歇如泣，防肺气将绝。

（三）咳嗽声

有声无痰为咳，有痰无声为嗽，有痰有声为咳嗽。初咳、声咳、咳声不扬为肺气失宣；剧咳、连咳、咳兼喘憋为肺失肃降。咳嗽声重，鼻塞流涕，多为外感风邪，涕清多风寒，涕浊为风热；干咳无痰，咳声稍嘶，为燥热伤津；咳声重浊，痰多喉鸣，为痰浊阻肺；咳声嘶哑如犬吠，须防喉风、白喉类疫毒攻喉之证；久咳声哑，为肺阴耗伤；久咳声轻无力，为肺气虚弱；久咳而发作时连咳难止，面红目赤，气急呛咳，涕泪皆出，咳毕回声、作吐，日轻夜重，是为顿咳。

（四）言语声

正常小儿的言语声应当清晰，语调抑扬顿挫有度，语声有力。妄言乱语，语无伦次，声音粗壮，称为谵语，多属热扰心神或邪陷心包；声音细微，语多重复，时断时续，神志不清，称为郑声，多属心气大伤。语声过响，多言躁动，常属阳热有余；语声低弱，断续无力，常属气虚心怯。语声重浊，伴有鼻塞，多为风寒束肺；语声嘶哑，呼吸不利，多为毒结咽喉。小儿惊呼尖叫，多为剧痛、惊风；喃喃独语，多为心虚、痰阻。

（五）嗅气味

正常小儿口中无臭气。口气臭秽，多属脾胃积热；口气酸腐，多属乳食积滞；口气腥臭，有血腥味，多系血证出血；口气腥臭，咯痰脓血，常为肺热肉腐。

大便臭秽为肠腑湿热；大便酸臭为伤食积滞；便稀无臭为虚寒泄泻。小便臊臭短赤多为湿热下注膀胱；小便少臭清长多为脾肾二脏虚寒。矢气频作臭浊者，多为肠胃积滞。

三、问诊

儿科问诊通常以询问患儿亲属或保育者为主，年龄较大的患儿也可以作为问诊的对象，但对其所诉是否可靠要加以分析。儿科问诊要注意询问一般情况和个人史。

（一）问一般情况

一般情况包括姓名、性别、年龄、民族、家长姓名、家庭住址、病史陈述者、节气等。其中年龄一项，对百日内婴儿要问明天数，3岁内问明月数，较大儿童问明几岁几个月。了解患儿的实际年龄对于判断其生长发育状况，计算体重、饮食量、用药量等，以及某些疾病的诊断，均有重要价值。

（二）问个人史

个人史主要包括生产史、喂养史、生长发育史、预防接种史。生产史与婴儿疾病诊断关系密切，要询问胎次、产次、是否足月产、顺产还是难产、出生时情况、出生体重等，必要时还要询问母亲孕期情况、家族中遗传病史等。喂养史包括婴儿期喂养方法、添加辅食情况、平时饮食习惯、起病前有无进不洁饮食或其他特别饮食等。生长发育史包括小儿体格发育、智能发育方面的各项重要指标。预防接种史指接受预防接种的情况，与传染病诊断关系密切。

（三）问病情

1. **问寒热**　小儿恶寒可从观察测知，如依偎母怀、蜷缩而卧、肤起鸡皮疙瘩等。发热可通过触摸来感觉，还可以用体温计准确测定。恶寒发热为外感表证，寒热往来为半表半里证，但热不寒为里热证，但寒不热为里寒证。

2. **问出汗**　小儿肌肤嫩薄，发育旺盛，较成人易于出汗。无运动、哭闹、过暖等情况而于安静状态下汗出过多才属汗证。日间多汗为自汗，夜寐多汗为盗汗。虽古有自汗属阳气虚、盗汗属阴气虚之说，儿科当综合分析辨证。外感病汗出而热不解，是邪气由表入里的征象。

3. **问头身**　婴幼儿头痛常表现为反常哭闹，以手击首或摇头。年长儿可询问其头痛、头晕及部位、性质。头身疼痛，常为外邪束表；头痛剧烈，须防邪毒犯脑。关节疼痛，屈伸不利，常见于痹证，肿胀而热多热痹，肿胀不热多寒痹。肢体瘫痪不用，强直屈伸不利为硬瘫，多因风邪留络、瘀血阻络；痿软屈伸不能为软瘫，多因阴血亏虚、络脉失养。

4. **问胸腹**　胸部窒闷，痰吼哮鸣，为痰阻肺络；胸痛咳嗽，咯吐脓血，为肺热肉腐。

婴儿腹痛，常表现为阵发性反常哭闹，曲腰啼叫，或双手捧腹，辗转不安。脐周腹痛，别无他症，急性发作多因中寒，绵绵缓作多因虚寒；脘腹胀痛，嗳气酸馊，为伤食积滞；两胁作痛，呕恶发热，为热结少阳；右上腹痛，剧如钻顶，时急时缓，呕恶吐蛔，为蛔扰入膈；脘痛隐隐，绵绵发作，嗳气吐酸，食欲不振，为中虚气滞。各种腹痛伴有发热、呕吐、腹泻等症，腹部触痛、反跳痛、肌紧张明显，或可触及包块者，皆当做全面检查，分辨急腹症。

5. **问二便**　要询问大便的次数、数量、性状、颜色及夹滞物等，作为泄泻、积滞、便秘等病辨证的重要依据。小便清长，夜尿频多，为肾阳亏虚；尿频尿急，尿时疼痛，为湿热下注；小便刺痛，尿中见血，常为湿热蒸熬之石淋。

6. **问睡眠**　要询问小儿每日睡眠时间，睡中是否安宁，有无惊惕、惊叫、啼哭、磨牙等。少寐多啼，常为心火上炎；多寐难醒，常为气虚痰盛；寐中露睛，多为久病脾虚；睡中磨牙，多为肝火内盛；寐不安宁，多汗惊惕，常见于心脾气虚之佝偻病。

四、切诊

切诊是医生用手指切按患者体表以诊查疾病的方法。切诊包括按诊和脉诊两部分，都应在尽可能使患儿安静的状态下进行。

（一）按诊

按诊包括按压和触摸头囟、颈腋、四肢、皮肤、胸腹等。

1. **按头囟**　小儿囟门逾期不闭，是肾气不充，发育欠佳；囟门不能应期闭合，反而开大，头缝开解，是为解颅；囟门凹陷，名曰"囟陷"，常为津液亏损，阴伤欲竭；囟门高凸，名曰"囟填"，常为邪热炽盛，肝火上炎。

2. **按颈腋颌下**　颈项腋部触及小结节，质稍硬不粘连，是为臖核。若头面口咽有炎症感染，臖核触痛，属痰热壅结之臖核肿痛；连珠成串，质地较硬，推之不易移动者，可能为痰核内结之瘰疬。

3. **按四肢**　四肢厥冷，多属阳虚；尺肤灼热，多属热证。四肢挛急抽掣，属于惊风；四肢细弱无力，属于痿证。

4. **按皮肤**　了解寒、热、出汗情况。肤冷多汗，为阳气不足；肤热无汗，为热盛表束；手足心灼热，为阴虚内热。肌肤肿胀，按之随手而起，属阳水水肿；肌肤肿胀，按之凹陷难起，属阴水水肿。

5. **按胸腹**　胸骨前突为鸡胸，胸椎后突为龟背，胸骨两侧肋骨前端突出称串珠，胸廓在膈部内凹肋缘处外翻称胸肋沟，均因先天不足、后天调养失宜产生。

小儿腹部应当柔软温和，不胀不痛。左胁肋下按及痞块，属脾肿大；右胁肋下按及痞块，明显增大，属肝肿大。腹痛喜按、按之痛减者，多属虚属寒；腹痛拒按、按之痛剧者，多属实属热。腹部触及包块，在左下腹如腊肠状者，常为粪块；在右下腹如圆团状者，常为肠痈；大腹触及包块推之不散者，常为肠结；大腹触及包块按摩可散者，常为虫瘕。腹部胀满、叩之如鼓者为气胀；叩之音浊、随体位移动者为水臌。

（二）脉诊

小儿脉诊，一般用于3岁以上儿童。小儿寸口脉位短，切脉时可以用"一指定三关"法，即以医生右手的食指或拇指一指指腹按于患儿寸口部切脉。

正常小儿脉象平和，较成人细软而快。年龄越小，脉搏越快。若按成人正常呼吸定息计算，初生婴儿一息7~8至，1~3岁6~7至，4~7岁约6至，8~13岁约5至。若因活动、啼哭等而使脉搏加快，不可认作病态。

小儿病理脉象分类，一般比成人简化。儿科基本脉象，分浮、沉、迟、数、有力、无力六种。浮脉主表证，沉脉主里证，迟脉主寒证，数脉主热证，有力主实证，无力主虚证。六种脉象可以兼见，如浮数主外感风热、沉迟主阳气虚弱、脉数有力主实热证、脉数无力主虚热证等。当然，除以上六种脉象之外，其他脉象在儿科也可见到，如：滑脉见于热盛、痰湿、食滞，洪脉见于气分热盛，结脉见于气血亏虚或寒凝瘀滞，代脉见于气血虚衰，弦脉见于惊风、腹痛、痰饮积滞等。

五、中医儿科常用辨证方法

儿科常用辨证方法，自钱乙提出肝主风、心主惊、脾主困、肺主喘、肾主虚的五脏辨证纲领之后，历代不断应用和发展。目前，儿科辨证方法应用八纲辨证、脏腑辨证、卫气营血辨证、六淫疫疠辨证、气血痰食辨证等，其中以前三种最为常用。

（一）八纲辨证

表里、寒热、虚实、阴阳八纲辨证，是辨证的总纲。表里是辨别疾病病位的纲领，寒热是辨别疾病性质的纲领，虚实是辨别人体正气强弱和病邪盛衰的纲领，阴阳是辨别疾病性质的总纲领。八纲辨证用于各类儿科病证之中，诸如各种外感热病和内伤杂病的辨证，都可以归纳于八纲范畴。治疗大法的选择，如解表治里、祛寒清热、补虚泻实、调和阴阳等，都需要在八纲辨证的基础上确定。

（二）脏腑辨证

脏腑辨证，是运用藏象学说的理论，对患者的病证表现加以归纳，以辨明病变所在脏腑及其性质的辨证方法。脏腑辨证以五脏、六腑、奇恒之腑的生理功能、病理特点为临床分析辨证的依据。脏腑辨证主要用于内伤杂病辨证，也常用于外感病中作为辅助辨证方法。

儿科常用脏腑辨证分类方法：肺与大肠病辨证分风寒束肺证、风热犯肺证、痰热壅肺证、痰湿阻肺证、肺气虚弱证、肺阴亏虚证、大肠湿热证、大肠虚寒证；脾与胃病辨证分脾气虚证、脾血虚证、脾阴虚证、脾阳虚证、寒湿困脾证、热盛动风证、胃虚寒证、胃阴虚证、胃热炽盛证、食积胃肠证；肝与胆病辨证分热盛动风证、肝胆湿热证、肝气郁结证、肝火上炎证、肝阴虚证、肝血虚证；心与小肠病辨证分心气虚证、心血虚证、心阴虚证、心阳虚证、心火炽盛证、心血瘀阻证、痰迷心窍证、痰火扰心证、小肠虚寒证、小肠实热证；肾与膀胱病辨证分肾阴虚证、肾阳虚证、肾阴阳两虚证、肾精不足证、肾虚水泛证、膀胱湿热证、膀胱虚寒证等。现代对脑、髓、骨、脉等奇恒之腑辨证的应用也逐渐增多。

（三）卫气营血辨证

卫气营血辨证，是清代温病学家叶天士在《内经》《伤寒论》有关论述的基础上，创造性地提出的温病辨证方法，属于病机辨证的范畴。小儿为稚阴稚阳之体，易受温热病邪侵袭，故各种温病在儿科发病率高。卫气营血辨证广泛地适用于多种温病，是小儿温病病机辨证的基本方法。

卫分证是温热病邪侵袭肌表，卫气功能失常所表现的证候。气分证是温热病邪内传脏腑，邪实正盛、正邪剧争、阳热亢盛的里热证。营分证是温热病邪内陷的严重阶段，病位多涉及心与心包络。血分证是温热病由营分进一步发展至血分的深重阶段。

第二节　中医儿科治法概要

PPT

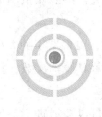

学习目标

知识要求：
1. 掌握小儿常用治疗方法。
2. 熟悉小儿用药的特点。

技能要求：
1. 熟练掌握小儿常用治疗方法。
2. 会运用不同的方法诊治小儿疾病。

小儿疾病的治疗大法，与成人基本相同。但由于小儿这一具体对象和儿科疾病的特点，在治法选用、给药剂量、给药方法等许多方面，都具有与成人不同的特点。

一、治疗用药特点

（一）治法选用

各种治法在儿科应用时，都要注意到其临床应用的特点。中药内服是儿科应用最多的治法，其中汤剂因吸收迅速、生物利用度高、药物加减运用灵活等优点而最为常用；中成药，尤其是新型中成药制剂，贮存、运输方便，便于小儿服用，研制和应用越来越受到重视。药物外治使用简便，易为患儿接受，用于辅治或主治部分病证有良好的效果。推拿疗法、艾灸疗法不受条件限制，无痛苦无损伤，受到患儿欢迎。针刺疗法用于儿科，应用适合小儿的针刺手法，推广腕踝针、头针、激光穴位照射等方法，增加了治疗手段。临床应根据病证特点及患儿的个体情况选择合适的治法。

（二）治疗原则

小儿体属稚阴稚阳，发病容易，变化迅速，故小儿一旦患病，必须做到及时诊断、正确治疗、用药适当、剂量准确，若是失治、误治，极易造成轻病转重、重病转危。儿科用药，一定要随时注意到小儿的体质特点，使祛邪而不伤正、扶正而不腻滞，洞悉病情发展变化规律，勿留邪、不损正，固护胃气，维护生机。如《温病条辨·解儿难》所说："其用药也，稍呆则滞，稍重则伤，稍不对证，则莫知其乡，捉风捕影，转救转剧，转去转远。"对大苦、大寒、大辛、大热，特别是有毒之药物、有损伤之治法，一定要审慎应用，必须使用时也当中病即止。就是说，儿科治疗与成人相比，更要强调及时、正确和谨慎。

👥 **课堂互动 3-2**

小儿疾病治疗为何特别强调及时、正确和审慎？

答案解析

（三）中药用法

儿科应用中药，要因人、因病、因时，选择内服汤剂、不同剂型中成药、药物外治法，或单用，或合用，择优选用。例如，发热患儿的治疗，一般以汤剂疗效最好，若患儿呕吐而无法服药可改为直肠给药，如需应急或当同时补液可用静脉给药，伴昏迷者可鼻饲给药，等等。

小儿汤剂的煎服方法，一般与成人相同。但小儿服药量需比成人小。汤剂处方用药总量，一般新生儿用成人量的1/6，乳婴儿用成人量的1/3~1/2，幼儿及幼童用成人量的2/3或用成人量，学龄儿童用成人量。用药总量的减少，可以通过减少药味和每味药的药量来达到。

汤剂煎煮前放水不要太多，一般以浸透后水能淹没药物为适宜。煎出的药液总量，要根据年龄大小来掌握，一般婴儿60~100ml，幼儿及学龄前儿童150~200ml，学龄儿童200~250ml。每日服药次数，按照患儿每次服药量和病情特点灵活掌握，可分3~5次不等。

小儿服药方法也要符合小儿特点与病情需要。服用汤药，对年龄较大的孩子尽量讲清道理，争取他们主动配合。对婴幼儿畏服苦味汤药者，可在汤药中加少量白糖类矫味。若患儿拒服汤药，则只能灌服，固定患儿头手，待小儿张口时，将药匙送入其舌根部，倾倒药液后，听到患儿咽下声再退出药匙。不可捏鼻强灌，免得呛入气管，造成危险。服用丸剂、片剂，必须先研成细末，再加水或米汤调服。合剂、口服液可直接灌服。各种药物服入后，都可以再服几匙温开水或糖水，去除口中苦味。

二、常用内治方法

儿科常用内治方法有以下几种。

（一）疏风解表法

具有发汗解肌、疏风透疹、透邪外出作用的治法，用于外邪犯表的证候。辛温解表常用荆防败毒散、葱豉汤；辛凉解表常用银翘散、桑菊饮；解暑透表常用新加香薷饮；透疹解表常用宣毒发表汤等。

（二）宣肃肺气法

具有宣发、肃降肺气，恢复肺气正常呼吸功能的治法，用于肺失宣肃的证候。宣肺止咳常用杏苏散、桑菊饮；肃肺止咳常用桑白皮汤、三拗汤；泻肺平喘常用苏子降气汤、麻杏石甘汤；宣肺利水常用麻黄连翘赤小豆汤等。

（三）燥湿化痰法

具有调脾化湿、祛除痰饮、分清别浊作用的治法，用于湿浊痰饮的证候。温燥化湿常用平胃散；清热祛湿常用连朴饮；温化痰饮常用小青龙汤；清化痰热常用清金化痰汤等。

（四）清热解毒法

具有清热泻火、凉血解毒、清解里热作用的治法，用于里热实证的证候。清气分热常用白虎汤；清营凉血常用清营汤、犀角地黄汤；泻火解毒常用黄连解毒汤；清脏腑热分别采用龙胆泻肝汤、导赤散、泻白散、泻黄散、葛根黄芩黄连汤等。

（五）通腑泻下法

具有通便下积、攻逐水饮、荡涤实热作用的治法，用于里实积聚的证候。通腑泄热常用大承气汤；润肠通便常用麻子仁丸；泻下逐水常用舟车丸；驱虫攻下常用万应丸等。

（六）消食导滞法

具有消乳化食、消痞化积、通导积滞作用的治法，用于乳食积滞的证候。消乳化积常用消乳丸；消食化积常用保和丸；通导积滞常用枳实导滞丸；健脾消食常用健脾丸等。

（七）活血化瘀法

具有疏通血脉、畅达血流、消除瘀积作用的治法，用于血脉瘀滞的证候。温经活血常用当归四逆汤；凉血活血常用犀角地黄汤；行气活血常用桃红四物汤；破瘀消癥常用大黄䗪虫丸等。

（八）安神开窍法

具有安神定志、镇惊宁心、通窍开闭作用的治法，用于神志不宁、窍闭神昏的证候。养心安神常用归脾汤；镇惊安神常用磁朱丸；清热开窍常用清宫汤、安宫牛黄丸；温通开窍常用苏合香丸等。

（九）祛风息风法

具有祛风通络、平肝息风作用的治法，用于风邪留络、肝风内动的证候。祛风逐湿常用蠲痹汤；祛风清热常用白虎桂枝汤；凉肝息风常用羚角钩藤汤；养阴息风常用大定风珠等。

（十）收敛固涩法

具有止汗敛肺、涩肠缩尿、固摄精津作用的治法，用于气血精津外泄的证候。固表敛汗常用牡蛎散；敛肺止咳常用九仙散；涩肠固脱常用真人养脏汤；固肾止遗常用桑螵蛸散等。

（十一）补益健脾法

具有补益脾气、养脾阴血、温补脾阳作用的治法，用于脾虚证候。健脾益气常用异功散；滋脾养血常用四物汤；补脾养阴常用益胃汤；温补脾阳常用理中汤等。

（十二）扶元补肾法

具有滋阴填精、温壮元阳、补肾固本作用的治法，用于肾虚证候。补益肾阴常用六味地黄丸；滋肾填精常用河车大造丸；温肾壮阳常用右归丸；阴阳并补常用龟鹿二仙胶等。

（十三）挽阴救阳法

具有增液挽阴、益气回阳、救逆固脱作用的治法，用于气阳阴津衰竭的证候。增液生津常用增液汤；益气救阴常用生脉散、生脉饮注射液；益气回阳常用回阳救急汤；回阳救逆常用参附龙牡救逆汤等。

三、常用药物外治法

儿科常用药物外治方法有以下几种。

（一）雾化吸入疗法

雾化吸入疗法是通过雾化装置，将气雾剂雾化，使患儿吸入呼吸道治疗疾病的方法。雾化装置目前常用超声雾化器。雾化吸入疗法常使用具有清肺化痰、止咳平喘功效的药物，用于哮喘、肺炎喘嗽、咳嗽、感冒、鼻渊等肺系疾病。例如，鱼腥草注射液雾化吸入，有清肺解毒之功。

（二）滴药疗法

滴药疗法是将药液或新鲜药汁点滴于耳、鼻、眼等患处治疗疾病的方法。滴药疗法常使用具有清热解毒、消肿散结、活血定痛、明目退翳功效的药物，用于脓耳、耳疔、鼻渊、鼻窒、天行赤眼、乳蛾等五官疾病。例如，黄连西瓜霜眼药水滴眼治天行赤眼、鲜虎耳草捣汁滴耳治脓耳等。

（三）吹药疗法

吹药疗法是将药物研成粉末，用喷粉器或自制工具（细竹管、纸筒等），将药末吹入孔窍等处治疗疾病的方法。吹药疗法常使用具有清热解毒、凉血消肿、燥湿豁痰、利气通窍、息风解痉功效的药物，用于鹅口疮、乳蛾喉风、耳疮脓耳、鼻渊鼻窒，以及白喉、丹痧、黄疸、惊风、癫痫、昏迷痰壅等病证。例如，红棉散吹耳治慢性脓耳、西瓜霜喷剂喷咽治急喉痹等。

（四）药袋疗法

药袋疗法是将药物研末装袋，给小儿佩挂或做成枕头、肚兜的外治法。用于佩挂常使用具有辟秽免疫、祛风燥湿功效的药物。如山柰、苍术、冰片、白芷、藁本、甘松等做成的香囊，用于增强呼吸道反复感染儿童的免疫力。药枕常使用具有宣肺通窍、疏风散寒、清热祛暑功效的药物，用于鼻渊、感冒、痄夏、暑疖、头痛等疾病。如干绿豆皮、干菊花制成的豆菊药枕治疗痄夏。肚兜常使用具有温脾散寒、理气止痛、消食除胀、止吐止泻功效的药物，用于腹痛、腹泻、腹胀、呕吐、厌食等疾病。如茴香、艾叶、甘松、山柰、肉桂、丁香等制成的暖脐肚兜治疗脾胃虚寒型腹痛腹泻。

（五）熏洗疗法

熏洗疗法是将药物煎成药液，熏蒸、浸泡、洗涤、沐浴患者局部或全身的外治法。熏洗疗法用于局部、全身的多种疾病。利用煮沸的药液蒸汽熏蒸皮肤的方法是熏蒸法。常使用具有疏风散寒、解肌清热、发表透疹、辟秽免疫功效的药物，用于麻疹、感冒的治疗，以及呼吸道感染的预防等。如麻黄、浮萍、芫荽煎煮熏蒸麻疹患儿，可助透疹。煎煮的药液温度降为温热后，浸泡、洗涤局部的方法是浸洗法。常使用具有疏风通络、舒筋活血、祛寒温阳、祛风止痒功效的药物，用于痹证、痿证、外伤、泄泻、脱肛及多种皮肤病。又常与熏法同用先熏后洗，如石榴皮、五倍子、明矾煎汤先熏后洗肛门治疗脱肛。以多量药液沐浴全身的方法是药浴法。常使用具有发汗祛风、解表清热、透疹解毒、活络蠲痹、祛风止痒功效的药物，用于感冒、麻疹、痹证以及荨麻疹、湿疹等皮肤病。如苦参、菊花、蛇床子、金银花、白芷、黄柏、地肤子、菖蒲煎汤温浴，可治疗全身瘙痒症。

（六）热熨疗法

热熨疗法是将药物、器械或适用的材料经加热处理后，对机体局部进行熨敷的治疗方法。热熨疗法常使用具有温中祛寒、理气止痛、通阳利尿、温经通络功效的药物，用于腹痛、泄泻、积滞、癃闭、痹证、痿证、哮喘等疾病。例如，用食盐炒热装入布袋，熨腹部治疗腹痛。

（七）涂敷疗法

涂敷疗法是将药物制成药液，或调制成药糊、药泥等剂型，涂抹、湿敷于体表局部或穴位处的治疗方法。涂敷疗法常使用具有清热解毒、温中止泻、活血消肿、止咳平喘、利尿摄尿、燥湿收敛等各种功效的药物，用于发热、痄腮、哮喘、泄泻、腹痛、遗尿、暑疖、湿疹、烧伤等疾病。例如，复方湿疹液（马齿苋、连翘、百部、苦参、五倍子、生甘草、白芷，煎液）涂敷患处治奶癣；白芥子、胡椒、细辛研末，生姜汁调糊，涂敷肺俞穴，治寒喘；鲜蒲公英捣烂如泥，外敷腮肿处，治痄腮等。

（八）贴敷疗法

贴敷疗法是将药物熬制成膏药、油膏，或将药物加赋型剂做成药饼，或用自然薄型药源、人工加工制作得到的药膜，贴敷在施治部位的治疗方法。贴敷疗法常使用具有清热解毒、消痈散结、活血生肌、舒筋通络、化痰平喘、温中健脾、摄涎敛汗等各种功效的药物，用于感冒、哮喘、肺炎、泄泻、腹痛、遗尿、暑疖、湿疹、烧伤等疾病。例如，暖脐膏贴脐治疗寒凝腹痛泄泻；炒白芥子、面粉等份研末，水调，纱布包裹，敷贴于背部第3、4胸椎处，皮肤发红则去药，用于肺炎喘嗽协助啰音吸收；蟾皮药膜贴局部用于痄腮、疖肿初起等。

📖 **知识拓展**

灌肠第一人

一天，张仲景的老师张伯祖正在为一位便秘患者诊治，诊断的结果为"热邪伤津，体虚便秘"。既然是便秘，那么就需用泻药帮助该患者排泄出干结的大便。但该患者体质特别虚弱，若用泻药身体会支撑不住。张伯祖不禁陷入沉思，一时也没有办法。见老师束手无策，一旁的张仲景也着急了，便开动脑筋思考。忽然，他灵光一现，想到一妙计。

张仲景取来一勺蜂蜜，倒在一个铜碗里，然后用小火煎熬，并不断用细竹棍搅动，渐渐地蜂蜜被熬成了黏稠的块状物。将结块的蜂蜜放在一旁稍微冷却，待温度降至可接触后把它捏成一头稍尖的类似楔形的形状，然后将尖头朝前轻缓地塞入了患者的肛门。过了不久，患者便拉出了一大坨脏臭的粪便，身体也顿时好了一大半，没过几天患者便康复了。

张伯祖更是对这种治法大加赞赏，逢人便夸。

四、其他疗法

儿科常用其他治法很多，这些治法一般不需用药，可根据病种及患儿个体情况，单独使用或配合使用。

（一）推拿疗法

推拿疗法是用推拿手法防治疾病的方法。小儿推拿疗法应用方便有效，不需服药打针，受到患儿及家长的欢迎。推拿疗法有促进气血运行、经络通畅、神气安定、脏腑调和的作用，儿科临床常用于泄泻、呕吐、腹痛、疳证、厌食、感冒、哮喘、遗尿、肌性斜颈、痿证等病证。小儿推拿疗法有儿科特定的穴位。操作手法要求轻快柔和、平稳着实而不飘浮，常用手法有按法、摩法、推法、拿法、掐法、揉法、搓法等。急性出血性疾病、急性外伤、急腹症，以及局部有皮肤病者，不宜推拿。

捏脊是小儿推拿疗法中常用的一种方法，通过对督脉和膀胱经的捏拿，达到调整阴阳、通理经络、调和气血、恢复脏腑功能的目的。常用于疳证、泄泻、遗尿及脾胃虚弱的患儿。操作方法：患儿俯卧。医生两手半握拳，两食指抵于背脊之上，自尾椎两旁开始，以两手拇指伸向食指前方，合力夹住肌肉提起，而后食指向前，拇指向后退，做翻卷动作，两手同时向前移动，自长强穴起，一直捏到大椎穴，如此反复5次，从第3次起，每捏3把，将皮肤提起1次。每日1次，连续6天为1个疗程，休息1天，再做第2个疗程。对脊背皮肤感染、出血的患儿禁用此法。

（二）针灸疗法

针灸疗法包括多种针法和灸法。小儿针灸疗法常用于治疗遗尿、哮喘、泄泻、痢疾、痿证、痹证等病证。小儿针灸疗法所用经穴基本与成人相同，但小儿接受针刺的依从性较差，故一般采用浅刺、速刺的方法，不常深刺和留针；小儿灸治常用艾条间接灸法，与皮肤有适当距离，以皮肤微热微红为宜。

小儿针法除体针外，还常用头针、腕踝针、耳针，这些针法以经络学说、神经学说为理论指导，分别于头部、腕踝、耳朵取穴，施针便利，不受季节限制。激光穴位照射更免除了金属针刺，无痛苦、无损伤、无感染，应用日益广泛。

刺四缝疗法是小儿针法中常用的一种。四缝是经外奇穴，位于食指、中指、无名指、小指四指中节正中点，是手三阴经所过之处。针刺四缝有解热除烦、通畅百脉、调和脏腑的功效，常用于治疗疳证、厌食。操作方法：皮肤局部消毒后，用三棱针或粗毫针针刺约1分深，刺后用手挤出黄白色黏液少许，每日1次。

（三）拔罐疗法

儿科拔罐疗法常用口径4~5cm的竹罐或玻璃罐。本法有促进气血流畅、营卫运行，祛风、散寒、止痛的功效，常用于肺炎喘嗽、哮喘、腹痛、遗尿等病证。操作方法：先在局部涂上凡士林，然后将酒精棉球点燃，置杯内数秒钟，取出后迅速将罐紧罩在选定的皮肤上，由于负压，皮肤被吸入罐内而高起，5~10分钟后取去。取罐时以食指按压罐边皮肤，同时将罐向另一侧倾斜，使空气进入罐内，罐子即自行脱落。若是高热抽搐、水肿、出血、严重消瘦、皮肤过敏、皮肤感染者，不宜采用此法。

（四）割治疗法

儿科割治疗法常取两手大鱼际处割治。本法有调和气血、促进脾胃运化功能等功效，常用于疳证、哮喘等病证。操作方法：将两手掌局部消毒后，用大拇指撤住刀口旁约1cm处，用0.4cm宽的平口手术刀直戳割治部位，创口长约0.5cm，然后挤出赤豆大小黄白色脂状物，并迅速剪去，再用红汞棉球覆盖其上，绷带包扎，5天后可解除包扎。术中、术后防止感染。

执考要点

1. 儿科四诊应用特点。
2. 望诊特点及临床意义。
3. 闻诊特点及临床意义。
4. 问诊特点及临床意义。
5. 切诊特点及临床意义。
6. 儿科常用内治法的用药原则、给药剂量及方法。
7. 儿科常用外治法及其临床应用。

目标检测

答案解析

A1型题

1. 面呈红色，多为（　　）
   A. 热证　　　　　B. 实证　　　　　C. 虚证　　　　　D. 寒证　　　　　E. 瘀证

2. 诊断小儿疾病，尤为重要的是（　　）
   A. 按诊　　　　　B. 脉诊　　　　　C. 问诊　　　　　D. 望诊　　　　　E. 闻诊

3. 望诊方法中有五色主病，其中五色是（　　）
   A. 红、黄、青、白、黑　　　　B. 红、黄、灰、白、黑　　　　C. 红、紫、灰、白、黑
   D. 红、紫、黄、白、黑　　　　E. 红、紫、黄、白、青

4. 丹痧（猩红热）的舌象为（　　）
   A. 地图舌　　　　B. 霉酱苔　　　　C. 杨梅舌　　　　D. 红绛舌　　　　E. 镜面舌

5. 舌苔花剥，经久不愈，状如"地图"，多为（　　）
   A. 脾胃虚弱　　　B. 阴虚内热　　　C. 阴伤津亏　　　D. 肝肾阴虚　　　E. 胃之气阴不足

6. 大便呈果酱色，伴阵发性哭闹，常为（　　）
   A. 痢疾　　　　　B. 肠炎　　　　　C. 肠套叠　　　　D. 食积　　　　　E. 虫积

7. 看指纹的适用年龄为（　　）
   A. 3岁以内　　　B. 1~3岁　　　　C. 3~6岁　　　　D. 1岁以内　　　　E. 1~6岁

8. 指纹色泽鲜红，提示（　　）
   A. 虚寒　　　　　B. 风寒　　　　　C. 风热　　　　　D. 邪热内扰　　　　E. 食滞

9. 小儿喜伏卧者，多为（　　）
   A. 乳食内积　　　B. 腹痛　　　　　C. 痰饮内伏　　　D. 久病体虚　　　　E. 胸胁疼痛

10. 解颅，可见（　　）
    A. 囟门逾期不闭　　　　　　　　　　　B. 囟门凹陷
    C. 囟门高凸　　　　　　　　　　　　　D. 囟门不能应期闭合，囟门宽大，头缝开解
    E. 囟门早闭

11. 面呈青色不属于（　　）
    A. 寒证　　　　　B. 痛证　　　　　C. 瘀证　　　　　D. 水饮证　　　　E. 惊痫

12. 腮腺管口红肿，按摩肿胀腮部无脓水流出者称为（　　）

  A. 痄腮   B. 发颐   C. 痰核   D. 瘰疬   E. 乳蛾

13. 不属于小儿基本脉象的是（　　）

  A. 浮脉   B. 沉脉   C. 迟脉   D. 数脉   E. 弦脉

14. 望神以（　　）最为重要

  A. 望精神 B. 望意识 C. 望体态 D. 察目   E. 察舌

15. 不属于儿科内治用药原则的一项是（　　）

  A. 治疗及时审慎   B. 重视先证而治   C. 注意顾护脾胃

  D. 处方峻剂速攻   E. 不可乱投补益

A2 型题

16. 患儿，1岁8个月。夜间发热，腹壁、手足心热，胸满不食。可能为（　　）

  A. 湿热蕴滞 B. 阴虚燥热 C. 内伤乳食 D. 阳明热盛 E. 外感风热

17. 患儿，1岁3个月。翻滚不安，呼叫哭吵，两手捧腹。可能为（　　）

  A. 乳食内积 B. 腹痛   C. 痰饮内伏 D. 久病体虚 E. 胸胁疼痛

18. 患儿，2岁5个月。时时用舌舔口唇，以致口唇四周灰暗或有脱屑、作痒。多因（　　）

  A. 宿食积滞 B. 脾经伏热 C. 肝肾阴虚 D. 痰热内扰 E. 感受外邪

19. 患儿，4个月。面色黄而晦暗如烟熏。辨证属（　　）

  A. 湿热   B. 寒湿   C. 虚寒   D. 虚热   E. 气虚

20. 患儿，5岁。舌苔花剥，经久不愈，状如"地图"。病机多为（　　）

  A. 脾之气阳虚弱   B. 肺脾气阴亏虚   C. 乳食积滞内停

  D. 胃之气阴不足   E. 寒湿生冷内停

21. 患儿，5岁。发热1~2天，两颊黏膜有针尖大小的白色小点，周围红晕。其诊断是（　　）

  A. 口疮   B. 麻疹   C. 鹅口疮 D. 痄腮   E. 发颐

22. 患儿，1岁。大便呈果酱色，伴阵发性哭吵。其诊断是（　　）

  A. 痢疾   B. 食积   C. 肠炎   D. 虫积   E. 肠套叠

23. 患儿，10个月。指纹淡紫。其证候是（　　）

  A. 气血不足 B. 邪热郁结 C. 体虚有寒 D. 寒湿阻滞 E. 体虚有热

24. 患儿，1岁4个月。壮热神昏，口噤项强，二目上视。应辨证为（　　）

  A. 痰热闭肺 B. 心阳虚衰 C. 毒热闭肺 D. 邪陷厥阴 E. 风热闭肺

（李　昌）

书网融合……

  知识回顾   微课1   微课2   习题

各 论

第一节 新生儿的特点及护理

PPT

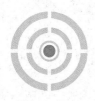

学习目标

知识要求：

1. 掌握新生儿的特点。

2. 熟悉新生儿的分类。

3. 了解新生儿的护理。

技能要求：

1. 熟练掌握辨析新生儿类别的技能。

2. 会判断新生儿的特点，并能正确指导新生儿护理。

👤 **岗位情景模拟 3**

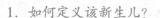

谭某某，男，孕36周经剖宫产出生，生后体重2.3kg，皮肤红润。

问题与思考

1. 如何定义该新生儿？

2. 如何对该新生儿进行护理？

答案解析

一、新生儿概述

新生儿是指从脐带结扎到出生后28天内的婴儿。围生期是指产前、产时和产后的一个特定时期，我国目前采取的定义是：自妊娠满28周至生后足7天。围生期内的婴儿称围生儿，因其处于从宫内向宫外环境转换的关键阶段，故发病率和死亡率均居小儿各时期之首。

新生儿分类有多种方法。

1. **根据出生时胎龄分类** 胎龄（GA）是从末次正常月经第1天起至分娩时止，常以周表示。①足月儿：37周≤GA<42周（260~293天）。②早产儿：GA<37周（≤259天），其中GA<28周者称为极早早产儿或超未成熟儿，GA<34周者称为早期早产儿，34周≤GA<37周者称为晚期早产儿。③过期产儿：

GA≥42周（≥294天）。

2. **根据出生体重分类**　出生体重（BW）指出生1小时内的体重，常以"g"表示。①正常出生体重儿：2500g≤BW≤4000g。②低出生体重儿：BW<2500g，其中BW<1500g者称极低出生体重儿，BW<1000g者称超低出生体重儿。低出生体重儿大多是早产儿，也有足月或过期小于胎龄儿。③巨大儿：BW>4000g。

3. **根据出生体重和胎龄的关系分类**　①适于胎龄（AGA）儿：BW在同胎龄儿平均体重的第10~90百分位。②小于胎龄（SGA）儿：BW在同胎龄儿平均体重的第10百分位以下，其中足月小于胎龄儿又称足月小样儿，是SGA发生率较高的类型。③大于胎龄（LGA）儿：BW在同胎龄儿平均体重的第90百分位以上。

4. **根据出生后周龄分类**　①早期新生儿：生后1周内的新生儿，也属于围生儿。②晚期新生儿：生后第2周至第4周末的新生儿。

5. **高危儿**　指已发生或可能发生危重疾病而需要特殊监护的新生儿。常见于以下情况：①孕母疾病史：母有高血压、糖尿病、心肺疾患、感染、贫血、吸烟、吸毒或酗酒史；母为Rh阴性血；既往有死胎、死产或性传播病史等。②母孕史：母年龄>40岁或<16岁；孕期有妊娠期高血压疾病，阴道流血、羊膜早破，羊水胎粪污染、过多或过少，脐带绕颈、打结、过短或过长，胎盘早剥或前置胎盘等。③分娩史：急产或滞产、臀位产、胎位不正，分娩过程中使用镇静和止痛药物等。④新生儿异常：窒息、多胎儿、早产儿或过期产儿、低出生体重儿或巨大儿、小于胎龄儿、宫内感染和先天畸形等。

二、新生儿的生理特点

新生儿由宫内转变为宫外环境独立生活，体内发生了一系列重大变化，呈现其独特的生理特点。

1. **呼吸系统**　新生儿出生后，由于脐带结扎、终止胎盘循环而造成缺氧和二氧化碳潴留等现象，刺激了呼吸中枢，加上环境刺激等因素，随着啼哭，出现第1次吸气，肺泡张开。胎儿肺内含有液体，足月时为30~35ml/kg，出生时经产道挤压，约1/3肺液经呼吸道排出，其余经肺间质内毛细血管和淋巴管吸收，若吸收延迟则可发生湿肺，出现低氧血症、呼吸困难，严重的并发呼吸窘迫综合征，是早期新生儿呼吸窘迫的常见原因之一。

新生儿时期呼吸中枢及肋间肌发育不够成熟，呼吸运动主要依靠膈肌的升降完成，因而呈腹式呼吸。呼吸浅表、节律不匀，而频率较快，呼吸次数约40次/分。早产儿呼吸常不规则，甚至发生呼吸暂停（呼吸停止在20秒钟以上，伴心率减慢<100次分，并出现青紫）；新生儿咳嗽反射差及咳嗽无力，易发生呼吸道梗阻、吸入性肺炎及肺不张等；新生儿常因肺泡表面活性物质缺乏，而易发生肺透明膜病，多见于早产儿，导致呼吸衰竭，病死率较高。

2. **循环系统**　新生儿生后由于脐带结扎和肺呼吸的建立，脐循环终止，肺循环和右心压力下降，卵圆孔与动脉导管功能关闭；新生儿的心率较快，波动范围较大，为90~160次/分，有时有窦性心律不齐，早产儿心率更快，可达120~160次/分；足月儿血压平均为70/50mmHg，早产儿相对较低；新生儿由于血液分布多集中于躯干和内脏，四肢较少，故四肢末梢易发凉或青紫。

3. **消化系统**　新生儿出生时吞咽功能发育较为完善；新生儿于生后24小时内排出墨绿色黏稠的胎便（由脱落的上皮细胞、浓缩的消化液及胎儿时期吞入的羊水组成），3~4天后转为黄色粪便，如果超过24小时还没排胎便者，应仔细查找有无消化道畸形；肠道相对较长，肠管壁较薄，通透性高，有利于吸收母乳中免疫球蛋白，但肠腔内毒素及消化不全的产物也易通过并进入血液循环，引起中毒症状；食管下段括约肌松弛，胃呈水平位，幽门括约肌较发达，故易发生溢乳，早产儿更易见；足月儿除胰淀粉酶外其他消化酶均已具备；早产儿各种消化酶不足，胆酸分泌较少，不能将脂肪乳化，故脂肪消化吸收较差；新生儿肝葡萄糖醛酸转移酶活力低，使新生儿易发生生理性黄疸；早产儿肝功能更不成熟，生理性黄疸程度更重，且持续时间长，同时肝内糖原贮存少，肝合成蛋白质亦不足，常易发生低血糖和低蛋白血症；在缺氧缺血、喂养不当情况下，易发生坏死性小肠结肠炎。

4. 泌尿系统　足月儿出生时肾结构发育已完成，但其功能仍不成熟。肾小球滤过率低，浓缩功能差，故不能迅速有效地处理过多的水和溶质，易发生水肿或脱水；新生儿碳酸氢根的肾阈值低，易发生代谢性酸中毒；肾小管对糖回吸收能力低下，早产儿尤甚，容易出现尿糖；新生儿出生后一般在24小时内排尿，如果新生儿超过24~48小时仍未排尿者，应仔细查找原因；1周内每日排尿可达20次；个别新生儿可因尿内含有较多的尿酸盐结晶而使尿液呈粉红色，可引起排尿不畅，此时只需多饮水使尿液稀释即可助尿酸盐排出。

5. 血液系统　足月儿血容量平均为85ml/kg（50~100ml/kg），早产儿血容量范围为80~110ml/kg；新生儿出生时红细胞为（5~7）×10^{12}/L，血红蛋白为150~220g/L，早产儿可稍低；血红蛋白中胎儿血红蛋白（HbF）约占70%；白细胞总数初生时足月儿为（15~20）×10^{9}/L，早产儿较低为（6~8）×10^{9}/L，分类计数中以中性粒细胞为主，4~6天后以淋巴细胞为主；血小板计数均在（200~300）×10^{9}/L。

6. 神经系统　新生儿脑比重较大，占体重10%~12%（成人仅占2%），为300~400g；脊髓相对较长，末端在第3~4腰椎下缘，故腰椎穿刺应在第4~5椎间隙进针；足月儿大脑皮质兴奋性低，睡眠时间长，觉醒时间一昼夜仅为2~3小时；足月儿出生已具备一些原始反射如觅食反射、吸吮反射、握持反射、拥抱反射，当出生后有神经系统疾患时，这些反射可能消失；正常情况下，生后3~4个月原始反射可自然消失；新生儿后期一些病理性神经反射如克氏征、巴宾斯基征和佛斯特征均可呈阳性反应，偶可出现阵发性踝阵挛，而腹壁反射、提睾反射则不易引出。

7. 体温调节　新生儿正常体表温度为36~36.5℃，正常核心（直肠）温度为36.5~37.5℃；新生儿由于体温调节功能差，皮下脂肪薄，体表面积相对较大，故容易散热；不显性失水（通过皮肤和呼吸而失去的水）过多可增加热的消耗；夏季出生的新生儿应注意散热，补给足够的水分以防发生脱水热；新生儿产热依靠棕色脂肪（多分布在肩胛区、颈及腋窝等部位和中心大动脉、肾动脉周围），早产儿棕色脂肪少，如保暖不当，可发生低体温、低氧血症、低血糖症和代谢性酸中毒等病证，故适宜的环境温度对新生儿至关重要。

8. 能量和体液代谢　新生儿基础代谢需要量约为209kJ/（kg·d），加上活动、特殊动力作用、大便丢失和生长需要等，共需热量为418~502kJ/（kg·d）；新生儿头几天需水量为60~100ml/（kg·d），此后逐渐增加到150~180ml（kg·d）；足月儿钠需要量为1~2mmol/（kg·d），<32周早产儿为3~4mmol/（kg·d）；新生儿生后10天内血钾水平较高，一般不需补充，以后需要量为1~2mmol/（kg·d）。

9. 免疫系统　新生儿免疫功能不成熟，皮肤黏膜屏障功能差，易被损伤；新生儿白细胞吞噬作用差，体内分泌型IgA缺乏，易患呼吸系统和消化系统等感染性疾病，尤其对革兰阴性杆菌抵抗力更差，容易发生败血症；脐部为开放性创口，易引起脐湿、脐疮等脐部病证。

10. 新生儿几种特殊生理状态　由于胎儿时期自身新陈代谢或母体激素等影响，导致新生儿常出现一些特殊的改变，这些改变属于特殊的生理现象，可随着新生儿的生长自行消失，不需要特殊处理。

（1）生理性黄疸（参见第四章第二节）。

（2）生理性体重下降　出生后2~4天体重可下降6%~9%，最多不超过10%，经10余日即可恢复。其原因主要是由于不显性失水、最初几天进食较少、排出大小便等。提早喂哺可防止或减少生理性体重下降，若下降过多或恢复过慢时，应考虑病理因素或喂养不当。

（3）马牙 新生儿口腔黏膜上腭中线两旁及牙龈切缘部位，有黄白色米粒大小的小颗粒，称为"上皮珠"，俗称"马牙"，是由上皮细胞堆积或黏液腺分泌物潴留肿胀所致，生后数周后可自然消失。

（4）螳螂嘴 新生儿口腔两侧颊部各有一隆起的脂肪垫，有利于吸吮乳汁，称"吸奶垫"，俗称"螳螂嘴"。切勿挑割以免发生感染。

（5）新生儿红斑 新生儿出生后5~6小时，头部、躯干及四肢皮肤受光线、空气、温度的刺激，可出现大小不等的多形性斑丘疹，称"新生儿红斑"，经1~2日后可自然消退。

（6）新生儿粟粒疹 早期新生儿鼻尖、鼻翼、颜面部可见黄白色粟粒大小皮疹，是因皮脂腺分泌堆积阻塞而成的皮脂栓，称为"新生儿粟粒疹"，脱皮后可自然消失。

（7）新生儿青记 新生儿背部、臀部、骶部等处可有灰蓝色或蓝绿色斑块，称"胎生青记"，为胎儿时期皮肤深层色素细胞堆积所致，随年龄增长而逐渐消退。

（8）脱水热 少数新生儿在生后第3~4日有一过性发热，体温骤升，但一般情况良好，夏季多见。若补足水分（喂糖水或必要时静脉滴注5%~10%葡萄糖注射液）后，体温可于短时间内恢复正常，否则应考虑病理情况。

（9）乳腺肿大 新生儿多在生后3~5天出现，乳腺如蚕豆或鸽蛋大小，有的可分泌少量乳汁。是孕妇雌激素对胎儿的影响所致。多于生后2~3周自然消失，切忌强行挤压以免感染。乳腺肿大男女婴皆可发生。

（10）假月经 部分女婴于生后1周内有大阴唇肿胀及阴道流出少量黏液或血性分泌物，由于出生后来自母体的雌激素突然中断所致，持续数日可自止，称为"假月经"。

三、新生儿的疾病特点

新生儿乍离母腹，脏腑未盛，气血未调，发病率高，病死率也高。如陈复正《幼幼集成》云："婴儿初诞，如蛰虫出户、草木萌芽，卒遇暴雪严霜，未有不为其僵折者。"新生儿常因先天禀赋和后天失于调养导致疾病的发生，以遗传性疾病、先天性疾病和感染性疾病为多见。在诊治新生儿疾病的过程中，应注意其个人史（孕母妊娠史、出生史等）以及喂养情况，注意鉴别其属于生理情况还是病理情况，皆应悉心进行体格检查并结合现代诊疗方法，早期诊断与治疗，避免后遗症的发生。

四、新生儿的护理

1. 保暖 胎儿娩出后即放入经过预热的襁褓中，可减少其热量的散失。早产儿应特别注意保持体温，一般室内温度在24~26℃，相对湿度保持在50%~60%。若有条件最好放入保温箱内。

2. 合理喂养 新生儿生后半小时左右即抱到母亲处给予吸吮母乳，在无法由母亲喂养情况下则可试喂10%葡萄糖水10ml，吸吮及吞咽功能良好者可给配方乳，每3小时1次，乳量根据所需热量逐渐增加。早产儿亦首选母乳，如无母乳可给配方乳，体重<1500g者，每次给奶量5ml，间隔时间为1~2小时；体重>1500g者，每次给奶量8~10ml，间隔时间为2~3小时。吸吮能力差或不会吞咽的早产儿可用鼻胃管喂养。哺乳量不足所需热量部分可辅以静脉营养。新生儿生后立即肌内注射维生素K1mg；早产儿常有出血倾向，故应连续肌内注射3天，每日1次。生后第1周即可开始给维生素C、维生素A、维生素D及铁剂等，早产儿应同时加用维生素E和叶酸。

3. 保持呼吸道通畅 出生后应立即清理口腔及呼吸道分泌物，保持呼吸道通畅以防窒息，若有缺氧及青紫则需间断供氧，给氧浓度以30%~40%为宜，应维持动脉血氧分压50~232.5mmHg或经皮血氧饱和度90%~95%为宜（切忌给早产儿常规吸氧，以免吸入高浓度氧或吸氧时间过长导致早产儿视网膜病）。呼吸暂停早产儿可弹、拍打足底或托背刺激呼吸，或用负荷量氨茶碱5mg/kg静脉滴注，12小时后给予维持量2mg/（kg·d）。

4. 预防感染　严格遵守消毒隔离制度，接触新生儿前应严格洗手，护理和操作时应注意无菌。工作人员或新生儿如患感染性疾病应立即隔离，防止交叉感染。注意对新生儿脐部、皮肤皱襞、口腔及臀部的护理，一旦发现感染灶，应积极处理。

5. 预防接种　生后3天内接种卡介苗，以预防结核性疾病；出生1天内、1个月和6个月时应各注射重组乙型肝炎疫苗1次，每次5μg。若母亲为乙型肝炎病毒携带者或乙型肝炎患者，新生儿出生后应立即肌内注射高价乙型肝炎免疫球蛋白（HBIg）0.5ml，同时换部位注射重组乙型肝炎疫苗。

6. 疾病筛查　新生儿应开展先天性甲状腺功能减退症及苯丙酮尿症等先天性代谢缺陷病的筛查，对存在相关病证的小儿做到早期诊断早期治疗。

第二节　胎　黄

PPT

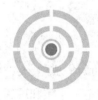
学习目标

知识要求：
1. 掌握小儿胎黄的概念、病因病机、诊断要点以及各证型的证候要点、治法、代表方剂。
2. 熟悉小儿胎黄的定义及鉴别诊断。
3. 了解小儿胎黄的历史源流、其他疗法及预防调护。

技能要求：
1. 熟练掌握辨析生理性黄疸和病理性黄疸的技能。
2. 会运用中医药对胎黄轻、中症进行辨证论治及外治处理。

岗位情景模拟4

谭某某，男，足月产儿。出生后第3周突然出现巩膜、皮肤发黄，并伴有哭闹不宁、大便秘结、小便深黄，舌质红，苔黄腻。查血：血清总胆红素300μmol/L。

问题与思考
1. 该患儿的中医病、证诊断是什么？
2. 中医药治法、主方及用药是什么？

答案解析

胎黄是新生儿由于脾胃不调、肝胆疏泄不利、胆汁外溢而形成，以出生后皮肤、黏膜、巩膜发生黄染为主要特征的病证，临床主要表现为身黄、目黄、小便黄。因其产生的原因与胎禀有关，故称"胎黄"或"胎疸"。

胎黄是新生儿时期常见病证，50%~60%的足月儿、80%的早产儿均可以发生。我国早在隋代《诸病源候论·小儿杂病诸候·胎疸候》中对本病的病因、症状已有论述，指出病因为"其母脏气有热，熏蒸于胎"，临床表现为"生下小儿体皆黄"。随后，历代医家对本病的认识和治疗方法不断提高。胎黄相当于西医学中的新生儿黄疸，包括新生儿生理性黄疸与病理性黄疸两大类。延迟喂养、呕吐、寒冷、缺氧、胎粪排出较晚等因素可加重生理性黄疸；新生儿溶血症、先天性胆道闭锁、婴儿肝炎综合征、败血症等可造成病理性黄疸。

【病因病机】

引起胎黄的病因主要是孕母内蕴湿热，传于胎儿，或胎儿出生后感受寒湿、湿热邪毒，寒湿或湿热之邪蕴积，影响气血运行，酿生瘀血。基本病机为脾胃不调，肝胆疏泄不利，胆汁外溢。

1. 湿热熏蒸　孕母饮食失宜，导致脾失健运，水湿不运，蕴而生热，湿热内蕴，传于胎儿；或分娩之际或出生之后，感受湿热邪毒。小儿脏腑娇嫩，形气未充，湿热邪毒蕴结脾胃使脾失运化，郁结于里则熏蒸肝胆，胆汁外溢，而致发黄。

2. 寒湿阻滞　多由婴儿禀赋不足，脾阳虚弱，于胎内、产时或生后为寒湿所侵，蓄积脾胃，气机不畅，肝失疏泄，胆汁外溢而致胎黄。

3. 瘀血内阻　多由婴儿体禀虚弱，脾虚不运，水湿内蕴，或肝胆疏泄失常，气机不畅，以致气滞血瘀；或寒湿或湿热之邪蕴积，影响气血运行，酿生瘀血，络脉瘀积，导致肝胆失于疏泄而发胎黄。或因先天缺陷，胆道不通或有阻塞，胆液不能循经疏泄，横溢肌肤而发黄。

总之，胎黄的发病原因与孕母、分娩过程及后天受邪有关。病机为脾胃不调，肝失疏泄，胆汁外溢。病理性质主要为湿热、寒湿、瘀血。病位在肝、胆、脾、胃。病变过程中可发生变证，如邪毒壅盛，可内陷厥阴，引起神昏抽搐，发为胎黄动风，甚至遗留后遗症；新生儿病变迅速，脾胃不调，脾阳虚衰，可致阳脱，发为胎黄虚脱。以上两种情况病情急、病势重，预后较差。

【诊断与鉴别诊断】

（一）诊断要点

1. 病史　孕母可有内蕴湿热之毒或阳虚感受寒湿之史，或滥用药物病史，或患儿胎产之时有感受湿热或寒湿病史，或患儿有先天胆道闭锁畸形史等。

2. 临床表现　黄疸出现早（出生24小时内），发展快，黄色明显，也可消退后再次出现；或黄疸出现迟，持续不退，日渐加重。肝脾可见肿大，精神倦怠，不欲吮乳，大便或呈灰白色或陶土色。

3. 辅助检查

（1）血清胆红素、黄疸指数显著增高。

（2）尿胆红素阳性，尿胆原试验阳性或阴性。

（3）母子血型测定，可检测因ABO或Rh血型不合引起的溶血性黄疸。

（4）肝功能异常。

（5）肝炎综合征应做肝炎相关抗原抗体系统检查。

（二）鉴别诊断

新生儿黄疸包括生理性黄疸和病理性黄疸，生理性黄疸在保证新生儿的摄入与排出的情况下，黄疸可移时自行消退。病理性黄疸一定要积极查明病因，辨证论治，防止发生变证。因此诊断时应首先与生理性黄疸相鉴别（表4-2-1）。

表4-2-1　生理性黄疸和病理性黄疸的鉴别

鉴别点		生理性黄疸	病理性黄疸
黄疸特点	出现时间	足月儿生后2~3天出现 早产儿生后3~5天出现	黄疸出现早（出生后24小时以内）
	高峰时间	足月儿4~5天最重 早产儿生后5~7天	黄疸进展快，呈进行性加重
	消退时间	足月儿在生后10~14天消退； 早产儿可延迟至3~4周才消退	消退迟（超过2~3周），或黄疸退而复现
黄疸程度		血清胆红素足月儿≤221μmol/L；早产儿≤257μmol/L	血清胆红素足月儿超过221μmol/L；早产儿超过257μmol/L
伴随症状		一般情况良好，不伴有其他临床症状	伴有中毒症状，如神萎、不哭、体温不升或波动，多为败血症；伴有消化道症状，血清胆红素有波动，多考虑新生儿肝炎

📝 知识拓展

病理性黄疸的原因

病理性黄疸应结合其伴随症状及相关检查进一步明确病因：①黄疸伴贫血、网织红细胞增高，为溶血性黄疸。②黄疸伴有中毒症状，如精神萎靡、不哭、体温不升或有波动，多为败血症。③黄疸伴消化道症状、血清胆红素有波动，多考虑新生儿肝炎。④母乳性黄疸多在生后3~8天出现，1~3周达高峰，6~12周消退。停喂母乳3~5天，黄疸明显减轻或消退有助于诊断。⑤黄疸伴肝脏进行性肿大、大便灰白、黄疸逐渐加深，多为胆道闭锁。

【辨证论治】

（一）辨证要点

1. **辨常证和变证**　常证仅见面目、皮肤发黄，精神、睡眠、饮食尚好，一般无兼见症状，病情较轻，预后较好；变证则黄疸急剧加重、胁下痞块迅速增大，甚则神昏、抽搐，病情较重，预后多不良，常遗留有后遗症。

2. **辨病因**　湿热熏蒸者，黄色鲜明如橘皮，舌红，苔黄，病程较短，属于阳黄；寒湿阻滞者，黄色晦暗如烟熏，舌淡，苔腻，其病程长，属于阴黄；瘀阻脉络者，黄疸日渐加重，右胁下痞块质硬，唇舌紫暗或有瘀斑瘀点，属于瘀积发黄。

（二）治疗原则

生理性胎黄能自行消退，毋须治疗。病理性胎黄以利湿退黄为主，湿热熏蒸治以清热利湿，寒湿阻滞治以温中化湿，瘀积发黄治以化瘀消积。变证宜息风止痉、醒脑开窍、回阳固脱，并配合现代医学方案进行抢救治疗。

（三）分证论治

课堂互动 4-1

怎样从临床症状上区别胎黄的湿热熏蒸证和寒湿阻滞证？

答案解析

1. 常证

（1）湿热熏蒸

证候：面目、周身皮肤发黄，颜色鲜明如橘皮，小便色黄，伴有精神疲倦、不欲吮乳；热重者烦躁不安，口渴唇干，呕吐腹胀，舌红，苔黄腻，指纹紫。

分析：本证较为多发。湿热之邪蕴阻脾胃，脾胃不调，肝胆疏泄失常，胆汁外溢，故见肤目皆黄、小便色黄；热为阳邪，故黄色鲜明如橘皮；脾胃不调，失于运化，气血化生不足，则精神疲倦、不欲吮乳；热扰心神而见烦躁不安；热甚于内，则口渴唇干；肝失疏泄，中焦气滞，升降失常，故呕吐腹胀；舌红，苔黄腻，指纹紫，为湿热之象。

证候要点：面目、周身皮肤发黄，颜色鲜明，小便色黄，舌红，苔黄腻。

治法：清热利湿退黄。

方药：茵陈蒿汤加减。

加减：烦躁、口渴、唇红较甚，加生地黄、牡丹皮、玄参、赤芍凉血清热；呕吐，加半夏、竹茹降逆止呕；腹胀，加枳实、厚朴行气导滞；小便少，加车前草、泽泻利水渗湿；大便稀溏，去大黄，加滑石清热利湿；神昏、抽搐，送服安宫牛黄丸、紫雪丹清心开窍息风。

（2）寒湿阻滞

证候：面目、皮肤发黄，色泽晦暗如烟熏，或黄疸持续不退，伴神疲身倦、四肢欠温，腹胀纳呆，恶心易吐，小便深黄，大便稀溏或呈灰白色，甚则腹胀气急，舌淡，苔白腻，指纹红。

分析：本证常见于先天脾阳不足患儿，易被寒湿之邪侵犯。寒湿内阻，气机不畅，肝胆疏泄失常，胆汁不循常道而外溢，故面目、皮肤、尿液皆黄；因寒湿为阴邪，故黄色晦暗，属阴黄之候；寒属阴邪，湿性黏滞，病程缠绵，故黄疸持续不退；寒湿阻遏，阳气被困，脾阳不振，运化无力，气机阻滞，故腹胀纳呆；脾胃不调，气机升降失常，故恶心易吐；脾虚不运水谷，故大便稀溏；胆道闭锁，胆汁不下，故见呈灰白色；舌淡，苔白腻，指纹红，为寒湿之象。

证候要点：面目、皮肤发黄，色泽晦暗，小便深黄，大便稀溏，舌淡，苔白腻。

治法：温中化湿退黄。

方药：茵陈理中汤加减。

加减：湿重，加薏苡仁、泽泻利湿；四肢不温，加附子温阳；食少纳呆，加砂仁、神曲、鸡内金理气健胃消食；大便稀溏，加薏苡仁、山药健脾利湿；兼有血虚，加当归、白芍补血；肝脾肿大，加三棱、莪术、丹参活血消肿。

（3）瘀积发黄

证候：面目皮肤发黄，颜色晦滞无华，日渐加重，右胁下痞块，神疲纳呆，食后易吐，大便溏薄或灰白色，小便短黄，舌紫暗有瘀点瘀斑，苔薄，指纹滞。

分析：本证多由湿热熏蒸或寒湿阻滞型胎黄发展而来。湿热或寒湿之邪阻滞气血运行，瘀血阻络，气机不畅，肝胆疏泄失常，胆汁外溢肌肤，故面目、皮肤深黄而晦暗；血滞瘀阻，故右胁下痞块；气机郁滞，脾失运化，胃失和降，故腹部胀满，神疲纳呆，食后易吐；瘀血阻滞，胆汁不下，故大便灰白色；舌紫暗有瘀点瘀斑，苔薄，指纹滞，为瘀积之象。

证候要点：面目皮肤发黄，右胁下痞块，大便溏薄或灰白色，舌紫暗有瘀斑瘀点。

治法：化瘀消积，利胆退黄。

方药：血府逐瘀汤加减。

加减：食滞纳呆，加焦山楂、焦麦芽、焦神曲健脾消食；腹胀，加木香、郁金、丹参理气活血；大便溏薄，加党参、白术、茯苓、山药补气健脾止泻；皮肤瘀斑、便血，加牡丹皮、仙鹤草活血化瘀；小便短黄、大便秘结，加栀子、茵陈、大黄化瘀通腑。

2. 变证

（1）胎黄动风

证候：黄疸迅速加重，嗜睡或神昏，抽搐，舌质红，舌苔黄腻，指纹紫现于气关。

分析：此证往往在阳黄基础上发生，极低出生体重儿容易发生此证。湿热内蕴，郁而化火，邪愈盛则面目黄疸愈重；邪陷厥阴，蒙蔽心包，引动肝风，则嗜睡或神昏、抽搐；舌质红，舌苔黄腻，指纹淡紫，为湿热内蕴之象。此证病情危重，病势急骤。

证候要点：黄疸迅速加重，嗜睡，神昏，抽搐。

治法：平肝息风退黄。

方药：羚角钩藤汤加减。

加减：嗜睡、神昏加牛黄清心丸。

（2）胎黄虚脱

证候：黄疸迅速加重，伴面色苍黄、浮肿、气促、神昏、四肢厥冷、胸腹欠温，舌淡苔白，指纹淡。

分析：本证为黄疸危证，多见于溶血性黄疸。阳气虚衰，阳虚水泛，则面色苍黄、浮肿；水凌心肺则气促；阳虚至极，无以温煦，则四肢厥冷、胸腹欠温；阳气虚脱，神无所依，故神昏。

证候要点：黄疸迅速加重，面色苍黄，气促浮肿，神昏肢冷。

治法：温阳益气固脱。

方药：参附汤加减。

加减：浮肿加茯苓、猪苓、泽泻淡渗利水消肿；气促加蛤蚧补肾纳气；四肢厥冷加干姜温脾助阳。

以上两证均起病急、病势危，除中医辨证治疗外，另应中西医结合治疗，配合光疗、换血、支持疗法等，降低患儿死亡率。

【其他疗法】

（一）中成药

1. 茵栀黄注射液　用于湿热熏蒸证。

2. 红花十三味清肝丸　用于瘀血阻滞证。

3. 紫雪丹　用于胎黄动风证。

（二）滴肠疗法

茵陈10g，栀子4g，大黄3g，黄芩4g，薏苡仁10g，郁金4g。水煎2次，浓缩过滤成25ml，1日1剂，直肠滴注，连用7日。

（三）推拿疗法

胆红素脑病后遗症见肢体瘫痪、肌肉萎缩者，可用推拿疗法，每日或隔日1次。方法：在瘫痪肢体上以擦法来回擦5~10分钟，按揉松弛关节3~5分钟，局部可用搓法搓热，并在相应的脊柱部位搓滚5~10分钟。

（四）针灸疗法

胆红素脑病后遗症患儿可配合针刺疗法，1日1次，补法为主，捻转提插后不留针，3个月为1个疗程。取穴如下：百会、风池、四神聪、通里，用于智力低下；哑门、廉泉、涌泉、神门，用于语言障碍；肩髃、曲池、外关、合谷，用于上肢瘫痪；环跳、足三里、解溪、昆仑，用于下肢瘫痪；手三里、支正，用于肘关节拘急；合谷透后溪，用于指关节屈伸不利；大椎、间使、手三里、阳陵泉，用于手足抽动。

【西医治疗】

1. 病因治疗

（1）生理性黄疸　一般不需治疗，若黄疸较重，可静脉补充适量葡萄糖，或给予肝酶诱导剂如苯巴比妥、尼可刹米，可提高葡萄糖醛酸转移酶活性，使未结合胆红素转化为结合胆红素。

（2）病理性黄疸　应针对病因进行治疗。感染性黄疸宜选用有效抗生素；肝细胞性黄疸宜选用保肝利胆药；溶血性黄疸宜使用肝酶诱导剂、输血浆或白蛋白，可减少胆红素脑病的发生；病情严重者应及早给予换血疗法。

2. 光照疗法　用蓝光、绿光或白光照射，可使未结合胆红素经过光氧化及异构化作用产生胆绿色、无毒的水溶性双吡咯，而经胆汁和尿液排出，是降低血清未结合胆红素简单而有效的方法。

3. 其他治疗　纠正酸中毒，防止低血糖，补充维生素。

【预防与调护】

1. 预防

（1）避免新生儿口腔黏膜、脐部、臀部和皮肤损伤，防止感染。

（2）新生儿应注意保暖，尽早开奶，促进胎粪排出。

（3）有肝炎病史的妇女应在治愈后再妊娠，如妊娠后发现有肝炎应及时治疗。既往所生新生儿有重度黄疸和贫血或有死胎史的孕妇及其丈夫均应做ABO和Rh血型检查，测定血中抗体及其动态变化。

（4）孕母妊娠期注意饮食卫生，忌酒和辛热之品，不可滥用药物。

2. 调护

（1）婴儿出生后密切观察皮肤颜色的变化，及时了解黄疸的出现时间及消退时间。

（2）注意观察患儿的全身证候，有无精神萎靡、嗜睡、吸吮困难、惊惕不安、两目直视、四肢强直或抽搐，及早发现重症患儿并及时治疗。

第三节 脐部病证

PPT

学习目标

知识要求：

1. 掌握脐湿、脐疮、脐血、脐突的特点、诊断要点、辨证要点、治法、代表方剂。

2. 熟悉脐湿、脐疮、脐血、脐突的定义、病因病机及鉴别诊断。

3. 了解脐湿、脐疮、脐血、脐突的其他疗法及预防调护。

技能要求：

1. 熟练掌握脐湿、脐疮、脐血、脐突的证型、处方用药及适当调护的技能。

2. 会运用外治疗法处理脐湿、脐疮、脐血、脐突的轻、中症。

岗位情景模拟5

庄某某，女，为刚出生10天的幼儿。脐带结扎后第7天脱落，近3天出现脐根部红肿，并出现脓性分泌物，气臭秽，伴有啼哭烦躁、唇红舌燥。查体见舌红、苔黄腻、指纹紫。

问题及思考

1. 该小儿患的是哪种疾病？

2. 如何对该患儿进行辨证，并给出合理的治疗方案？

答案解析

脐部病证是小儿出生后由于断脐结扎护理不善，或先天脐部发育异常而发生的各种脐部病患，包括脐湿、脐疮、脐血、脐突等。其中脐部湿润不干者称为脐湿；脐部红肿热痛，流出脓水者称为脐疮；血从脐中溢出者称为脐血；脐部凸起者称为脐突。

西医学称脐湿、脐疮为新生儿脐炎，称脐血为脐带出血。脐湿、脐疮、脐血的发病与接生断脐、护脐不当有密切关系。脐部病证发生在新生儿期，一般预后良好。但是，脐疮处置不当亦可酿成败血症等重症；脐血若与血液系统疾病有关，则病情较重；脐突患儿多预后良好。

【病因病机】

本病主要由脐部护理不当，或先天脐部发育缺陷所致。

1. 脐湿、脐疮　主要是由于断脐后护理不当，感受外邪所致。婴儿洗浴时脐部为水湿所侵，或为尿液浸渍，或脐带未干脱落过早，或为衣服摩擦损伤等，使湿浊浸淫皮肤，久而不干者，则为脐湿。若湿郁化热，或污秽化毒，湿热之邪蕴郁，致营卫失和、气滞血瘀，而见脐部红、肿、热、痛；进而湿热酿毒化火，毒聚成疮，致脐部溃烂化腐，则为脐疮。

2. 脐血　为断脐结扎失宜所致，亦有因胎热内盛或中气不足所致者。断脐时，脐带结扎过松，可致血渗于外；结扎过紧，伤及血脉，亦可致血渗于外。或因胎热内盛，迫血妄行，以致断脐不久，血从脐溢。部分患儿先天禀赋不足，中气虚弱，脾不统血，亦可致脐血不止。

3. 脐突 内因是由于初生儿先天发育不全，脐孔未全闭合，留有脐环；或腹壁部分缺损，腹壁肌肉嫩薄松弛。外因为啼哭叫扰过多，小肠脂膜突入脐中，成为脐突。偶见肿物凸起久不回纳，致外邪侵入，邪毒化热化火，可致高热、腹胀、腹痛等症。

课堂互动 4-2 ————————————————————

新生儿出生后应如何进行脐部护理？

答案解析

【诊断与鉴别诊断】

（一）诊断要点

1. 病史 有脐带处理不洁、尿液及水湿浸渍脐部或脐带根痂撕伤等病史。

2. 临床表现

（1）脐带根部或脱落后的根部轻微发红、肿胀、渗液为脐湿；有脓性分泌物渗出，气味臭秽者为脐疮。

（2）断脐后，血从脐孔渗出为脐血。

（3）脐部呈半球状或半囊状凸出，虚大光亮，大小不一，以手按之，肿块可以回纳为脐突。

（二）鉴别诊断

1. 脐肠瘘、脐尿管瘘、脐窦 此三种疾病均发生在脐部，可有分泌物及水液，必要时可用造影剂做X线检查，需要与脐湿、脐疮相鉴别（表4-3-1）。

表4-3-1 脐湿、脐疮与脐肠瘘、脐尿管瘘、脐窦的鉴别

鉴别点	脐湿、脐疮	脐肠瘘	脐尿管瘘	脐窦
症状	见发红、肿胀、渗液为脐湿；有脓性分泌物、气臭秽，甚则渗出脓液为脐疮	系卵黄管未闭合，瘘管连接于回肠与脐孔之间，脐部间歇排出气体或粪水	系脐尿管未闭合，从脐部间歇流出尿液	系卵黄管在脐部残留的一段较短的未闭管道
相关检查	脐部分泌物涂片和培养可见致病菌	经瘘口碘液造影，摄腹部正侧位片，可见造影剂进入小肠	注入造影剂后做X线检查，可见其进入膀胱。也可静脉注入美蓝，见蓝色尿液从脐部流出	注入造影剂后做X线检查，可见其盲端

2. 小儿先天性血小板减少性紫癜 本病也可见到脐部出血，需与脐血相鉴别（表4-3-2）。

表4-3-2 脐血与先天性血小板减少性紫癜的鉴别

鉴别点	脐血	先天性血小板减少性紫癜
症状	断脐后，血从脐孔渗出，一般不伴有呕吐、便血等症	生后1周内除脐部出血，还伴有皮肤、黏膜出血
实验室检查	出血时间、血小板计数均正常	血小板计数减少，出血时间延长，凝血时间和凝血酶原时间正常

【辨证论治】

（一）辨证要点

1. 脐湿、脐疮 临床应辨常证与变证。仅见脐部发红、创面肿胀，有脓水渗出，全身情况尚好者

为常证；若脐部红肿，有脓性或血性渗出，伴烦躁不宁，甚则昏迷、抽搐，则为脐风之变证。

2. **脐血**　辨轻证、重证。轻证仅有少量渗血，患儿精神、吮乳俱佳，无明显全身不适症状；重证则出血量较多，伴有烦躁不安或萎靡不振、拒乳，甚而同时吐血、便血。

3. **脐突**　应辨脐疝与脐膨出。脐疝是肠管自脐部凸出至皮下，形成球形软囊，易于压回；脐膨出是部分腹腔脏器通过前腹壁正中的先天性皮肤缺损，突入脐带的基部，上覆薄而透明的囊膜，属于先天性畸形。

（二）治疗原则

脐湿、脐疮的治疗以祛湿生肌、清热解毒为原则。若热毒炽盛、邪陷心肝之变证则以凉血清营、息风止痉为主，此时宜采用中西医结合治疗，治疗以早为宜，切勿坐失治疗时机。

脐血的治疗应辨清原因，对症治疗。因脐带结扎失宜所致者，应重新结扎；因胎热内蕴、迫血妄行者宜凉血止血；中气不足、气不摄血者应益气摄血。轻证单用外治法便有效，重证需内外合治。

脐突的治疗，采用压脐法外治或手术疗法。

（三）分证论治

1. **常证**

（1）脐湿

证候：新生儿脐带脱落以后，脐部创面渗出脂水，浸渍不干，或见微红，舌质红，苔薄黄，指纹滞现于风关。

分析：水湿或秽毒之邪浸渍脐部，邪滞肌肤，故脐部有渗出，浸渍不干；舌质淡红，苔腻，指纹滞，为水湿浸渍之象。

证候要点：脐部创面渗出脂水，浸渍不干。

治法：除湿收敛固涩。

方药：龙骨散加减。

加减：若局部红肿热痛者，则按脐疮处理。

（2）脐疮

证候：新生儿脐部红肿热痛，甚则糜烂、脓水流溢，伴恶寒发热、啼哭烦躁、唇红燥，舌质红，苔黄腻，指纹紫。

分析：本证为脐湿的进一步发展。秽毒之邪壅于肌肤，阻滞经络，化热生毒，气血凝滞，则局部红、肿、热、痛，渐为糜烂化脓，甚则脓水流溢；邪热内攻，正邪交争，则恶寒发热；邪热扰神，则啼哭烦躁；热毒伤津，则唇红舌燥；舌质红，舌苔黄腻，指纹紫，为湿毒热盛的表现。

证候要点：脐部红肿热痛，甚则糜烂、脓水流溢。

治法：清热解毒，除湿化脓。

方药：犀角消毒饮加减。

加减：大便秘结、舌苔黄燥者，加大黄通腑泄热；脐部渗出混有血液者，加景天三七、紫草凉血止血；伴神昏、抽搐者，加安宫牛黄丸或紫雪丹清心开窍。

（3）脐血

证候：新生儿断脐后，脐部有血渗出，啼哭时加重，静止时稍止，或经久不止；或见发热、面赤唇焦、舌红口干，甚则吐衄、便血、肌肤紫斑，舌红，苔黄，指纹紫；或见精神萎靡、手足欠温，舌淡苔薄，指纹淡。

分析：新生儿断脐后，如脐带结扎过松，可致血溢外出；啼哭时腹腔压力大，迫血外出，故啼哭时加重，静止时稍止；如胎热内蕴，迫血妄行，血循脐带创口外溢，可见脐血鲜红渗泄；热盛则发热、面赤唇焦、舌红口干；症状较重可见吐衄、便血、肌肤紫斑；脾虚气不摄血，可见脐血色淡、缓渗不止；气虚则精神萎靡、手足欠温；舌红，苔黄，指纹紫，为胎热内盛的表现；舌淡苔薄，指纹淡，为脾虚气血不足之象。

证候要点：脐部有血渗出，啼哭时加重，静止时稍止，或经久不止。

治法：结扎松脱者重新结扎脐带；胎热内盛者清热凉血止血；气不摄血者健脾益气摄血。

方药：胎热内盛者用茜根散加减；气不摄血者用归脾汤加减。

加减：尿血者，加大蓟、小蓟凉血止血；便血者，加槐花、地榆清肠止血；形寒肢冷者，加炮姜灰温阳止血。

（4）脐突

证候：新生儿脐部呈半球状或囊状凸起，虚大光浮，大如胡桃，以指按之，肿物可推回腹内，患儿啼哭叫闹时，又可重复凸出。一般脐部皮色如常，精神、食欲无明显改变，亦无其他伴随症状表现。但脐膨出可并发其他先天性畸形，如肛门闭锁、膀胱外翻等。

分析：初生儿腹部肌肉嫩薄松弛，或先天脐部发育不全，脐孔未闭，留有脐环，加之患儿啼哭努挣，致使小肠脂膜突入脐中。

证候要点：脐部膨出，手按肿物可使之被推回腹内。临床以局部表现为主，精神、食欲等一般无明显改变。

治法：压脐法外治。先将突出脐部的小肠脂膜推回腹内，再以纱布包裹光滑质硬的薄片，按压脐部，外用绷带扎紧。

若脂膜突出过大，或不能回纳，并见哭闹不安，或年龄已逾2岁仍未痊愈者，则应考虑手术疗法。脐膨出的囊膜薄而透明，应及早手术治疗。

2. 变证

经络闭阻动风（脐风）

证候：新生脐部病变，突现喷嚏多涕，烦躁啼哭，张口不利，吮乳口松，苦笑面容，颈项强直，或有四肢抽搐，身热，汗出，二便不通，面青，唇紫，指纹青紫。

分析：邪毒内闭经络，气机不畅，气血运行不利，精神失养，故烦躁啼哭，喷嚏多涕；经气不利，经脉拘急动风，故吮乳口松，张口不利，苦笑面容，颈项强直，四肢抽搐；邪毒壅盛，气机闭阻，故身热，汗出，二便不通；气滞血瘀，故面青，唇紫，指纹青紫。

证候要点：张口不利，吮乳口松，苦笑面容，颈项强直，四肢抽搐，指纹紫。

治法：疏风通络。

方药：玉真散加减。

加减：神疲嗜睡，加石菖蒲、郁金开窍醒神；啼哭频作，加白芍柔肝养阴；便秘，加芒硝软坚通便；抽搐，加羚羊角、钩藤、天麻，或用止痉散合撮风散平肝息风。

【其他疗法】

（一）中成药

1. 小儿化毒散　用于脐疮。

2. 如意金黄散　用于脐疮。

3. 云南白药、三七片　用于脐血。

4. 冰硼散　用于脐湿、脐疮。

5. 小儿脐风散　用于脐风。

（二）药物外治法

（1）龙骨散外敷脐部治疗脐疮。

（2）海螵蛸粉、白及粉、煅石膏粉、三七粉各适量，混为药末，撒敷于脐带创口上。适用于脐湿、脐疮。

（3）五倍子50g，生龙骨25g，冰片0.2g。共研细末。取适量，以陈醋调成膏状，敷贴脐部，每日换药1次。适用于脐湿、脐疮。

（4）黄连、黄柏、大黄、珍珠、冰片、炉甘石、硼砂、玄明粉、没食子各等份，研末备用。先用过氧化氢冲洗脐部的污物和脓液，后取中药细末加适量新生儿本人中段尿调成糊状，涂于脐部，每日冲洗涂抹3~4次。适用于脐湿、脐疮。

【西医治疗】

1. **局部治疗**　可用依沙吖啶液或3%过氧化氢溶液及75%乙醇清洗，再涂碘酒。局部形成脓肿应切开引流。

2. **全身治疗**　严重或有全身感染中毒症状时，选用抗生素。脐血较多给予止血剂治疗，维生素K_1 5mg肌内注射，1天1次，连续3天；维生素C每日100~300mg，口服或静脉注射。

3. **支持疗法**　对有脓毒血症、腹膜炎者，给予静脉补液。严重出血时，可输新鲜全血或血浆，输血量10~20ml/kg。

【预防与调护】

1. 预防

（1）运用新法接生，严格执行无菌操作。对有不洁接生史的婴儿，尽早使用破伤风抗毒素、人体破伤风免疫球蛋白。

（2）进行脐带结扎操作时，松紧度应适中，结扎部位离脐带根部应有1.5~2cm的距离。

（3）新生儿断脐后，应注意脐部残端的保护，防止尿、便及洗浴浸渍，保持清洁干燥。

（4）脐部残端让其自然脱落。保持内衣和尿布的清洁、干燥、柔软，如有污染，及时更换。

2. 调护

（1）脐湿、脐疮者在脐部换药时要注意局部的消毒，若有干痂形成，切不可强剥，以免发生出血和伤及肉芽。

（2）脐血者应密切观察脐带结扎部位及全身的病情变化，如伴有皮肤出血，甚至其他部位出血，应考虑为新生儿出血症，加用维生素K_1静脉滴注治疗。

（3）脐突者应减少婴儿啼哭叫扰，避免腹压增高加重病情。

（4）脐风者应保持病室安静，光线宜偏暗，尽量避免触动患儿。抽搐痉挛发作时，可选用西药镇静剂类加以适当控制。密切注意抽搐发作次数、持续时间和间隔时间、有无窒息等。

第四节　硬肿症

PPT

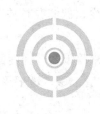

学习目标

知识要求：

1. 掌握小儿硬肿症的病因病机、诊断要点以及各证型的证候要点、治法、代表方剂。

2. 熟悉小儿硬肿症的定义及鉴别诊断。

3. 了解小儿硬肿症的其他疗法及预防调护。

技能要求：

1. 熟练掌握辨析硬肿症各证型、处方用药及适当调护的技能。

2. 会对新生儿硬肿程度进行判定。

岗位情景模拟 6

　　夏某某，男，为刚出生 7 日的婴儿。出生时正值阴历十二月份，由于是在乡镇医院接生，医院环境条件差，室温较低，接生时有感寒经历。现患儿出现全身欠温、四肢发凉，臀部及小腿部位肌肤硬肿，色暗红。患儿反应尚可，哭声较低，指纹红滞。

问题与思考

1. 该患儿所患何种疾病？

2. 如何对该患儿进行辨证，并给出合理的治疗方案？

答案解析

　　硬肿症是新生儿时期特有的一种严重疾病，是由多种原因引起的局部甚至全身皮肤和皮下脂肪硬化及水肿，常伴有低体温及多器官功能低下等。其中只硬不肿者称新生儿皮脂硬化症；由于受寒所致者亦称新生儿寒冷损伤综合征。该病多发生于寒冷地区和寒冬季节，以生后 7~10 天的新生儿，尤其胎怯患儿多见，受寒、早产、感染、窒息等原因都可引起发病。本病病变过程中可并发肺炎、败血症等疾病，严重者常合并肺出血等引起死亡，预后较差。

　　中医学将本病归属于"胎寒""五硬"等范畴。

【病因病机】

　　本病发生包括内因及外因两方面的因素。内因主要是先天不足，元阳衰微；外因为护理不当，感受寒冷，或感受他邪所致。其病机主要为阳气虚衰，寒凝血涩。

　　1. **阳气衰微**　早产、体弱、双胎儿常先天不足，元阳不振，阳气虚衰，不能温煦肌肤；或生后患病导致阳气更虚，阳虚则生内寒，寒凝血涩，气血运行失常，失于濡润全身、营养四肢，故肌肤不温而硬肿。

　　2. **寒凝血滞**　新生儿初生，皮肤娇嫩，腠理不固，又因气候寒冷，保暖不当，致使寒邪入侵，伤及脾肾之阳，致阳气不能温煦、温运，故身冷，浮肿；阳虚则寒，寒凝气滞，气滞则血瘀，故肌肤硬肿。

【诊断与鉴别诊断】

（一）诊断要点

1. **病史**　生于寒冷季节，周围环境温度过低和保温不足；早产儿或足月小样儿多见；窒息、产伤等所致的摄入不足或能量供给低下；严重感染史。

2. **临床表现**

（1）多于生后1周内发病，早期哺乳差，哭声低，反应低下。

（2）低体温，体温<35℃，轻症为30~35℃，重症<30℃。可出现四肢甚或全身冰冷，低体温时常伴心率减慢。感染或夏季发病者可不出现低体温。

（3）皮肤硬肿，即皮肤紧贴皮下组织，不能移动，按之似硬橡皮样感。伴有水肿者压之有轻度凹陷，皮肤呈暗红色或青紫色。硬肿为对称性，依次为双下肢、臀部、面颊、两上肢、背、腹、胸部等，严重时肢体僵硬，不能活动。如多器官功能损害，胸部受累可致呼吸困难。

根据体温、硬肿范围、器官功能改变新生儿硬肿可分为轻、中、重度（表4-4-1）。

表4-4-1　新生儿硬肿症诊断分度标准

分度	体温		硬肿范围	器官功能改变
	肛温℃	肛－腋温差		
轻度	≥35	正值	<20%	无或轻度功能低下
中度	<35	正值或0	20%~50%	功能损害明显
重度	<30	负值	>50%	功能衰竭，DIC，肺出血

3. **辅助检查**

（1）血常规　血白细胞总数升高或减少，中性粒细胞增高，血小板减少。

（2）血气分析　缺氧与酸中毒者，可有血pH降低、PaO_2降低、$PaCO_2$增高。

（3）心电图　心肌损害者，可表现Q-T期间延长、低电压、T波低平或ST段下移。

（4）DIC　有DIC表现者，血DIC指标阳性。

（二）鉴别诊断

1. **新生儿水肿**　新生儿硬肿和新生儿水肿皮肤均具有浮肿表现，临床应予以鉴别（表4-4-2）。新生儿水肿患儿全身或局部水肿，但不硬，皮肤不红，无体温下降。全身水肿原因很多，如先天性心脏病、心功能不全、新生儿溶血、低蛋白血症、肾功能障碍、维生素B_1或维生素E缺乏等。局部水肿有时见于产道挤压所致，多属暂时性水肿。

表4-4-2　新生儿硬肿症与新生儿水肿的鉴别

鉴别点	新生儿硬肿症	新生儿水肿
病因	寒冷季节出生，环境温度过低或有保暖不当史；有严重感染史；早产儿或足月小样儿；窒息、产伤等所致的摄入不足或能量供给低下	有先天性心脏病、心功能不全、新生儿溶血、低蛋白血症、肾功能障碍、维生素B_1或E缺乏等；局部水肿有时见于产道挤压
病变位置	硬肿依次出现于双下肢、臀、面颊、双上肢、背、腹、胸部等处	全身或局部
局部症状	皮肤暗红或紫红，皮肤及皮下脂肪发硬，弹性消失，可硬如橡皮；有时水肿，重压有凹陷	水肿，但不硬，皮肤不红

2. 新生儿皮下坏疽　　新生儿硬肿症因皮肤肿硬时间长可出现皮肤坏死破溃，需与新生儿皮下坏疽相鉴别（表4-4-3）。新生儿皮下坏疽常有难产或产钳助产史，多发生于身体受压部位（枕、背、臀）以及受损部位；病变局部皮肤发硬，略红肿，迅速蔓延；病变中央转为软化，呈暗红色，逐渐坏死，形成溃疡，可融合成大片坏疽。

表4-4-3　新生儿硬肿症与新生儿皮下坏疽的鉴别

鉴别点	新生儿硬肿症	新生儿皮下坏疽
病因	寒冷季节出生，环境温度过低或有保暖不当史；有严重感染史；早产儿或足月小样儿；窒息、产伤等所致的摄入不足或能量供给低下	常有难产或产钳助产史
病变位置	硬肿依次出现于双下肢、臀、面颊、双上肢、背、腹、胸部等处	多发生于身体受压部位（枕、背、臀）以及受损部位
局部症状	皮肤暗红或紫红，皮肤及皮下脂肪发硬，弹性消失，可硬如橡皮；有时水肿，重压有凹陷	皮肤发硬，略红肿，迅速蔓延；病变中央转为软化，呈暗红色，逐渐坏死，形成溃疡，可融合成大片坏疽

【辨证论治】

（一）辨证要点

本病主要从虚、实、寒、瘀辨证。

1. 辨虚实　　实证以外感寒邪为主，有保温不当病史，体温下降较少，硬肿范围较小；虚证以阳气虚衰为主，常伴胎怯，体温常不升，硬肿范围大。

2. 辨寒瘀　　寒证全身欠温、僵卧少动、肌肤硬肿，是多数患儿共同的临床表现；血瘀证在本病普遍存在，症见肌肤质硬、颜色紫暗。

本病轻证多属寒凝血涩证，重证多属阳气虚衰证。

（二）治疗原则

本病治疗原则是温阳散寒、活血化瘀。治疗中可采取多种途径给药，内服外治并用。复温是治疗本病的重要措施。病情危重时须中西医结合治疗。

（三）分证论治

1. 寒凝血涩

证候：新生儿生后出现全身欠温，四肢发凉，反应尚可，哭声较低，肌肤硬肿，难以捏起，硬肿多局限于臀、小腿、臂、面颊等部位，色暗红、青紫，或红肿如冻伤，指纹红滞。

分析：本证多为轻证，常发生于冬季，系体弱小儿中寒而致。小儿稚阳未充，若中寒，阳气被遏，温煦失职，则全身欠温、四肢发凉；寒凝气滞，血行不畅，瘀血内生，则面色紫暗，皮肤暗红或青紫、红肿。

证候要点：全身欠温，反应尚可，哭声较低，硬肿部位比较局限。

治法：温经散寒，活血通络。

方药：当归四逆汤加减。

加减：硬肿甚者，加郁金、鸡血藤活血通络；四肢发凉者，加制附子、干姜温阳散寒；气息微弱者，加人参、炙黄芪益气温阳；面色苍白、舌质紫或有瘀斑者，加炙黄芪、地龙、郁金益气养血活血。

2. 阳气虚衰

证候：新生儿生后出现全身冰冷，僵卧少动，反应极差，气息微弱，哭声低怯，吸吮困难，面色苍白，肌肤板硬而肿，范围波及全身，皮肤暗红，尿少或无，唇舌色淡，指纹淡红不显。

分析：本证病情危重，胎怯患儿常多发生。感受寒邪，伤及脾肾阳气，元阳不振，则面色苍白、全身冰凉、僵卧少动；阳气虚衰，血脉瘀滞，故硬肿范围大，全身症状重。若阳气无力御邪可致邪气侵袭、肺气郁闭发生肺炎，或因虚寒而血脉失于统摄导致肺出血之危证。

证候要点：全身冰冷，僵卧少动，反应极差，气息微弱，硬肿范围波及全身。

治法：益气温阳，通经活血。

方药：参附汤加味。

加减：血瘀明显者，加桃仁、红花、赤芍等活血化瘀；肌肤肿胀、小便不利者，加茯苓、猪苓、生姜皮等利水消肿；肾阳虚衰者，加鹿茸0.3g（另吞服）温补肾阳；口吐白沫、呼吸不匀者，加僵蚕、石菖蒲、胆南星等开窍化痰。

【其他疗法】

（一）中成药

1. 生脉注射液　适用于阳气虚衰证。
2. 复方丹参注射液　适用于寒凝血滞证。

（二）药物外治法

（1）生葱30g，生姜30g，淡豆豉30g。捣碎混匀，酒炒，待温热时敷于患处。1日1次。

（2）当归15g，红花15g，川芎15g，赤芍15g，透骨草15g，丁香9g，川乌头7.5g，草乌头7.5g，乳香7.5g，没药7.5g，肉桂6g。研末，加羊毛脂100g、凡士林900g，拌匀成膏。油膏均匀涂于纱布上，加温后，敷于患处。1日1次。

（三）推拿疗法

万花油推拿法　万花油含红花、独活、三棱等20味药，使用抚法、摩法、搓法按摩全身，可理气和中、疏经活血、消肿散瘀、舒筋活络。其中，双下肢硬肿明显者，用抚、摩法；整个双下肢似硬橡皮状伴有水肿者，用抚、搓两法。

【西医治疗】

1. 常规治疗　复温是治疗本病的重要措施之一，方法多种。轻者可放在26~28℃室温中，置热水袋，使其逐渐复温；重者先置26~28℃室温中，1小时后置于28℃暖箱中，每1小时提高箱温1℃，直至体温达36.5℃，继续保持箱温。轻、中度患儿于6~12小时内、重度患儿于12~24小时内恢复正常体温。如入院前低体温已久，复温不宜过快。供给足够能量和液体。

2. 对症治疗

（1）存在微循环障碍、休克者应纠酸扩容。

（2）出现DIC者宜用肝素治疗，并予输新鲜全血或血浆。

（3）急性肾衰竭者应严格控制输液量，给予呋塞米，无效时加用氨茶碱或多巴胺。

（4）有肺出血者一经确定，即给予气管内插管，进行正压呼吸治疗。

（5）缺氧患儿应及早给氧，并给予维生素E口服。

（6）存在感染的应选择有效抗生素静脉滴注，慎用对肾脏有毒性及不良反应的药物。

【预防与调护】

1. 预防

（1）加强孕妇保健工作，避免早产，减少低体重儿的出生，同时防止产伤、窒息、保温不当；注意消毒隔离，防止或减少新生儿感染的发生。

（2）做好新生儿的保暖工作，尤其对寒冷季节出生的早产儿及低体重儿应加强保暖，调节产房温度在20℃左右，保持室温在20~26℃。

（3）尽早开乳，保证充足的热量供给。

（4）出生后1周内的新生儿，应经常检查皮肤及皮下脂肪的软硬情况，及早发现病情，及时治疗。

2. 调护

（1）加强消毒隔离，防止交叉感染。

（2）加强喂养，供给足够热量，促进疾病恢复。对吸吮能力差的新生儿，可用滴管喂奶，必要时鼻饲。

（3）患儿衣被、尿布应清洁柔软干燥。勤更换睡卧姿，以便血液流畅，防止发生并发症。

执考要点

1. 新生儿的特殊生理现象、新生儿护养的主要措施。

2. 胎黄的概述、病因病机；病理性黄疸的诊断与鉴别诊断、辨证论治、其他疗法。

目标检测

答案解析

A1型题

1. 胎黄病变脏腑为（　　）
　　A. 脾胃肝肾　　　B. 脾肝胆肠　　　C. 心肝脾胃　　　D. 肝脾心肾　　　E. 脾胃肝胆

2. 治疗湿热熏蒸证胎黄首选方剂是（　　）
　　A. 茵陈蒿汤　　　B. 栀子柏皮汤　　　C. 茵陈五苓散　　　D. 犀角散　　　E. 甘露消毒丹

3. 生理性胎黄出现的时间一般是（　　）
　　A. 出生当日　　　B. 生后2~3日　　　C. 生后4~5日　　　D. 生后10~6日　　　E. 生后7日

4. 足月儿生理性胎黄自行消退的时间一般是（　　）
　　A. 生后4~6日　　　B. 生后5~7日　　　C. 生后8~10日　　　D. 生后10~14日　　　E. 生后15~20日

5. 寒湿阻滞型胎黄首选方剂是（　　）
　　A. 苓桂术甘汤　　　B. 茵陈理中汤　　　C. 茵陈术附汤　　　D. 茵陈五苓散　　　E. 以上均不是

6. 治疗瘀积发黄胎黄首选方剂是（　　）
　　A. 膈下逐瘀汤　　　B. 血府逐瘀汤　　　C. 桃红四物汤　　　D. 少府逐瘀汤　　　E. 失笑散

7. 哪项不是重症胎黄的特征（　　）

    A. 嗜睡　　　　　B. 惊惕　　　　　C. 昏迷　　　　　D. 大便深黄　　　　E. 抽搐

8. 下列哪项是生理性胎黄的特征（　　）

    A. 嗜睡　　　　　B. 惊惕　　　　　C. 口渴　　　　　D. 大便色白　　　　E. 黄疸自然消退

9. 下列属于生理性黄疸的是（　　）

    A. 生后24小时以内出现黄疸

    B. 黄疸持续时间足月儿>2周

    C. 早产儿可延迟至3~4周消退

    D. 足月儿血清总胆红素>221μmol/L，早产儿>257μmol/L

    E. 血清总胆红素每日上升幅度>85μmol/L

10. 下列属于病理性黄疸的是（　　）

    A. 生后24小时以内出现黄疸

    B. 生后第2~3日出现黄疸，第4~6日达高峰

    C. 足月儿在生后2周消退，早产儿可延迟至3~4周消退

    D. 足月儿血清总胆红素<221μmol/L

    E. 小儿一般情况良好，除偶有轻微食欲不操外，不伴有其他临床症状

11. 下列病机中不属于胎黄病机的是（　　）

    A. 脾胃湿热　　　B. 寒湿内蕴　　　C. 肺失通调　　　D. 肝失疏泄　　　E. 气滞血瘀

A2型题

12. 患儿，出生2天。面黄，多啼声响，大便秘结。其诊断是（　　）

    A. 五硬　　　　　B. 胎怯　　　　　C. 胎惊　　　　　D. 胎黄　　　　　E. 胎寒

13. 患儿，生后4天。症见：面目皮肤发黄，色泽鲜明如橘皮，哭声响亮，不欲吮乳，口渴唇干，大便秘结，小便深黄，舌质红，苔黄腻。其证候是（　　）

    A. 寒湿阻滞　　　B. 气滞血瘀　　　C. 湿热熏蒸　　　D. 胎黄动风　　　E. 胎黄虚脱

14. 患儿，生后1天。症见：面目皮肤发黄，色泽鲜明如橘皮，哭声响亮，不欲吮乳，口渴唇干，大便秘结，小便深黄，舌质红，苔黄腻。其治法是（　　）

    A. 行气化瘀消积　　　　　　B. 温中化湿退黄　　　　　　C. 清热利湿退黄

    D. 温阳益气固脱　　　　　　E. 平肝息风退黄

B1型题

    A. 马牙　　　　　B. 螳螂嘴　　　　C. 痄腮　　　　　D. 发颐　　　　　E. 口疮

15. 新生儿上腭中线和齿龈部位有散在黄白色、碎米大小隆起颗粒，称为（　　）

16. 新生儿两侧颊部各有一个脂肪垫隆突起，称为（　　）

（林海凤）

书网融合……

知识回顾　　　　　　微课　　　　　　习题

第五章

肺系病证

肺系病证，病位主要在肺。肺上连气道、喉咙，开窍于鼻，合称肺系。肺在体合皮，其华在毛。肺的生理功能是主气、司呼吸，主行水，主治节、朝百脉。其生理功能的正常行使有赖于肺气的宣发与肃降。肺位居上，既宣且降又以下降为主，方为其常。肺的病变，主要是宣发和肃降功能失常，引起呼吸功能失常，水液代谢、输布失常，以及卫外不固等，临床以咳喘、咯痰、胸闷、咽喉痒痛、声音变异、鼻塞流涕，或水肿等为常见，其中尤以咳喘为多见。

肺与大肠相表里，两者在生理上相互为用，病理上互相影响；"肺朝百脉""心主血脉"，肺的病变，可影响血脉的正常运行。故肺系病证的发生、发展及诊治，要注意肺与其他脏腑的联系。如"通腑法"在小儿肺系病证中有着较为广泛的临床应用。

肺在脏腑中位置最高，为华盖。肺为娇脏，无论外感、内伤或其他脏腑病变，皆可病及于肺。小儿肺脏尤娇，故临床上小儿肺系病证的发病率位居第一位，其中以感冒、咳嗽、肺炎喘嗽、哮喘等常见。小儿肺系病证不仅常见，且热证多、兼症多、变证多、易耗伤气阴，因此，治疗时在宣肺降逆的基础上，注意清热泻肺，适时养阴润肺，并防止兼症、变证的发生。诊治小儿肺系病证，临床应注意结合运用西医诊疗手段，如血常规、血气分析、X线检查、血培养、痰培养、肺功能测定等，有助于肺系病证的诊断与辨证论治。

第一节 感 冒

PPT

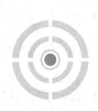

学习目标

知识要求：

1. 掌握小儿感冒的特点、诊断要点以及各证型的证候要点、治法、代表方剂。

2. 熟悉小儿感冒的定义、病因病机及鉴别诊断。

3. 了解小儿感冒的历史源流、其他疗法及预防调护。

技能要求：

1. 熟练掌握辨析感冒各证型、处方用药及适当调护的技能。

2. 会运用辨证论治的方法解决感冒这一常见病证的轻、中症。

　　感冒是因感受外邪所致的一种常见的肺系疾病。因感受外邪中常以风邪为先，故俗称"伤风"。临床以发热、恶寒、头痛、鼻塞、流涕、喷嚏、咳嗽为主要表现。感冒分四时感冒和时行感冒，前者是感受四时六淫之气所致，临床症状较轻，一般无传染性；后者是感受时行疫疠之气而发，症状较重，具有传染性。

　　本病发病率位居儿科门诊疾病的首位，其在任何年龄均可发生，以婴幼儿时期最多见。四季均可发病，以冬春及气候骤变时多见。小儿感冒的特点是易出现夹痰、夹滞、夹惊的兼夹证，尤其是婴幼儿和体弱年长儿。

　　本病一般预后较好，多数患儿于1周左右恢复。年幼、体弱儿临床表现较重，可进一步发展为咳嗽、肺炎喘嗽、哮喘等病证，部分患儿可出现心悸、怔忡、水肿等变证。

　　古代医学文献中关于感冒的论述很多，《内经》中已认识到感冒主要是外感风邪所致。

　　《小儿药证直诀》首提"伤风"之名，并着重阐述了伤风的症状、治法、方药以及兼夹证等。杨仁斋《仁斋直指方》首先提出了"感冒"之名，并对其病因和症状做了精辟的论述。《婴童百问·第五十二问》指出了小儿患热性病易夹食、夹惊的特点。《幼科释谜》认为感冒是由于感受外邪引起，病情较轻浅，通过发散祛邪，病可痊愈。《幼幼集成》对感冒的表热与里热进一步加以区别。

　　本病在西医学中泛指急性上呼吸道感染，简称"上感"；时行感冒为流行性感冒，简称"流感"。主要侵犯鼻、鼻咽、咽部。如某一局部炎症特别突出，即按该炎症处命名，"上感"是鼻、鼻咽和咽喉部急性炎症的总称。

【病因病机】

　　小儿感冒常见的病因有外因和内因。小儿脏腑娇嫩，肌肤疏薄，藩篱不密，卫外不固，加之小儿寒暖不能自调，当四时气候骤变、冷暖失常时，易受外邪侵袭，而发生本病。

　　主要病因为感受外邪，以风邪为主，兼杂寒、热、暑、湿、燥等，一般以风寒和风热二者最常见。亦有感受时行疫毒所致，"春时应暖而反大寒，夏时应热而反大凉，秋时应凉而反大热，冬时应寒而反大温"，非时之气夹时行疫毒伤人，则更易发病。外邪自口鼻皮毛侵入，皮毛开阖失司，卫阳被遏，故恶寒发热，头痛身痛；咽喉为肺之门户，外邪上受，可见鼻塞流涕、咽喉红肿；肺失清肃，则见喷嚏咳嗽。

　　因小儿肺脏娇嫩，脾常不足，神气怯弱，病程中常见夹痰、夹滞、夹惊等兼证。小儿肺常不足，肺脏受邪，失于清肃，津液凝聚为痰，壅结咽喉，阻于气道，加剧咳嗽，此为感冒夹痰。小儿脾常不足，胃小且脆，容物不多，感受外邪，常致运化功能失常，乳食停滞，阻滞中焦，此为感冒夹滞。小儿神气怯弱，肝气未盛，感邪之后，易化热化火，动风扰心，出现一时性惊厥，此为感冒夹惊。此类惊厥为风邪在表、郁而化热所致，与邪陷厥阴不同，又称"伤风发搐"。

总之，感冒是因感受外邪，邪客肺卫，卫表失和所致。病变部位主要在肺（卫），可累及肝、脾而出现夹痰、夹滞、夹惊的证候。感冒基本病机为肺卫失宣。

【诊断与鉴别诊断】

（一）诊断要点

1. **病史**　有感受外邪病史，常在气候骤变、冷暖失调时发病。

2. **临床表现**　以发热恶寒、鼻塞流涕、喷嚏咳嗽、脉浮为主要表现。夹痰常有咳嗽加剧、喉间痰鸣；夹滞可见脘腹胀满、不思饮食、呕吐酸腐、大便失调；夹惊见睡卧不宁、夜间龄齿、烦躁哭闹、惊惕，甚至惊厥。

感冒发热引起的惊厥，具有以下特点：①年龄6个月~3岁，6岁后罕见；②大多发作于病初（24小时内）体温骤升时（>38.5℃）；③常为全身性抽搐，次数少、时间短（持续时间<10分数）、恢复快，无神经系统异常体征；④脑脊液正常，热退2周后脑电图正常；⑤患儿体质较好；⑥可有高热惊厥家族史；⑦预后良好。

3. **辅助检查**　血常规：病毒感染者白细胞总数正常或偏低；细菌感染者白细胞总数及中性粒细胞均增高。

（二）鉴别诊断

1. **急性传染病早期**　多种传染病早期都有类似感冒的症状，但随之出现各自特征性表现。临床根据流行病学史、临床特点、实验室检查等加以鉴别。如：麻疹可见白睛红赤、畏光流泪、麻疹黏膜斑；风疹可见枕后、颈部臖核肿大；奶麻发热3~4天后热退疹出而愈；丹痧可见咽痛红肿、糜烂，皮肤猩红色皮疹；水痘皮肤分批出现斑丘疹、疱疹、结痂，皮疹瘙痒。

2. **急喉瘖（急性感染性喉炎）**　本病初起仅表现为发热、微咳、声音嘶哑，病情加重时可闻犬吠样咳嗽及吸气性喉鸣。

3. **肺炎喘嗽**　初起可见发热、鼻塞流涕、咽红、咳嗽等类似感冒的症状，继而很快出现壮热、咳喘、痰鸣、气促、鼻扇等肺气郁闭之征。两肺可闻及中细湿啰音，胸部X线检查见斑片状阴影。

> ◉ **知识拓展**
>
> **两种特殊类型的感冒**
>
> 1. **疱疹性咽峡炎**　由柯萨奇A组病毒所致，好发于夏秋季，3岁以内婴幼儿多见。临床以高热、咽痛、流涎，咽喉部见小疱疹、破溃形成小溃疡为特征。病程1周左右。
>
> 2. **咽结合膜热**　由腺病毒所致，好发于春夏季，3岁以上儿童多见。临床以高热、咽痛、眼痛流泪、咽部充血，一侧或两侧滤泡性睑结合膜炎，耳后、颈部淋巴结肿大为特征。病程1~2周。

【辨证论治】

（一）辨证要点

1. **辨寒热**　根据发热、恶寒的轻重，涕的清稠，汗出与否，唇舌咽喉红赤疼痛与否来辨寒热。风寒者发热轻，恶寒重，无汗，头痛，流清涕，咽痒不红，舌淡红，苔薄白；风热者发热重，微恶风寒，有汗，流浊涕，咽红肿痛，舌红，苔薄黄干。小儿感冒热多于寒，辨证时对咽喉红肿者，即使舌苔薄白而润，也要考虑为风热证，纵有寒象，亦以寒包热郁居多。

2. **辨兼夹证**　夹痰者，见咳嗽气急、喉间痰鸣；夹滞者，见腹胀嗳气，甚则呕吐、腹泻；夹惊者，见睡卧不安、惊惕啼叫，甚则一过性惊厥。

（二）治疗原则

感冒的治疗原则为疏风解表。风寒感冒，治以辛温解表；风热感冒，治以辛凉解表；暑邪感冒，治以清暑解表；时邪感冒，治以清热解毒。出现夹痰，佐以宣肺化痰；夹滞，佐以消食导滞；夹惊，佐以平肝息风或安神镇惊。

（三）分证论治

1. **主证**

（1）风寒感冒

证候：恶寒重，发热轻，无汗，头痛，鼻流清涕，喷嚏，喉痒、咳嗽，口不渴，咽不红，舌淡红，苔薄白，脉浮紧或指纹浮红。

分析：本证有外感风寒病史。风寒客于肺卫，正邪交争，肌表为寒邪所束，经气不得宣畅，故发热无汗，恶寒头痛；风邪犯肺，肺气失宣，故喉痒，喷嚏流涕，咳嗽；口不渴，咽不红，苔薄白，脉浮紧，为风寒征象。

证候要点：恶寒重，无汗，鼻流清涕，头身疼痛，脉浮紧或指纹浮红。

治法：辛温散寒，疏风解表。

方药：表寒轻，用葱豉汤；表寒重，用荆防败毒散。

加减：头痛甚，加葛根、白芷散寒通络止痛；咳甚，加白前、紫菀宣肺止咳；痰多，加半夏、陈皮燥湿化痰；恶心呕吐，加藿香、紫苏叶、厚朴化痰除湿、降逆止呕；伴高热者，加青蒿、柴胡疏解邪热。

（2）风热感冒

证候：发热重，恶风，有汗或少汗，头痛，鼻塞，鼻流浊涕，喷嚏，咳嗽，痰稠色白或黄，咽红肿痛，口干渴，舌质红，苔薄黄，脉浮数或指纹浮紫。

分析：本证乃感受风热或寒从热化而发。风热外袭，腠理开泄，故发热重而有汗出；风热上乘，肺气失宣，故咳嗽流涕，痰黏，咽红或肿；热易伤津，则口干而渴；舌红、苔薄黄、脉浮数皆风热征象。

证候要点：鼻塞流浊涕，咯痰黏稠，咽红或肿痛，舌质红，苔薄黄，脉浮数或指纹浮紫。

治法：辛凉清热，疏风解表。

方药：银翘散加减。

加减：高热，加栀子、黄芩、石膏、鱼腥草清热解毒；咳嗽重、痰稠色黄，加杏仁、前胡、桑白皮、瓜蒌皮、黛蛤散宣肺止咳祛痰；喉核赤肿甚者，加牛蒡子、板蓝根、玄参、射干清热解毒利咽；鼻衄者，加白茅根、仙鹤草凉血止血；大便秘结，加大黄、枳实通腑泄热。

（3）暑邪感冒

证候：壮热无汗，头痛鼻塞，身重困倦，咳嗽不剧，胸闷泛恶，食欲不振，或有呕吐泄泻、小便短黄，舌质红，苔黄腻，脉数。

分析：夏季感受暑邪，暑邪夹湿，束表困脾。暑邪外袭，卫表失宣，则见高热、无汗；湿遏肌表，则身重困倦；暑湿困于中焦，故胸闷泛恶，食欲不振，或呕吐泄泻；舌红苔腻为暑湿之征象。

证候要点：发热，头痛，身重困倦，食欲不振，舌红，苔黄腻。

治法：清暑解表，化湿和中。

方药：新加香薷饮加减。

加减：偏热重者，加生石膏、栀子清热；暑热扰心，出现心烦易哭者，加竹叶心、莲子心清心除烦；脘闷纳呆、苔厚腻的湿重者，加佩兰、荷叶、苍术、薏苡仁芳化除湿；呕吐，加半夏、竹茹降逆止呕。

（4）时行感冒

证候：起病急骤，全身症状重。高热，恶寒，无汗或汗出热不解，头痛，心烦，目赤咽红，肌肉酸痛，腹痛，或有恶心、呕吐、泄泻，舌质红，舌苔黄，脉数或指纹紫。

分析：本证有明显的季节性和流行性。感受时行疫毒，火热燔炽，侵犯肺胃二经。疫毒袭表，故壮热嗜睡，肌肉酸痛；毒热上炎，故目赤咽红；邪伏中焦，升降失司，则恶心、呕吐、泄泻；舌红苔黄，脉数，均为热盛之象。

证候要点：起病急骤、壮热头痛等全身症状多、重，甚至嗜睡；肺系症状较轻。

治法：宣肺解表，清瘟解毒。

方药：银翘散合普济消毒饮加减。

加减：高热，加柴胡、蚤休解表清热；肌肉酸痛，加白芷、葛根解肌止痛；腹痛，加延胡索、白芍行气缓急止痛。如见高热寒战、脘痞恶心、头痛纳呆、苔厚如积粉，为时邪夹秽浊疫气侵于募原，治宜透达募原、辟秽化浊，方选达原饮加味。常用药有槟榔、草果、厚朴、知母、白芍、甘草、黄芩、柴胡、板蓝根。

2. 兼夹证

（1）夹痰

证候：兼见咳嗽较剧，咳声重浊，喉间痰鸣。舌苔厚腻，脉滑。

分析：肺失宣肃，肺气上逆。咳嗽多痰、痰白清稀或有泡沫为风寒，痰黄黏稠为风热。

治法：辛温解表佐以宣肺化痰；辛凉解表佐以清肺化痰。

方药：风寒夹痰证加用二陈汤或杏苏散；风热夹痰证加用桑菊饮、黛蛤散。

（2）夹滞

证候：兼见食少纳呆，脘腹胀满，呕吐酸腐，口气秽浊，大便酸臭，或腹痛泄泻，或大便秘结、小便短黄。舌苔厚腻，脉滑。

分析：食滞中焦则脘腹胀满；升降失司则呕恶、纳呆、泄泻；食积化腐则口气秽浊、大便酸臭；苔垢腻，脉滑，为内有积滞之象。

治法：解表合消食导滞。

方药：加用保和丸。

加减：若大便秘结、小便短黄、壮热口渴，加大黄、枳实、厚朴通腑下积泄热。

（3）夹惊

证候：兼见惊惕哭叫，睡卧不宁或磨牙，甚至惊厥、抽风。舌尖红，苔黄，脉弦。

分析：小儿神气怯弱，筋脉未盛，感受外邪，扰乱心神，引动肝风，故见惊惕啼叫、夜卧不安、磨牙，甚而惊厥、抽风；舌尖红、脉弦为心肝热象。

治法：解表兼以清热镇惊。

方药：汤药中加用钩藤、僵蚕、蝉蜕、珍珠母镇惊安神。另服小儿回春丹或小儿金丹片。

【其他疗法】

（一）中成药

1. 小儿豉翘清热颗粒　用于风热感冒夹滞证。
2. 小儿清热解毒口服液　用于暑邪感冒、时邪感冒。
3. 风寒感冒颗粒　用于风寒感冒。
4. 风热感冒颗粒　用于风热感冒。
5. 藿香正气液　用于暑湿感冒。
6. 连花清瘟颗粒　用于时邪感冒。
7. 小儿金丹片　用于感冒夹惊。
8. 回春丹　用于感冒夹惊。

（二）药物外治法

柴胡注射液滴鼻，每次左右鼻孔各2~3滴，1~2小时重复1次。用于感冒高热不退者。

（三）针灸疗法

（1）针刺风池、合谷、大椎、风门、肺俞。中等刺激，不留针。用于风寒感冒。
（2）针刺大椎、曲池、鱼际、外关、少商。中等刺激，不留针。用于风热感冒。

【西医治疗】

1. 抗生素的应用　一般不主张常规应用抗生素，对症治疗即可。明确为细菌感染时可选用青霉素类、头孢菌素或大环内酯类抗生素。

2. 高热的处理　可予物理降温，如头部冷敷、温水浴、35%乙醇擦浴；口服或肌内注射退热药如对乙酰氨基酚或布洛芬。

3. 热性惊厥的治疗　处理原则为控制惊厥，解除高热，治疗原发病，预防复发。控制惊厥常用地西泮，每次0.5mg/kg，静脉缓慢注射，每分钟1mg。也可肌内注射苯巴比妥钠每次5~8mg/kg，或10%水合氯醛每次0.5ml/kg（最大不超过10ml/次）灌肠。

📖 知识拓展

中医药治疗流感有特色优势

秋冬季是呼吸道传染病特别是流感的多发季节，每年这个时候，不少高危人群都会主动接种流感疫苗，以预防流感。接种流感疫苗是全球公认流感防控的最有效手段。中医药学作为存在、发展了几千年的医学，在传染病的防治方面积累了非常丰富的经验。全国流行性感冒医疗救治专家组专家对中医药特色优势总结如下：第一，退热时间较快、较稳、较持久，是中医药治疗流感的重要特色和最大优势。第二，中医治疗流感不但治病，也针对证候，体现出了中医药对于证候治疗和多靶点治疗的优势。第三，中医药对感染流感后出现的咳嗽症状疗效较好，并且中药治疗越早，出现咳嗽的可能就越少，或者越轻。第四，对于一些重症和危重症患者实施中西医联合救治，可减少抗生素和呼吸机的使用，对于降低病死率也有很好的作用。

启示：医学生需要传承中医药文化，树立中医药文化自信，创新中医药发展。防治流感需要多挖掘、关注中医药的特色和优势，尽早采用，减少并发症。

【预防与调护】

1. 预防

（1）多参加户外活动，多晒太阳，加强锻炼，增强体质。

（2）注意气候变化，及时增减衣服，避免衣帽被过厚。

（3）感冒流行期间少去公共场所。

（4）及时接种流感疫苗。

2. 调护

（1）注意休息，居室保持空气新鲜、流通，温度和湿度适宜。

（2）发热期间多饮热水，饮食清淡易消化、有营养，忌辛辣、冷饮、油腻食物。

（3）对高热患儿，应密切观察病情变化，监测体温。

第二节 乳 蛾

PPT

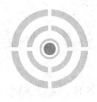

学习目标

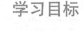

知识要求：

1. 掌握乳蛾的诊断要点、鉴别诊断及辨证论治。

2. 熟悉乳蛾的病因病机及临床表现。

3. 了解乳蛾的概念及发病特点。

技能要求：

1. 熟练掌握辨析乳蛾各证型、处方用药及适当调护的技能。

2. 会运用中医临床思维对乳蛾进行诊断并辨证论治。

岗位情景模拟 8

患儿，男，4岁。因"发热4天"于2015年9月21日入院。

患儿4天前无明显诱因出现发热，最高体温达40.0℃，自行服用"布洛芬混悬液"后热退，伴少许头痛、流涕、咽痛。9月17日至门诊求诊，予"小儿氨酚黄那敏颗粒、小儿柴桂退热颗粒、强力枇杷胶囊、红霉素肠溶胶囊"口服，"生理盐水+地塞米松+阿米卡星"超声雾化吸入治疗，患儿病情无好转。9月21日患儿仍发热，晨起时呕吐胃内容物1次，胃纳一般，口渴多饮，小便黄，大便干。门诊拟"急性扁桃体炎"收住入院。查体：体温38.9℃，呼吸24次/分，脉搏111次/分，体重21kg；精神稍倦怠，急性热病容；咽部充血，双扁桃体Ⅱ度肿大，未见脓性分泌物附着；颈软，双肺呼吸音稍粗，未闻及干湿啰音；心界不大，心率111次/分，律齐，无杂音；腹软，剑突下轻压痛，肝、脾肋下未触及，肠鸣音正常；舌红，苔黄，脉浮数。查血常规：WBC（白细胞）9.6×10⁹/L，N（中性粒细胞）0.738，L（淋巴细胞）0.147，HGB（血红蛋白）113g/L，PLT（血小板）146×10⁹/L。查C−反应蛋白26.6mg/L。查甲型、乙型流感病毒抗原均阴性。

问题与思考

1. 该患儿中医病、证诊断是什么？病机如何？
2. 请给出治法、方药，开出处方。

答案解析

乳蛾是指以咽部两侧喉核（腭扁桃体）肿大，伴红肿疼痛甚至化脓溃烂、表面黄白脓点、咽痒不适为主要临床表现的咽喉病变。由于肿大的喉核形似乳头或蚕蛾，故名乳蛾。本病一年四季均可发生，春冬二季发病最为多见。本病多见于4岁以上儿童及青少年。本病临床常伴有高热，多数经积极治疗后可获痊愈，但体弱患儿病程较长，甚至迁延不愈或反复发作。如治疗不及时，可引发中耳炎、鼻窦炎、颈淋巴结炎等并发症，偶可伴发水肿（急性肾小球肾炎）、痹证（风湿热）、心悸（风湿性心脏病）等病。长期不愈者可发展至反复呼吸道感染。

本病相当于西医学的急、慢性扁桃体炎。

 课堂互动 5-2

为什么新生儿和婴儿不容易出现乳蛾呢？

答案解析

【病因病机】

乳蛾的发生原因，主要为风热邪毒由口鼻而入，侵袭咽喉；或因素体肺胃热炽，复感外邪，邪毒上攻咽喉；或因素体阴虚，邪热伤阴，而致虚火上炎。

咽喉为肺胃之门户，风热邪毒经口鼻而入，循经上攻咽喉，邪毒聚于喉核，发为乳蛾。小儿嗜食辛热燥辣之品，热积胃腑，或先天禀受母体胃热，造成胃火内盛，上熏咽喉；若复感外邪，或风热犯肺失治，热毒炽盛，上灼喉核，灼腐肌膜。因风热搏结或热毒炽盛日久，耗损肺胃之阴，阴虚咽喉失养，无力托毒外出，阴虚火旺，虚火上炎，熏蒸喉核。

总之，本病是因外感风热，或肺胃热盛、复感外邪，或虚火上炎，热毒搏结于咽喉所致。

【诊断与鉴别诊断】

（一）诊断要点

1. **病史**　急性乳蛾起病较急，病程较短；反复发作则可转为慢性乳蛾，病程较长。
2. **临床表现**　以咽痛、吞咽困难为主要症状。急性乳蛾伴发热；慢性乳蛾不发热或有低热。
3. **体征**　急性乳蛾可见喉核充血、肿大，呈鲜红或深红色，表面可有脓点，严重者有小脓肿；慢性乳蛾可见喉核充血、肿大，呈暗红色，或不充血，表面或有脓点，或挤压后溢出少许脓液。
4. **辅助检查**　血常规：急性乳蛾以及部分慢性乳蛾可见血白细胞总数和中性粒细胞增高。

（二）鉴别诊断

1. **感冒**　感冒以恶寒发热、鼻塞流涕、喷嚏和咳嗽为主要表现，部分患儿也可出现咽喉红肿。如以咽红、喉核红肿疼痛，甚至溃烂化脓等局部表现为主者，则诊断为乳蛾。
2. **白喉**　起病缓慢，轻度咽痛，喉核及咽部可见灰白色假膜，不易擦去，强行擦去则易出血，并很快再生，颈部淋巴结肿大明显，咽拭子培养或涂片可检出白喉杆菌。
3. **猩红热（烂喉痧）**　起病较急，早期有发热或高热，咽喉红肿疼痛，甚则腐烂，发热1天后出现猩红色皮疹，3~7天后身热渐退，咽喉肿痛、腐烂逐渐减轻，皮肤脱屑。
4. **喉关痈**　发生在喉核周围及其附近部位的脓肿，病变范围较乳蛾大。临床以局部疼痛、红肿化脓，并伴恶寒发热、饮食呛逆、言语不清等为特征。病情发展迅速，每致咽喉肿塞，吞咽、呼吸均受影响。相当于西医学的咽后壁脓肿、扁桃体周围脓肿等疾病。本病在形成脓肿之前，一般都有类似乳蛾急性发作的症状，这种症状若3~4天后逐渐加重，特别是咽痛加剧、吞咽困难者，应考虑本病。

【辨证论治】

（一）辨证要点

1. **辨轻重**　根据起病急缓、发热高低、喉核红肿程度、有无溃烂以及有无全身症状辨别。若起病缓慢，发热不甚，喉核红肿不甚，无溃烂化脓，全身症状不明显者，则病情较轻；若起病急骤，壮热不退，喉核红肿明显，有溃烂化脓，全身症状重者，则病情较重。
2. **辨表里**　乳蛾初起，伴有恶寒、发热等表证者，为病在表；若伴见身热口渴、大便干结等里实热者，为病在里。
3. **辨虚实**　根据病程长短、喉核颜色及伴随症状辨别。若病程较短，病情重，喉核红肿明显或有化脓溃烂，壮热不退，舌红苔黄，脉数有力者，为实证；若病程较长，或反复发作，喉核红肿不明显，发热不甚，舌红少苔，脉细者，多为虚证或虚中夹实。

（二）治疗原则

清热解毒、利咽散结为乳蛾的基本治疗原则。风热搏结者，治以疏风清热、消肿利咽；热毒炽盛者，治以清热泻火解毒，肠腑不通者配以通腑泻火；慢性乳蛾多属肺胃阴虚证，兼有余邪留滞，治以养阴润肺、软坚利咽。

（三）分证论治

1. **风热搏结**
证候：咽喉干燥，灼热疼痛，喉核红肿，黏膜充血，未成脓；或咽痒不适，吞咽不利，发热重，恶寒轻，鼻塞流涕。舌红，苔薄白或黄，脉浮数，或指纹浮紫。

分析：外感风热，犯肺袭咽，邪热搏结喉核，故喉核红肿，吞咽不利；邪犯肺卫，正邪相争，故有发热、恶寒；舌红，苔薄白或黄，脉浮数，或指纹浮紫，均为风热在表之征。

证候要点：喉核赤肿疼痛，尚未化脓，兼风热表证。

治法：疏风清热，利咽消肿。

方药：银翘马勃散。

加减：喉核红肿明显，加板蓝根、山豆根、僵蚕解毒利咽；表热重，加薄荷、蝉蜕、柴胡；高热，加石膏、黄芩、栀子清热解毒；声音嘶哑，加木蝴蝶、青果、玄参清宣肺气、利咽止哑；咳嗽剧烈，加前胡、杏仁、枇杷叶宣降肺气止咳。

2. 热毒炽盛

证候：喉核红肿明显，甚至溃烂化脓，咽部疼痛剧烈，痛连耳根及颌下，壮热不退，吞咽困难，口干口臭，大便干结，小便黄少，舌红，苔黄，脉数，或指纹青紫。

分析：过食辛辣或外感风热失治，邪毒乘热内传肺胃，上熏喉核，毒热瘀滞，肉腐成脓，故见咽红肿痛、溃烂化脓；热毒炽盛，充斥气分，则见壮热不退、口干口臭、大便干结、小便黄少；舌红，苔黄，脉数，或指纹青紫，为肺胃热盛之象。

证候要点：喉核赤肿焮红，溃烂化脓，壮热不退，舌质红，苔黄厚。

治法：清热解毒，利咽消肿。

方药：牛蒡甘桔汤。

加减：壮热烦渴，加石膏、知母；溃烂化脓明显，加金银花、蒲公英、鱼腥草解毒排脓；喉核红肿、舌红绛，加生地黄、牡丹皮清热凉血；咳嗽声嘶，加麦冬、枇杷叶、木蝴蝶养阴利咽；热扰厥阴、烦躁不安、四肢抽搐，加钩藤、僵蚕、珍珠母平肝息风。

3. 肺胃阴虚

证候：喉核肿大暗红，咽干咽痒，咽部灼热，有异物感，微痛，干咳少痰，午后症状加重，日久不愈，大便干结，小便黄少，舌红，少苔，脉细数，或指纹淡紫。

分析：风热乳蛾或温病之后余毒未清，邪热耗伤肺阴；或素体阴虚，胃阴亏损，虚火上炎，熏蒸喉核，故喉核肿大暗红，咽干咽痒，咽部灼热，有异物感，微痛，日久不愈；肺阴不足，肺失滋养，宣发失调，则干咳少痰；肺与大肠相表里，肺阴不足，大肠失润，故大便干结；舌红，少苔，脉细数，或指纹淡紫，为阴虚有热之征。

证候要点：喉核肿大暗红，咽干喉燥，舌质红，苔少，脉细数。

治法：养阴润肺，软坚利咽。

方药：养阴清肺汤。

加减：喉核肿大，加夏枯草、牛蒡子、昆布消肿利咽；干咳，加天冬、桔梗、地骨皮润肺止咳；低热不退，加青蒿、地骨皮、胡黄连养阴清热；声音嘶哑，加青果、木蝴蝶利咽止哑。如见颧红、手足心热等阴虚火旺之症，宜用知柏地黄丸合玄麦甘桔汤加减。

【其他疗法】

（一）中成药

1. 银黄口服液　用于风热搏结证。

2. 双黄连口服液 用于热毒炽盛证。

3. 金果饮 用肺胃阴虚证。

4. 小儿咽扁冲剂 用于风热外侵证。

5. 六神丸 用于咽喉肿痛严重者。

（二）药物外治法

冰硼散、锡类散 用于热毒炽盛证，适量吹于咽部喉核。

【西医治疗】

1. 一般疗法 卧床休息，进流质饮食及多饮水，加强营养及疏通大便。咽痛剧烈或高热时，可口服退热药及镇痛药。

2. 抗生素的应用 为主要治疗方法。青霉素应属首选抗生素，根据病情轻重，决定给药途径。若治疗2~3日后病情无好转，须分析其原因，改用其他种类抗生素。如有条件可在确定致病菌后，根据药敏试验采用抗生素。

3. 局部治疗 常用复方硼砂溶液、复方氯己定含漱液或1：5000呋喃西林液漱口。

【预防与调护】

1. 预防

（1）加强锻炼，增强体质。

（2）注意随气温变化增减衣物，积极预防感冒。

（3）注意口腔卫生，积极防治龋齿。患儿可用金银花甘草液漱口，每日3~6次。

2. 调护

（1）保持居室空气流通及适当温度。

（2）饮食易消化、清淡、有营养，忌食辛辣、冷饮、油腻食物，以防助长邪势。

（3）高热患者，应注意观察病情变化，配合物理降温。

（4）及时彻底治愈本病，防止病情迁延或并发他症。

第三节 咳 嗽

PPT

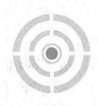

学习目标

知识要求：

1. 掌握咳嗽的辨证论治。

2. 熟悉咳嗽的病因病机与诊断要点。

3. 了解咳嗽的发病特点及临床表现。

技能要求：

1. 熟练掌握辨析咳嗽各证型、处方用药的技能。

2. 会运用中医临床思维对小儿咳嗽进行诊断并辨证论治。

岗位情景模拟 9

患儿，男，4岁。1周前受凉后开始出现咳嗽，有痰难出，未予特殊处理。现连声咳嗽，痰多，流清涕，喷嚏，纳食不香，大小便正常。既往史、家族史及个人史无特殊。体检：咽清，双肺呼吸音增粗；舌淡苔白，脉浮。辅助检查：血常规示WBC（白细胞）8.1×10^9/L，N（中性粒细胞）0.44，E（嗜酸性粒细胞）0.1×10^9/L。

问题与思考

1. 该患儿中医病、证诊断是什么？病机如何？
2. 请给出治法、方药，开出处方。

答案解析

咳嗽是以咳嗽症状命名的肺系病证，为儿科临床最常见的肺系症状之一，"有声无痰为咳，有痰无声为嗽，有声有痰谓之咳嗽"。咳和嗽在含义上是不同的，但两者多并见，故合称为"咳嗽"。小儿时期，许多外感、内伤疾病及传染病都可以兼见咳嗽症状，若咳嗽不是其突出主症时，则不属于本病。

课堂互动 5-3

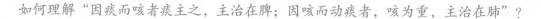

如何理解"因痰而咳者痰主之，主治在脾；因咳而动痰者，咳为重，主治在肺"？

答案解析

本病一年四季均可发生，但以冬春二季或季节转换以及气候骤变时更为多见。各年龄段小儿均可发病，其中3岁以内婴幼儿多见，年龄愈小，症状多愈重。由于小儿肺常不足，寒暖不知自调；脾常不足，乳食不能自节，故本病的发生与感受外邪或内伤乳食均密切相关。临床实践中，小儿外感咳嗽多于内伤咳嗽，而外感咳嗽的发生常与气候因素紧密相关。本病一般预后较好，若治疗不当，调护失宜，则反复迁延，若病情进一步加重，可发展为肺炎喘嗽。

本病相当于西医学的气管炎、支气管炎。

知识拓展

气管炎的临床表现和分期

气管炎大多先有上呼吸道感染症状，如发热、咳嗽等，以后咳嗽逐渐加剧，重者发热可达38~40℃，可伴有头痛、疲乏无力、食欲下降等症状。婴幼儿还可出现呕吐、腹泻等消化道症状。体检时可见咽部充血、双肺呼吸音粗，有时可闻及干啰音或散在粗大中等湿啰音，常在体位改变或咳后减少甚至消失。

急性、慢性支气管炎分期标准：急性期，发病在1个月以内；慢性期，总病程超过2年，每年发作时间超过2个月。

【病因病机】

小儿咳嗽的发生，主要责之于感受外邪，其中尤以风邪为主。此外，肺脾虚弱则是本病发生的主要内在因素。咳嗽病位在肺，常涉及脾；病机关键为肺失宣肃。肺为娇脏，其性清宣肃降，上连咽喉，开窍于鼻，外合皮毛，主一身之气，司呼吸。外邪从口鼻或皮毛而入，邪侵于肺，或因小儿脾常不足，脾虚生痰，上贮于肺，肺气不宣，清肃失职则发生咳嗽。若久咳不愈，耗伤正气，则可转为内伤咳嗽。

1. **感受外邪** 多为感受风邪。风邪侵袭，首犯肺卫，肺为邪犯，阻塞肺络，肺气壅塞不宣，清肃失职，肺气上逆，而致咳嗽。风为百病之长，易夹杂其他邪气为病。若风夹寒邪，风寒束肺，肺气失宣，则见咳嗽频作、痰白清稀、咽痒声重；若风夹热邪，风热犯肺，肺失清肃，则致咳嗽不爽、痰黄黏稠。

2. **痰热蕴肺** 小儿肺脾不足，气不化津，痰易滋生。若素有食积内热或心肝火热，或有外感邪热稽留不去，炼液成痰，痰热互结，阻于气道，肺失清肃，则致咳嗽痰多、痰稠色黄、不易咯出。

3. **痰湿渍肺** 小儿脾常不足，易为生冷、乳食所伤，导致使脾失健运，水液不能化生为津液、水谷不能化生成精微，酿为痰浊，上渍于肺。肺脏娇嫩，不能敷布津液，化液成痰，痰阻气道，宣降失司，气机不畅，而致咳嗽痰多、痰稀色白。

4. **肺气亏虚** 小儿禀赋不足，脾胃素虚者，或外感咳嗽日久不愈耗伤正气后，肺气虚弱，脾气亏虚，运化失司，气不布津，痰液内生，阻于肺络，气道不利，则致久咳不止、咳嗽无力、痰白清稀。

5. **肺阴亏虚** 小儿肺脏娇嫩，喜润恶燥，若遇外感咳嗽，经久不愈，正虚邪恋，热伤肺津，阴津受损，阴虚生内热，热伤肺络，或阴虚生燥，而致久咳不止、干咳无痰，或痰少而黏、声音嘶哑。

总之，咳嗽的病因虽多，但其发病机制，皆为肺脏受累、宣肃失司而成。外感咳嗽病起于肺；内伤咳嗽可因肺病迁延，或他脏先病、累及于肺所致。

【诊断与鉴别诊断】

（一）诊断要点

1. **病史** 病前多有感冒病史，好发于冬春两季，常因气候变化而发病。

2. **临床表现** 咳嗽为主要症状。

3. **体征** 两肺呼吸音粗糙，可闻及干啰音或不固定的粗湿啰音。

4. **辅助检查**

（1）血常规检查 病毒感染者，白细胞总数正常或偏低；细菌感染者，白细胞总数及中性粒细胞计数增高。

（2）病原学检查 取鼻咽或气管分泌物标本做病毒分离桥联酶标法检测，有助于病毒学检测。

（3）胸部X线检查 正常或有肺纹理增粗。

（二）鉴别诊断

1. **感冒** 感冒为肺系疾患之初起阶段，临床症状多见咳嗽，与咳嗽较难区分。临床一般以咳嗽为突出症状者，诊断为咳嗽；若以卫表症状如恶寒发热、鼻塞流涕为主要临床表现者，则诊为感冒。

2. **肺结核** 肺结核为具有传染性的慢性肺部疾病。其咳嗽长期不愈，甚至咳血，伴低热盗汗、五心烦热、消瘦等症状。多有结核病接触史，结核菌素试验阳性，气道排出物中可以找到结核菌。胸部X线检查有助于鉴别。

【辨证论治】

（一）辨证要点

1. **辨外感与内伤** 外感咳嗽常起病急，病程短，伴有表证，多属实证；内伤咳嗽，发病多缓，病程较长，多兼有不同程度的里证，可虚实互见，以虚证居多。

2. **辨寒热** 寒咳多见怕冷、痰清稀色白、舌质淡、脉紧等；热咳多见发热、痰黄、大便秘结、舌质红、苔黄、脉数等。

3. **辨咳声** 咳声重浊多属风寒或夹湿；咳声粗亢多属风热；咳声嘶哑多属燥热；咳而喉痒多兼风邪。

4. **辨痰液** 白稀属寒痰；黄稠属热痰；白黏、量少、难咯出属燥痰；痰夹泡沫属风痰；白稀痰夹泡沫属风寒；黄黏痰夹泡沫属风热；白黏、量多、易咯出属湿痰；痰稠结块为老痰；干咳无痰属燥火。

（二）治疗原则

小儿咳嗽的治疗原则应辨清邪正虚实、外感和内伤，分而治之。外感咳嗽一般邪气盛而正未虚，治以宣通肺气为主，佐以疏风解表，邪去则正安。一般不宜过早使用苦寒、滋腻、收涩、镇咳之药，以免留邪。内伤咳嗽，应辨明由何脏累及所致，随证立法，或佐以燥湿，或养阴润肺，或补益五脏气阴。

（三）分证论治

1. **外感咳嗽**

（1）风寒咳嗽

证候：咳嗽频作、声重，咽痒，痰清稀色白，鼻塞流清涕，恶寒无汗，发热头痛，全身酸痛，舌苔薄白，脉浮紧，或指纹浮红。

分析：感受风寒，邪客于肺，肺失宣降，则见咳嗽频发、痰稀色白、鼻塞流清涕、声重咽痒；风寒外束，腠理闭塞，则恶寒无汗、头身疼痛；舌苔薄白，脉浮紧，或指纹浮红，为风寒在表之征。小儿风寒袭肺容易转化成热证。

证候要点：咳嗽频作、声重，咽痒，痰白清稀，脉浮紧，或指纹浮红。

治法：疏风散寒，宣肺止咳。

方药：杏苏散、金沸草散。

加减：寒邪较重，加炙麻黄辛温宣肺；咳重，加枇杷叶宣肺止咳；痰多，加茯苓、陈皮化痰理气；恶寒头痛甚者，加防风、白芷、川芎疏风止痛。

（2）风热咳嗽

证候：咳痰不爽，痰黏稠色黄，不易咳出，鼻流浊涕，口渴咽痛，伴发热恶风、头痛、微汗出，舌质红，苔薄黄，脉浮数，或指纹浮紫。

分析：感受风热外邪，肺失宣降，肺气上逆，故见咳嗽、咽喉疼痛、鼻流浊涕；热邪炼液成痰，故而咳痰不爽、痰黄黏稠、不易咳出；舌质红，苔薄黄，脉浮数，或指纹浮紫，为风热在表之象。

证候要点：咳嗽痰黄，口渴咽痛，鼻流浊涕，舌质红，苔薄黄，脉浮数。

治法：疏风清热，宣肺止咳。

方药：桑菊饮。

加减：肺热重，加金银花、黄芩清宣肺热；咽红肿痛，加射干、玄参、大青叶消肿利咽；咳重，加前胡、枇杷叶清肺止咳；痰多，加浙贝母、瓜蒌皮化痰止咳。

2. **内伤咳嗽**

（1）痰热咳嗽

证候：咳嗽痰多，色黄黏稠，不易咳出，甚则喉间痰鸣，发热口渴，烦躁不宁，尿少色黄，大便干结，舌质红，苔黄腻，脉滑数，或指纹紫。

分析：风寒咳嗽化热或食积内热，炼液成痰，痰阻气道，宣降失司，肺气上逆，痰随气升，可见咳嗽痰多、色黄黏稠、不易咳出，甚则喉间痰鸣、发热口渴；热扰心神，故见烦躁不宁、尿少色黄；肺失清肃，大肠传导失司，故而大便干结；舌质红，苔黄腻，脉滑数，或指纹紫，为内有痰热之征。

证候要点：咳嗽痰多，色黄黏稠，不易咳出，甚则喉间痰鸣，舌红，苔黄腻，脉滑数。

治法：清热化痰，宣肺止咳。

方药：清金化痰汤。

加减：咳重、胸胁疼痛者，加郁金、青皮理气通络；痰多色黄、黏稠难咯者，加瓜蒌壳、胆南星清肺化痰；心烦口渴者，加石膏、竹叶清心除烦；大便秘结者，加制大黄润肠通便。

（2）痰湿咳嗽

证候：咳声重浊，痰多壅盛，色白而稀，喉间痰声辘辘，胸闷纳呆，神乏困倦，舌淡红，苔白腻，脉滑。

分析：脾失健运，湿浊内生，上犯于肺，肺失宣降，故而咳嗽重浊，痰多壅盛，色白而稀，喉间痰声辘辘；痰湿困脾，故胸闷纳呆，神乏困倦；舌淡红，舌白腻，脉滑，为痰湿之象。

证候要点：咳声重浊，痰多壅盛，色白而稀，喉间痰声辘辘，胸闷纳呆，舌淡红，苔白腻，脉滑。

治法：燥湿化痰，宣肺止咳。

方药：二陈汤。

加减：痰涎壅盛，加紫苏子、莱菔子、白芥子利气化痰；湿盛，加苍术、厚朴燥湿健脾、宽胸行气；咳声重，加款冬花、百部、枇杷叶宣肺化痰；纳呆，加焦神曲、麦芽、焦山楂醒脾消食。

（3）气虚咳嗽

证候：咳而无力，痰清稀色白，面色苍白，语声低微，气短懒言，自汗畏寒，舌淡嫩、边有齿痕，脉细无力。

分析：本证常为久咳，多见于痰湿咳嗽转化而成。久病必虚，咳而无力，痰白清稀，面色苍白，气短懒言，语声低微，自汗畏寒，为肺气虚的表现；舌淡嫩、边有齿痕，脉细无力，为气虚之征。

证候要点：咳而无力，痰白清稀，气短懒言，脉细无力。

治法：健脾补气，益气化痰。

方药：六君子汤。

加减：气虚重，加黄芪、黄精益气补虚；咳重痰多，加杏仁、川贝母、炙枇杷叶化痰止咳；食少纳呆，加焦山楂、焦神曲和胃消食。

（4）阴虚咳嗽

证候：干咳无痰，或痰少而黏、不易咳出，喉痒声嘶，口渴咽干，手足心热，午后潮热，舌红，少苔，脉细数。

分析：外感秋燥之邪，耗伤肺阴，肺之宣发肃降失常，或痰热咳嗽转化而成本证。阴虚生燥，肺失清润，宣降失常，故而干咳无痰，或痰少而黏、不易咳出，口渴咽干，喉痒声嘶；阴虚生内热，故而出现口渴咽干、喉痒声嘶、手足心热、午后潮热；舌红，少苔，脉细数，为阴虚内热之征。

证候要点：干咳无痰，喉痒声嘶，舌红，少苔，脉细数。

治法：滋阴润燥，养阴清肺。

方药：沙参麦冬汤。

加减：阴虚重，加地骨皮、石斛、阿胶养阴清热；咳嗽重，加炙紫菀、川贝母、炙枇杷叶润肺止咳；咳重痰中带血，加仙鹤草、白茅根、藕节炭清肺止血。

【其他疗法】

中成药

1. 小儿宣肺止咳颗粒　用于小儿外感咳嗽、痰热壅肺所致的咳嗽痰多、痰黄黏稠。
2. 急支糖浆　用于风热咳嗽。
3. 蛇胆川贝液　用于风热咳嗽。
4. 小儿百部止咳糖浆　用于风热犯肺证、痰热壅肺证。

【西医治疗】

1. 病毒性支气管炎　一般可不用抗生素。若婴幼儿出现发热、痰黄、白细胞增多者，考虑伴有细菌感染时，可适当选用抗生素。

2. 细菌性支气管炎　首选 β 内酰胺类抗生素，亦可用头孢类抗生素。如系肺炎支原体或衣原体或百日咳杆菌感染，则应予以大环内酯类抗生素。肺部啰音多者予静脉滴注抗生素，待病情好转、肺部啰音消失、咳嗽多痰者改口服抗生素。抗生素疗程一般7~10天。肺炎支原体或衣原体感染抗生素需应用2~3周。

3. 对症治疗　目的促进痰液排除，尽量不用镇咳剂或镇静剂，以免抑制咳嗽反射，影响痰液咯出。

（1）祛痰药　N–乙酰半胱氨酸、氨溴索、愈创甘油醚等。

（2）平喘药　对喘憋严重者，可雾化吸入沙丁胺醇、特布他林等 β_2 受体激动剂。

（3）糖皮质激素　喘息严重者可短期使用，如口服泼尼松 1mg/（kg·d）共3~5天。

（4）抗过敏药物　有过敏体质者可酌情选用抗过敏药物如氯苯那敏、氯雷他定、酮替芬等。

【预防与调护】

1. 预防

（1）经常户外活动，加强锻炼，增强小儿抗病能力。

（2）避免感受风邪，预防感冒。注意背腹部保暖。

（3）避免接触煤气、烟尘等，减少不良刺激。

2. 调护

（1）保持室内空气新鲜、流通，保持适当的温度和湿度。

（2）注意休息，咳嗽剧烈的患儿可影响睡眠，应保持室内安静，保证睡眠充足。

（3）经常变换体位及拍打背部，以利痰液的排出。

（4）饮食宜清淡、易消化、富含营养，少食生冷、辛辣、油腻、过甜之品。

PPT

第四节　肺炎喘嗽

○
┆
┆ **学习目标**
┆
┆ **知识要求：**
┆ 1. 掌握肺炎喘嗽的诊断要点及辨证论治、肺炎合并心力衰竭的诊断与
治疗。
┆ 2. 熟悉肺炎喘嗽的病因病机及鉴别诊断。
┆ 3. 了解肺炎喘嗽的发病特点及临床表现。
┆ **技能要求：**
┆ 1. 熟练掌握辨析肺炎喘嗽各证型、处方用药。
○ 2. 会运用辨证论治的方法解决肺炎喘嗽的常证。

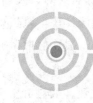

岗位情景模拟10

　　患儿，男，1岁3个月。因"咳嗽半个月，发热3天"于2005年3月29日入院。

　　患儿半个月前受凉后出现咳嗽，干咳少痰，阵发性连咳，家长予"感冒冲剂"等中成药无效。3天前发热，最高达39℃，无汗出，无恶寒，口服退热剂，发热反复，遂来就诊，收入院。起病以来，食纳欠佳，大小便正常，夜寐欠安。查体：T（体温）37.9℃，Wt（体重）11kg；营养一般，神清神疲，面色不华；前囟平软，约0.5cm×0.5cm；咽稍红；心率120次/分，律齐，心音可，心前区可闻及Ⅱ/Ⅵ收缩期杂音，柔和，无传导；双肺呼吸音粗，可闻及湿啰音和痰鸣音；腹平软；舌质淡红，苔腻，指纹淡红于风关。辅助检查：血常规示WBC（白细胞）$12.7×10^9$/L，N（中性粒细胞）0.75，L（淋巴细胞）0.21，HGB（血红蛋白）107g/L，PLT（血小板）$295×10^9$/L。X线胸片：右下肺见斑点状淡薄阴影，边缘模糊。

问题与思考

1. 该患儿中医病、证诊断是什么？病机如何？

2. 请给出治法、方药。

答案解析

　　肺炎喘嗽，是小儿时期常见的肺系疾病之一，临床以发热、咳嗽、气急、鼻扇为特征。本病一年四季均可发生，尤其以冬春两季为多。好发于3岁以内小儿，年龄越小，发病率越高。本病若治疗及时得当，一般预后良好。年龄幼小，体质虚弱者，常反复发作，迁延难愈。病情严重者容易合并心阳虚衰或邪陷心肝等变证，甚至危及生命。

　　本病相当于西医学的小儿肺炎。世界卫生组织（WHO）已将小儿肺炎列为全球3种主要儿科疾病之一，我国卫生部将其列为小儿四病防治之一。

【病因病机】

肺炎喘嗽的病因，有内因和外因之分。外因责之于外邪入侵，由口鼻或皮毛侵犯人体，先侵肺卫，而后犯肺；或邪气直中于肺，闭阻肺府，肺失宣肃，上源不利，水湿内停，闭阻于肺；湿郁化热，湿热互结，形成湿热阻肺。病势渐退，正气已虚，若邪热未尽、痰浊未清或热盛伤阴，则为正虚邪恋。进一步调治得当，则病趋向愈。内因责之于小儿肺气虚弱，卫外不固，如先天禀赋不足或后天喂养失宜、久病不愈、病后失调，导致正气虚弱、腠理不密，易为外邪所感。病位主要在肺，常可累及于脾，亦可内窜心、肝。若正气不足，可致邪毒内陷，更可出现各种危急证候。

1. 风邪犯肺　肺主皮毛，开窍于鼻，风邪从皮毛口鼻而入，内侵于肺。外感风邪有夹寒、夹热、夹湿之不同。风寒束肺，肺气闭塞，宣肃失司，上源不利，则咳嗽而喘、咳吐稀白泡沫样痰。风热束肺，肺气闭塞，则咳嗽喘促；热蒸肺络，炼液成痰，则发热咳嗽、喉中有痰、痰黏而黄。其中，以风热束肺证较为多见。

2. 痰热闭肺　客邪犯肺，肺气闭阻，郁而化热，炼液成痰；或脾虚生痰，郁而化热，痰热上壅于肺，肺气郁闭，出现壮热、咳喘、喉中痰声辘辘、气急鼻扇。若邪气炽盛，毒热化火，闭阻肺气，阴津受灼，则可致高热持续、咳喘剧烈、烦渴不宁的毒热闭肺重证。

3. 毒热闭肺　多由痰热闭肺发展而来。由于小儿为纯阳之体，阳气偏亢，感邪易化热化火，导致毒热炽盛，熏灼于肺，肺失宣肃，则壮热烦渴、咳喘气促。此阶段病情重笃，容易发生变证。

4. 正虚邪恋　如果治疗得当、调护适宜，则病邪减退、正气渐复。若肺脾之气受损明显，常致肺脾气虚；若因热盛伤阴，则易形成阴虚肺热证。

心阳虚衰为本病常见变证。肺主气，朝百脉，心主血而行血；气为血之帅，血为气之母；气行则血行，气滞则血瘀。肺气闭阻，则百脉运行不畅、脉道涩滞，故病情严重者，常伴面色苍白、口唇、指甲、舌质发紫等气滞血瘀之征。若正不胜邪，心血瘀阻加重，心失所养，造成轻者心气不足，重者心阳虚衰。心血瘀阻，心气不足，心阳不振，导致血脉不得温运，又会加重血瘀和肺气闭阻，在病理上形成互为因果的恶性循环，最终导致阳气暴脱。

综上所述，本病主要由于客邪犯肺所致。痰热既是病理产物，也是重要的致病因素。肺气郁闭是基本病机。

🖐 课堂互动 5-4 ————————————————————

肺炎喘嗽病初与感冒等病相似，如何把握肺炎喘嗽的诊断要点？

———— 答案解析

【诊断与鉴别诊断】

（一）诊断要点

1. 病史　气候骤变，冷暖失调，或与感冒患者接触，有感受外邪病史。

2. 临床表现　起病较急，伴有发热、咳嗽、气急、鼻扇、痰鸣等症，或轻度发绀。病情严重时，常见喘促不安、烦躁不宁、面色苍白、口唇发绀，或高热不退。新生儿肺炎常无发热、咳嗽、气急、鼻扇、痰鸣等典型表现，主要表现为不乳、精神萎靡、口吐白沫等症状。

3. 体征　肺部听诊可闻及较固定的中细湿啰音，常伴干性啰音；如病灶融合，可闻及管状呼吸音。

4. 辅助检查

（1）血常规检查 病毒感染者白细胞总数正常或偏低；细菌感染者白细胞总数及中性粒细胞均增高。

（2）病原学检查 细菌培养、病毒学检查、肺炎支原体检测等，可获得相应的病原学诊断。

（3）X线检查 可见肺纹理增多、紊乱，肺部透亮度降低或增强，可见小片状、斑片状阴影，也可出现不均匀的大片状阴影。

（二）鉴别诊断

1. **急性支气管炎** 咳嗽为急性支气管炎的主要表现，一般仅有低热或无发热，肺部呼吸音粗糙或有不固定的干湿啰音。婴幼儿全身症状重，因气管狭窄，易致呼吸困难。毛细支气管炎应按肺炎处理。

2. **肺结核** 婴幼儿活动性肺结核的症状及X线影像改变与支气管肺炎有相似之处，但肺部常无明显啰音。应根据结核接触史、结核菌素试验、血清结核抗体检测和X线胸片以及抗生素治疗后的反应等加以鉴别。

> **知识拓展**
>
> **肺炎合并心力衰竭的诊断标准**
>
> ①心率突然增快，婴儿>180次/分，幼儿>160次/分。②呼吸突然加快>60次/分。③骤然极度烦躁，面色苍白发灰，明显紫绀，指（趾）甲微血管充盈时间延长。④心音低钝，奔马律，颈静脉怒张。⑤肝脏迅速增大。⑥尿少或无尿，颜面或双下肢浮肿。若出现前5项即可诊断。

【辨证论治】

（一）辨证要点

1. **辨风寒与风热** 初期为感受风邪，要分清风寒还是风热，是寒重热轻还是热重寒轻，或是寒热兼夹及寒包热郁。

2. **辨痰重、热重** 痰重者，呼吸喘急，喉间痰鸣，甚则胸膈满闷、呼吸困难，苔多厚腻；热重者，呼吸气粗，高热稽留，烦躁口渴，舌红，苔黄而糙或干糙无津。

3. **辨常证、变证** 常证指病位在肺，证候有轻重之别。轻证为风寒闭肺、风热闭肺；如高热炽盛、喘憋严重、呼吸困难，为毒热闭肺、痰热闭肺的重证。若正虚邪盛，出现心阳虚衰、热陷厥阴，为病邪猖獗、正不敌邪的危重变证。

（二）治疗原则

宣肺开闭为肺炎喘嗽的基本治疗法则，根据不同证型分别治以辛温开肺、辛凉开肺、清热解毒、清热涤痰、益气养阴。心阳虚衰者治以益气温阳、救逆固脱；邪陷厥阴者治以清热泻火、平肝息风。

（三）分证论治

1. **常证**

（1）**风寒闭肺**

证候：发热，呛咳不爽，痰清稀色白，呼吸急促，恶寒，无汗，口不渴，咽不红，舌质淡，苔薄白或白腻，脉浮紧，指纹浮红。

分析：肺主皮毛，风寒之邪外袭，由皮毛而入，肺为邪侵，肃降无权，其气上逆，则呛咳不爽，并见呼吸急促；卫阳为寒邪所遏，阳气不能敷布周身，故恶寒发热而无汗；肺气郁闭，水液输化无权，凝而为痰，故痰涎清稀色白；舌苔白，质不红，脉浮紧，均为风寒犯肺、邪在表分之象。

证候要点：恶寒，发热，无汗，咳嗽，气促，舌质淡红，苔薄白。

治法：辛温开肺。

方药：华盖散。

加减：恶寒身痛重者，加桂枝、白芷以增温散表寒之力；痰多、苔白腻者，加半夏、莱菔子增强化痰止咳之力。

（2）风热闭肺

证候：初起发热恶风，口渴引饮，咳嗽，痰黏色黄，咽部红赤，舌红苔薄黄或薄白而干，脉浮数。重证，高热烦躁，咳嗽剧烈，痰多黏稠，气急鼻扇，大便秘结，舌红苔薄黄，脉浮数，或指纹青紫。

分析：此为风热犯肺或由风寒闭肺化热转化而来，临床较为常见。表邪未解，肺经有热，轻者见发热咳嗽；重者邪闭肺络见气急、鼻扇、涕泪俱无；风热在表，故舌红苔薄黄，脉浮数，或指纹青紫。

证候要点：发热重，咳嗽，气促，咽红，舌质红。

治法：辛凉宣肺，化痰止咳。

方药：麻杏石甘汤。

加减：壮热烦渴，倍用石膏，加知母清热宣肺；喘息痰鸣者，加葶苈子、浙贝母泻肺化痰；咽喉红肿疼痛，加射干、蝉蜕利咽消肿；津伤口渴，加天花粉生津清热；发热痰多者，加鱼腥草、瓜蒌、浙贝母；肺部啰音明显者，加炒葶苈子、丹参；食欲不振兼痰多者，加莱菔子、茯苓。

（3）痰热闭肺

证候：发热，气喘，鼻扇，喉间痰鸣，声如拽锯，烦躁不安；重证，颜面口唇青紫，两胁扇动，摇身撷肚。舌红，苔黄厚腻，脉滑数。

分析：痰热胶结，闭阻于肺，宣肃失司，故气急，痰鸣，声如拽锯，甚则呼吸困难；舌红，苔黄厚腻，脉滑数，为痰热内盛之象。此证多见于体弱婴儿，或宿有伏痰者。

证候要点：壮热，咳嗽，痰鸣，喘促，舌红，苔黄厚腻。

治法：清热涤痰，开肺定喘。

方药：麻杏石甘汤合葶苈大枣泻肺汤。

加减：痰多者，加鲜竹沥、猴枣散、天竺黄；热甚者，加黄芩；便秘、腹胀者，加生大黄、芒硝，或用牛黄夺命散；紫绀者，加当归、红花、赤芍。

（4）毒热闭肺

证候：高热持续，咳嗽剧烈，气急鼻扇，甚至喘憋，涕泪俱无，鼻孔干燥如煤烟，面赤唇红，烦躁口渴，便干溲黄，舌红而干，苔黄而糙，脉滑数。

分析：肺热炽盛，宣肃失司，则高热持续、咳嗽剧烈；气道不利，肺气闭塞，则气促鼻扇、喘憋；毒热耗液伤津，则涕泪俱无、鼻孔干燥、面赤唇红、烦躁口渴、便干溲黄；舌红而干，舌苔黄糙，脉滑数，皆为热毒壅盛、肺气闭郁之象。

证候要点：持续高热，咳嗽剧烈，喘憋鼻扇，舌质红，苔黄糙，脉滑数。

治法：清热解毒，泻肺开闭。

方药：黄连解毒汤合麻杏石甘汤。

加减：热毒重，加虎杖、蒲公英、重楼；烦躁不宁，加淡竹叶、钩藤；便秘腹胀，加大黄、玄明粉；口干鼻燥、涕泪俱无，加芦根、玄参、麦冬；咳重，加浙贝母、款冬花。

2. 正虚邪恋

（1）阴虚肺热

证候：干咳少痰，甚至痰带血丝，低热盗汗，面唇潮红，舌质干红，苔光剥，脉细数，指纹沉略紫。

分析：肺炎后期，久热久咳，耗伤肺阴，导致低热盗汗、面唇潮红；阴液耗损，肺失滋养，故干咳少痰；舌质干红，苔光剥，脉细数，指纹沉略紫，为阴虚内热之象。

证候要点：干咳少痰，舌质红，苔少或花剥。

治法：养阴清肺，润肺止咳。

方药：沙参麦冬汤。

加减：久咳者，加百部、诃子、五味子等；低热明显者，加滋阴清热药青蒿、鳖甲、地骨皮等。

（2）肺脾气虚

证候：低热起伏不定，咳嗽乏力，喉中有痰，面色苍白无华，动则汗出，纳呆，便清，舌质淡，苔白腻，脉细弱无力。

分析：平素脾胃不健，加之病程中肺脾之气耗伤太多，致肺脾气虚。正气未复，余邪未尽，故发热起伏不定；肺气虚弱，卫表失固，故汗出；脾气虚弱，运化失司，气血生化无源，故纳呆，便清；舌质淡，苔白，脉细弱无力，为肺脾气虚之象。

证候要点：咳嗽无力，面色少华，自汗，纳差，舌质淡，苔白。

治法：补肺益气，健脾化痰。

方药：人参五味子汤。

加减：低热起伏，营卫不和者，加桂枝、龙骨、牡蛎、白芍调和营卫、扶正护阳；咳嗽不止者，加紫菀、百部、款冬花肃肺止咳；动则汗出者，加黄芪益气固表；食欲不振者，加山楂、神曲、麦芽健胃助运；久泻不止者，加扁豆、山药、煨木香、煨诃子健脾止泻。

3. 变证

（1）心阳虚衰

证候：突然面色苍白，口唇肢端青紫发绀，呼吸困难加重，四肢厥冷，额汗不温，烦躁不宁，右胁肝脏肿大，舌质紫，苔白，脉微弱疾速。

分析：本证多发于小婴儿，素体虚弱，正不胜邪，邪盛闭肺，肺气闭塞，血流瘀滞，累及于心。心肺互累，宗气不足，故而出现呼吸困难加重、烦躁不宁；因血脉瘀阻，故而口唇肢端青紫发绀；心阳虚衰，不能温养颜面四肢，因而突然面色苍白、四肢厥冷、额汗不温；肝主藏血，血郁于肝，故见右胁肝脏肿大；舌质紫，苔白，脉微弱疾速，为心阳虚衰之象。

证候要点：突然呼吸急促，烦躁不安，胁下痞块，唇舌紫暗，脉微疾促。

治法：温补心阳，救逆固脱。

方药：参附龙牡救逆汤。

加减：气阴两虚者，加生脉散益气养阴；面色口唇发绀、肝脏肿大者，加当归、红花、丹参活血化瘀。兼痰热实证，必须扶正祛邪、标本同治。

（2）邪陷厥阴

证候：壮热，神昏谵语，口噤，项强，两目上吊，四肢抽动，舌质红，苔黄腻，脉数。

分析：邪热内陷心肝，或痰热蒙蔽心包，则出现壮热不退、神昏谵语；邪热炽盛，引动肝风，故出现两目上吊、口噤、项强、四肢抽动；舌质红，苔黄腻，脉数，为痰热炽盛之征。

证候要点：壮热，神昏，抽搐。

治法：清心开窍，平肝息风。

方药：羚角钩藤汤合牛黄清心丸。

加减：昏迷痰多者，加郁金、胆南星、天竺黄化痰开窍；高热神昏者，加牛黄清心丸、紫雪丹、醒脑静。

【其他疗法】

（一）中成药

1. 小儿肺热咳喘口服液　用于热邪犯肺，咳嗽痰多者。
2. 小儿清肺口服液　用于肺经痰热，咳嗽气促、痰多黏稠者。
3. 清热化湿口服液　用于湿热闭肺证。

（二）药物外治法

肉桂12g，丁香16g，制川乌15g，制草乌15g，乳香15g，没药15g，当归30g，红花30g，赤芍30g，川芎30g，透骨草30g。制成10%油膏。用于辅治肺部湿性啰音。每用适量，敷于背部湿性啰音显著处。1日1次，5~7日为1个疗程。

（三）针刺疗法

1. 痰热闭肺证　主穴：尺泽、孔最、列缺、合谷、肺俞、足三里；配穴：少商、丰隆、曲池、中脘。
2. 心阳虚衰证　主穴：气海、关元、百会。

（四）拔罐疗法

用于辅治肺部湿性啰音。取肩胛双侧下部，拔火罐。每次5~15分钟，1日1次，5日为1个疗程。

【西医治疗】

1. 病因治疗

（1）明确病原前　经验抗生素治疗：①非重症：起始抗生素可选择阿莫西林/克拉维酸或氨苄西林/舒巴坦、第二代头孢菌素、克林霉素、大环内酯类抗生素。②重症：初始经验治疗选择胃肠道外抗生素疗法，多选择经静脉给药：阿莫西林/克拉维酸（2:1）或氨苄西林/舒巴坦（2:1）、头孢呋辛或头孢曲松或头孢噻肟、苯唑西林或氯唑西林。万古霉素不作首选。

（2）明确病原后　根据不同病原选择敏感抗生素。肺炎支原体、衣原体感染可选用大环内酯类抗生素，如红霉素、罗红霉素、阿奇霉素等。

（3）抗生素治疗疗效评估　初始治疗72小时有效则继续原治疗；症状无改善或一度改善又恶化均应视为无效，应重复病原学检查，包括痰液、血液、支气管灌洗液培养。

（4）抗生素治疗疗程　抗生素一般用至热退且平稳、全身症状明显改善、呼吸道症状部分改善后3~5天。

（5）抗生素治疗注意事项 根据《抗菌药物临床应用指导原则》，氨基糖苷类抗生素有明显耳、肾毒性，应尽量避免使用。四环素类抗生素引起牙齿黄染及牙釉质发育不良，8岁以下患儿应避免使用。喹诺酮类抗菌药物对骨骼发育可能产生不良影响，应避免用于18岁以下的未成年人。阿奇霉素对胃肠道的不良反应以及可能引起严重的过敏反应，其静脉制剂在小儿的使用应严格控制。

（6）抗病毒治疗 病毒感染者可选用三氮唑核苷雾化吸入或静脉滴注，也可以用干扰素。

2. **氧疗** 出现烦躁不安提示很可能缺氧，给予氧疗。

3. **液体疗法** 对不能进食者需予液体疗法，总液量为基础代谢正常需要量的80%，同时维持血清电解质平衡。补液一般用1/5~1/4张液体，速度应该是24小时匀速给予，控制在5ml/（kg·h）以下。

4. **糖皮质激素** 使用指征为：①中毒症状明显。②严重喘憋。③伴有中毒性脑病、脑水肿、感染性休克、呼吸衰竭、胸膜有渗出等。常用泼尼松/泼尼松龙/甲泼尼龙，剂量：1~2mg/（kg·d），或琥珀酸氢化可的松5~10mg/（kg·d），或地塞米松0.2~0.4mg/（kg·d）。

5. **肺炎合并心力衰竭**

（1）一般处理 给氧、祛痰、止咳、镇静及病因治疗。

（2）洋地黄类药物的使用 首选西地兰或毒毛旋花子苷K或地高辛。西地兰剂量为每次0.01~0.015mg/kg，静脉推注，必要时2~3小时重复给1次，以后改为地高辛洋地黄化。不严重的病例，一开始即可应用地高辛，口服剂量为：<2岁，0.04~0.06mg/kg；>2岁，0.03~0.04mg/kg。首次用洋地黄化量的2/5，以后每6~8小时给1/5量；末次给药12小时后开始用维持量，维持量每日为洋地黄化量的1/5，分2次服。静脉注射为口服量的3/4。

（3）其他 必要时可使用利尿剂及血管扩张剂。

【预防与调护】

1. 预防

（1）加强锻炼，合理营养，增强体质。

（2）及时增减衣服，积极预防感冒。

（3）感冒流行期间少出入公共场所，避免与感冒患者接触。

（4）冬春季节，少出入公共场所，避免受凉及交叉感染。

2. 调护

（1）注意休息，居室保持空气流通、新鲜，保持适当的温度和湿度。

（2）发热期间多饮热水，摄入易消化、清淡、有营养的食物，忌食辛辣、冷饮、油腻之品，以防助热生痰。

（3）保持安静，定时翻身拍背，必要时吸痰。

（4）对重症肺炎患者加强巡视观察，密切注意体温、呼吸、神情、面色等变化。

第五节 哆 喘

PPT

岗位情景模拟11

患儿，男，8岁。因"反复咳喘哆鸣1年半，再发5天"于2005年4月1日入院。

患儿近1年半以来反复咳喘哆鸣，均在西医院输液或口服抗炎解痉止咳之药，咳喘缓解，但易复发。5天前受凉后诸症又作，现咳嗽频作，发热喘促鼻扇，痰多色黄，喷嚏鼻痒，食纳一般，大小便可。体检：Wt（体重）25kg；咽部充血；双肺呼吸音粗糙，可闻及哆鸣音；舌质红，苔黄腻，脉数。辅助检查：过敏原皮试，室内尘土（+），棉絮（+），多价羽毛（++），多价真菌（+），夏秋花粉（+），烟（+），螨（+），蚕丝（++），春季花粉（+++）。

问题与思考

1. 该患儿中医病、证诊断是什么？病机如何？
2. 请给出治法、方药。

答案解析

　　哆喘是小儿时期的常见肺系疾病，是一种反复发作的痰鸣气喘疾病。哆以声响名，喘以气息言，哆必兼喘，故通称哆喘。临床发作时喘促气急，喉间痰鸣，呼气延长，严重者不能平卧。以呼吸困难，甚则张口抬肩、摇身撷肚、唇口青紫为特征。常在清晨或夜间发作或加剧。

　　本病有明显的遗传倾向，初发年龄以1~6岁多见。大多数患儿可经治疗缓解或自行缓解，在正确的治疗和调护下，随年龄的增长，大都可以治愈。但如长时间的反复发作，会影响到肺功能，甚至造成肺肾两虚，喘息持续，难以缓解，或反复发作，甚至终身不愈。本病发作有较明显的季节性，冬季及气候多变时易发作。

　　本病相当于西医学的支气管哆喘和喘息性支气管炎。

知识拓展

世界哆喘日

　　世界哆喘日是由世界卫生组织推出的一个纪念活动，其目的是让人们加强对哆喘病现状的了解，增强患者及公众对该疾病的防治和管理。1998年12月11日，在西班牙巴塞罗那举行的第二届世界哮喘会议的开幕日上，全球哮喘病防治创议委员会与欧洲呼吸学会代表世界卫生组织提出了开展世界哮喘日活动，并将当天作为第一个"世界哮喘日"。从2000年起，每年都有相关的活动举行，但此后的世界哮喘日改为每年5月份的第一个周二。

【病因病机】

哮喘的发病原因是外有诱因，内有伏痰。体内伏痰的产生责之于肺、脾、肾三脏功能不足，导致痰饮留伏，隐伏于肺窍，成为哮喘之"夙根"。外在诱因多为感受外邪，接触异物、异味，以及嗜食咸酸等。

小儿肺脏娇嫩，脾常不足，肾常虚。人体水液的正常代谢为肺、脾、肾三脏所司，肺为水之上源，脾主运化水液，肾主水，若三脏功能失调，则致水液代谢失常，痰浊内生。如因外邪犯肺，或肺气虚衰，不能正常宣散敷布津液，水津失于输布，凝液为痰；脾虚失于运化，湿聚为痰，上贮于肺；肾气虚衰，同时命门火衰，不能温煦脾土，土虚不运，皆致水湿停聚，凝而成痰。所谓痰之本水也，源于肾；痰之动湿也，主于脾；痰之末饮也，贮于肺。哮喘小儿常有家族史，具有一定遗传因素，其肺、脾、肾三脏功能多有失常，这是酿成哮喘伏痰的基础。此外，如感受外邪，邪失表散，风痰不化；或过食咸酸，水湿结聚成痰；或表邪未尽，误用酸敛收涩之品，致邪留于肺、痰液内结等，都是造成哮喘伏痰留饮的病理因素。

哮喘的发作，是由于内有痰饮留伏、外受邪气引动而诱发。感受外邪，接触异物，饮食失调，是最主要的诱因。引发哮喘的外邪，以六淫中的风寒、风热最为多见。邪入肺经，肺失宣肃，肺气不利，引动伏痰，痰气交阻于气道，痰随气升，气因痰阻，痰气搏结，气机升降不利，以致呼吸困难、气息喘促、喉间痰鸣哮吼，发为哮喘。此外，嗜食咸酸厚味、鱼腥发物；或接触花粉、绒毛、油漆等异常气味；或小儿情志不遂、肝失疏泄致情绪激动；或活动过度，刺激机体，触动伏痰，阻于气道，影响肺的通降功能，诱发哮喘。

总之，本病的发生是外因作用于内因的结果，其发作的病机为内有壅塞之气、外有非时之感、膈有胶固之痰，三者交合，闭阻气道，搏击有声，发为哮喘。

【诊断与鉴别诊断】

（一）诊断要点

1. **病史** 有反复发作的病史。多由气候骤变、受凉受热、进食或接触某些过敏物质等诱发。多有婴儿期湿疹史、家族哮喘史。

2. **临床表现** 病情反复发作。常突然发病，发作前多有先兆症状如喷嚏、咳嗽等。发作时喘促，气急，喉间痰鸣，咳嗽阵作，烦躁不安，口唇青紫，甚者不能平卧。

3. **体征** 发作时两肺闻及哮鸣音，以吸气时明显，呼气时延长。支气管哮喘如有继发感染，可闻及湿啰音。

4. **辅助检查**

（1）血常规检查 一般情况下，支气管哮喘的白细胞总数正常，嗜酸性粒细胞可增高；伴肺部细菌感染时，白细胞总数及中性粒细胞均可增高。

（2）胸部X线检查 发作期间可见两肺透亮度增加，呈过度充气状态，在缓解期多无明显异常。

（3）过敏原检查 缓解期可做皮肤过敏试验，判断相关过敏原，以协助诊治。

（二）鉴别诊断

与肺炎喘嗽相鉴别　哮喘常反复发作，多有过敏史，多数不发热，临床以咳嗽、哮鸣、气喘、呼气延长为主症，两肺听诊以哮鸣音为主；肺炎喘嗽以发热、咳嗽、痰壅、气急、鼻扇为主症，两肺听诊以湿啰音为主。

【辨证论治】

（一）辨证要点

哮喘临床分发作期与缓解期，辨证主要从寒热虚实和肺、脾、肾三脏入手。发作期以邪实为主，进一步辨寒热：咳喘畏寒，痰多清稀，舌苔白滑，为寒性哮喘；咳喘痰黄，身热面赤，口干舌红，为热性哮喘。缓解期以正虚为主，辨其肺、脾、肾三脏不足，进一步再辨气分阴阳：气虚者表现为气短多汗、易感冒；阳虚者见形寒肢冷面白、动则心悸；消瘦盗汗、面色潮红者为阴虚。

（二）治疗原则

发作期和缓解期分别采用不同的治疗措施。发作期当攻邪以治其标，以治肺为主，分辨寒热虚实、寒热夹杂而随证施治。缓解期当扶正以治其本，调其肺、脾、肾等脏腑功能，消除伏痰夙根。哮喘属于顽疾，宜多种疗法综合治疗，除口服药外，采取雾化吸入、针灸、贴敷疗法，配合环境疗法、心身疗法以增强疗效。

🖐 课堂互动 5-5 ─────────────

如何理解《幼科发挥》中指出哮喘"发则连绵不已，发过如常，有时复发，此宿为疾，不可除也"？这里的"宿疾"指的是什么？

答案解析

（三）分证论治

1. 发作期

（1）风寒束肺

证候：咳嗽气喘，喉间哮鸣，痰多白沫，形寒肢冷，面色淡白，鼻流清涕，恶寒无汗，舌淡红，苔白滑，脉浮紧。

分析：本证多由外感风寒而诱发，外寒内饮是其基本病机。风寒引动伏痰，痰气交阻，阻塞气道，故见咳嗽气喘、喉间哮鸣、痰多白沫；风寒犯肺，肺气失宣，故见面色淡白、鼻流清涕、恶寒无汗；舌淡红，苔白滑，脉浮紧，为风寒之征。

证候要点：恶寒无汗，鼻流清涕，脉浮紧，喘咳气促，喉间哮鸣痰吼。本证亦有表证不著者，以寒饮伤肺证候为主。

治法：温肺散寒，涤痰定喘。

方药：小青龙汤合三子养亲汤。

加减：咳甚，加紫菀、款冬花、旋覆花化痰止咳；哮吼甚，加射干、地龙解痉祛痰平喘。若外寒不甚、表证不著者，可用射干麻黄汤加减。

（2）痰热阻肺

证候：咳嗽喘息，声高息涌，喉间哮吼痰鸣，咯黄稠痰，胸部满闷，身热，面赤，口干，咽红，尿黄，便秘，舌质红，苔黄，脉滑数。

分析：本证多为外感风热，引动伏痰所致。痰热互结，阻于气道而见咳嗽喘息、声高息涌、喉间哮吼痰鸣、咯黄稠痰；热盛伤津，故见身热、面赤、咽红、口干、尿黄、便秘；舌质红、苔黄、脉滑数为内热之征。

证候要点：咳嗽喘急，声高息涌，咯痰稠黄，身热咽红，舌红苔黄。

治法：清肺涤痰，止咳平喘。

方药：麻杏石甘汤合苏葶丸。

加减：喘急者，加地龙清热解痉、涤痰平喘；咳甚者，加炙百部、炙款冬花宣肺止咳；痰多者，加胆南星、竹沥豁痰降气；热重者，选加栀子、虎杖、鱼腥草清热解毒；咽喉红肿者，选加蚤休、山豆根、板蓝根解毒利咽；便秘者，加瓜蒌仁、枳实、大黄降逆通腑。若表证不著，喘息咳嗽、痰鸣、痰色微黄，可选用定喘汤加减。

（3）外寒内热

证候：喘促气急，咳嗽痰鸣，鼻塞喷嚏，流清涕；或恶寒发热，咯痰黏稠色黄，口渴，大便干结，尿黄。舌红，苔白，脉滑数或浮紧。

分析：本证之外寒多由外感风寒所致；其内热一方面因外邪入里化热或素蕴之痰饮郁遏而化热，另一方面为平素体内有热邪蕴积，被外邪引动而诱发。外寒重者，见恶寒怕冷、头痛身重、喷嚏、鼻塞流清涕；内热重者，见热势较高、口渴引饮、咯痰黏稠色黄、便秘。本证常见于先为寒性哮喘，表寒未解、邪已入里化热者。

证候要点：外有风寒之表证，内有痰热之里证。

治法：解表清里，止咳定喘。

方药：大青龙汤。

加减：咳喘哮吼甚者，加射干、桑白皮、葶苈子泻肺清热化痰；热重者，加栀子、鱼腥草清其肺热；痰热明显者，加地龙、黛蛤散、竹沥清化痰热。

（4）肺实肾虚

证候：病程较长，哮喘持续不已，喘促胸满，动则喘甚，面色欠华，畏寒肢冷，神疲纳呆，小便清长，常伴咳嗽痰多、喉中痰吼，舌淡，苔薄腻，脉细弱。

分析：本证多见于禀赋不足及哮喘久病不愈之患儿，表现为正虚邪恋，虚实夹杂，上盛下虚。哮喘持续不已、喘促胸满、咳嗽痰多、喉中痰吼为上盛，动则喘甚、面色欠华、畏寒肢冷、神疲纳呆、小便清长为下虚。

证候要点：喘促胸满，咳嗽痰鸣，喘息无力，动则尤甚，畏寒肢冷，神疲纳呆。

治法：泻肺平喘，补肾纳气。

方药：偏于上盛者用苏子降气汤；偏于下虚者用都气丸合射干麻黄汤。

加减：动则气短难续，加胡桃肉、紫石英、诃子摄纳补肾；痰多色白、屡吐不绝者，加银杏、芡实补肾健脾化痰；发热咯黄稠痰者，加黄芩、冬瓜子、金荞麦清泄肺热。畏寒肢冷者，加附子、淫羊藿温肾散寒；畏寒腹满者，加川椒、厚朴温中除满。

2. 缓解期

（1）肺脾气虚

证候：反复感冒，气短自汗，咳嗽无力，神疲懒言，形瘦纳差，面白少华，便清，舌质淡，苔薄白，脉细软。

分析：肺气虚卫表不固，因而出现反复感冒、气短自汗、咳嗽无力、神疲懒言等症；脾气虚运化失健，故出现形瘦纳差、面白少华、便清等症；舌质淡，苔薄白，脉细软，为气虚之征。

证候要点：多汗，易感冒，气短，咳嗽无力，纳差，便清。

治法：补肺固表，健脾益气。

方药：玉屏风散合人参五味子汤。

加减：痰多者，加半夏、桔梗、僵蚕化痰；汗出甚者，加煅龙骨、煅牡蛎固涩止汗；纳谷不馨者，加焦神曲、谷芽、焦山楂消食助运；腹胀者，加木香、枳壳、槟榔理气降气；便清者，加怀山药、炒扁豆健脾化湿。

（2）脾肾阳虚

证候：动则喘促咳嗽，心悸气短，面色苍白，形寒肢冷，脚软无力，腹胀纳差，大便溏薄，舌质淡，苔薄白，脉细弱。

分析：脾肾两脏阳气虚衰，摄纳无权，温养失司，故动则喘促咳嗽，气短心悸，面色苍白，形寒肢冷，脚软无力；脾虚运化失司，故腹胀纳差，大便溏薄；舌质淡，苔薄白，脉细弱，为阳虚之征。

证候要点：喘促咳嗽，面色苍白，形寒肢冷，腹胀纳差，大便溏薄。较大儿童可询及腰酸膝软、四肢欠温、畏寒、夜尿多等肾气不足的表现。

治法：温补脾肾，固摄纳气。

方药：金匮肾气丸。

加减：虚喘明显者，加蛤蚧、冬虫夏草补肾纳气；咳甚者，加款冬花、紫菀止咳化痰；夜尿多者，加益智仁、菟丝子、补骨脂补肾固摄。

（3）肺肾阴虚

证候：咳嗽时作，喘促乏力，咳痰不爽，面色潮红，消瘦气短，夜间盗汗，手足心热，夜尿多，舌质红，苔花剥，脉细数。

分析：本证见于哮喘久病不愈，肺肾两亏、阴虚内热的患儿。舌质红、苔花剥、脉细数为阴虚内热之象。

证候要点：咳嗽时作，喘促乏力，动则气短，干咳少痰，消瘦气短，舌质红，舌苔少或花剥。

治法：养阴清热，敛肺补肾。

方药：麦味地黄丸。

加减：盗汗甚，加知母、黄柏育阴清热；呛咳不爽，加百部、北沙参润肺止咳；潮热，加鳖甲、青蒿清虚热。

【其他疗法】

（一）中成药

1. 小青龙口服液　用于小儿寒性哮喘。
2. 哮喘颗粒　用于小儿热性哮喘。
3. 小儿肺热咳喘冲剂　用于痰热壅肺证。

（二）药物外治法

白芥子21g，延胡索21g，甘遂12g，细辛12g。混合研磨成细粉后分成3份，每隔10天使用1份。用时取1份加生姜汁调稠至1分硬币大小，分别贴在肺俞、心俞、膈俞、膻中穴，贴2~4小时揭去。若贴后皮肤发红，或局部出现小疱疹，可提前揭去。贴药时间为每年夏天的初伏、中伏、末伏3次，连用3年。

【西医治疗】

坚持长期、持续、规范和个体化的治疗原则。

1. 吸入治疗　是最好的方法，强调治疗的个体化。急性发作在医院门诊可予空气压缩机泵入或 ≥6L/min 的氧气为动力的射流装置吸入雾化溶液。可将速效 β_2 受体激动剂、抗胆碱能药物及糖皮质激素三者联用。

（1）吸入型 β_2 受体激动剂　第1个小时可每20分钟1次，以后根据病情每1~4小时重复吸入治疗。药物剂量：每次吸入特布他林2.5~5mg或硫酸沙丁胺醇2.5~5mg。

（2）吸入型抗胆碱能药　对 β_2 受体激动剂治疗反应不佳的重症者应尽早联合使用以增强舒张支气管的作用。药物剂量：异丙托溴铵每次250~500μg。加入 β_2 受体激动剂溶液做雾化吸入，间隔时间同吸入 β_2 受体激动剂。

（3）大剂量吸入型糖皮质激素　对儿童哮喘发作的治疗有一定帮助。选用雾化吸入布地奈德混悬液1mg/次，每6~8小时用1次。

2. 气雾剂或干粉剂　无雾化吸入器者，可使用压力型定量气雾剂经储雾罐吸药，应先吸入 β_2 受体激动剂，再吸入糖皮质激素。

3. 全身应用 β_2 受体激动剂　夜间喘息症状明显者，可选用包括沙丁胺醇控释片、特布他林控释片、盐酸丙卡特罗、班布特罗等药物，短期口服。因其潜在的心血管、神经-肌肉系统等不良反应，服药期间应注意观察。

4. 全身应用糖皮质激素　早期使用可减轻疾病的严重度，给药后3~4小时即可显示明显的疗效。糖皮质激素是目前治疗儿童重症哮喘发作的一线药物。

5. 抗过敏药物　非常规使用，但在伴变应性鼻炎或湿疹等明显特应性体质患儿中，能有效控制过敏性症状，有助于哮喘的控制。口服抗组胺药有西替利嗪、氯雷他定、酮替芬等。

6. 白三烯调节剂　有白三烯受体拮抗剂（孟鲁司特、扎鲁司特）和白三烯合成酶（5-脂氧化酶）抑制剂两大类。可单独应用于轻度持续哮喘的治疗，尤其适用于无法应用或不愿使用糖皮质激素，或伴过敏性鼻炎的患儿；也可部分预防运动诱发性支气管痉挛，减少2~5岁间歇性哮喘患儿的病毒诱发性喘息发作。

7. 预防急性发作　药物持续吸入最低有效维持剂量的糖皮质激素，也可联合使用长效 β_2 受体激动剂，或加服白三烯受体调节剂。每1~3个月审核一次治疗方案，根据病情控制情况做出适当调整。

【预防与调护】

1. 预防

（1）重视预防，积极治疗和清除感染病灶，避免各种诱发因素，如海鲜发物、尘螨、花粉、漆味、冰冷饮料、气候突变等。避免被动吸烟。

（2）注意气候影响，做好防寒保暖工作，冬季外出防止受寒。尤其气候转变或换季时，要预防外感诱发哮喘。

（3）发病季节，避免活动过度或情绪激动，以防诱发哮喘。

（4）加强健康教育，将防治知识教给患儿及家属，调动他们的防病抗病积极性，鼓励患儿参加日常活动和体育锻炼以增强体质。

2. 调护

（1）居室宜空气流通，阳光充足。冬季要保暖，夏季要凉爽通风。避免接触特殊气味。

（2）饮食宜清淡而富有营养，忌进生冷油腻、酸甜辛辣以及海鲜鱼虾等可能引起过敏的食物。

（3）注意心率、脉搏和呼吸变化防止哮喘大发作发生。

第六节　反复呼吸道感染

PPT

学习目标

知识要求：

1. 掌握反复呼吸道感染的辨证论治。

2. 熟悉反复呼吸道感染的病因病机与诊断要点。

3. 了解反复呼吸道感染的发病特点与临床表现。

技能要求：

1. 熟练掌握辨析反复呼吸道感染各证型、处方用药的技能。

2. 会运用中医临床思维对反复呼吸道感染进行辨证论治。

👤 **岗位情景模拟12**

患儿，女，3岁。因"反复感冒2年余"于2005年2月28日门诊就诊。

患儿自1岁起即反复感冒，动则汗出，食欲不振，大便干结。查体：面色不华，咽无充血，心肺听诊正常。舌质红，苔薄白，脉细缓。

问题与思考

1. 该患儿中医病、证诊断是什么？病机如何？

2. 请给出治法、方药，开出处方。

答案解析

反复呼吸道感染是指小儿在1年内上、下呼吸道感染反复发作次数超过一定范围的临床综合征。古代医籍的"虚人感冒""体虚感冒"与本病接近。反复呼吸道感染的患儿简称"复感儿"。

本病一年四季均可发生，尤以冬春二季气候变化剧烈时更易发病，部分患儿夏天有自然缓解的趋势。发病率有逐年上升的趋势，我国儿科呼吸道感染占门诊患儿的60%左右，其中30%小儿为反复呼吸道感染。发病年龄常见于6个月~6岁，1~3岁的婴幼儿最为常见，一般到学龄期前后明显好转。本病若治疗不当，反复发作，容易伴发咳喘、水肿、痹证等病证，严重者影响小儿的生长发育及身心健康。中医药在改善小儿体质、增强抗病能力、扶正祛邪方面有一定的优势，近年来中医药对本病辨证论治的研究取得了显著的成绩。

【病因病机】

小儿反复呼吸道感染多因正气不足、卫外不固，造成屡感外邪，邪毒久恋，稍愈又作，反复不已。

其发病机制有以下几个方面：

1. **禀赋不足，体质虚弱**　父母体弱多病或在妊娠时罹患各种疾病，或小儿早产、多胎、胎气羸弱，生后肌骨怯嫩、腠理疏松，不耐外邪侵袭，一感即病。

2. **喂养不当，调护失宜**　人工喂养，或因母乳不足，过早断乳，或偏食、厌食，脾胃运化无力，饮食精微摄取不足，脏腑功能失健，肺脾气虚，易遭外邪侵袭。

3. **少见风日，不耐风寒**　户外运动过少，日照不足，肌肤柔弱，卫外不固，对寒冷的耐受力差，犹如阴地草木，软脆不耐风寒，一旦触寒饮冷，感冒随即发生，或他人感冒，一染即病。病后又易于发生传变。

4. **用药不当，损伤正气**　感冒之后过服解表之剂，损伤卫阳，表卫气虚，营卫不和，营阴不能内守而汗出不温，卫阳不能外御而易感。药物损伤小儿正气，使抵抗力下降而反复感邪不已。

5. **正虚邪伏，遇感乃变**　外邪侵袭之后，由于正气虚弱，邪毒不能彻清，留伏于内，伺机而犯，一旦受凉或疲劳之时，新感易受，留邪内发；或虽无新感，旧病复燃，诸症又起。

总之，复感儿肺、脾、肾三脏亏虚，肌肤薄弱，藩篱疏松，御邪能力差，加上冷暖调护失宜，外邪易从口鼻或皮毛而入，侵犯肺卫。正与邪的消长变化，导致小儿的反复呼吸道感染。故其基本病机主要在于正虚邪伏。

【诊断与鉴别诊断】

（一）诊断要点

2008年11月由《中医儿科杂志》发表，中华中医药学会儿科分会制定的《小儿反复呼吸道感染中医诊疗指南》，参考其中的"小儿反复呼吸道感染判断条件"，如表5-6-1。

表5-6-1　小儿反复呼吸道感染判断条件

年龄（岁）	反复上呼吸道感染（次/年）	反复下呼吸道感染（次/年）	
		反复气管支气管炎	反复肺炎
0~2	7	3	2
~5	6	2	2
~14	5	2	2

注：①两次感染间隔时间至少7天以上。②若上呼吸道感染次数不够，可以将上、下呼吸道感染次数相加，反之则不能。若反复感染是以下呼吸道为主，则定义为反复下呼吸道感染。③确定次数须连续观察1年。④反复肺炎指1年内反复患肺炎≥2次，肺炎须由肺部体征和影像学证实，两次肺炎诊断期间肺炎体征和影像学改变应完全消失

（二）鉴别诊断

1. **过敏性咳嗽**　过敏性咳嗽主要表现为刺激性干咳，多为阵发性，白天或夜间咳嗽。因痰邪内蕴，接触发物而发病，常伴有咽喉发痒，遇油烟、灰尘、冷空气等容易诱发。通气功能正常，诱导痰细胞学检查嗜酸性粒细胞比例不高。抗生素治疗无效。

2. **变应性鼻炎**　变应性鼻炎表现为晨起鼻痒、鼻塞、流涕、打喷嚏，好发于痰湿、寒性体质的儿童，常因接触发物而发病。常诉咽喉部异物感、口腔黏液附着、咽痒不适，伴频繁清喉等。有时声音嘶哑，说话也会引发咳嗽。通常发病前有上呼吸道感染疾病史。抗组胺药治疗有效。

【辨证论治】

（一）辨证要点

本病的辨证重在辨识邪正消长变化及不同的病程特点。

1. **病程分期**　反复呼吸道感染可以分为急性感染期、迁延期、恢复期。急性感染期以邪实为主，迁延期以正虚邪恋为主，恢复期以正虚为主。

2. **各期辨证要点**　急性感染期应注意分辨表里寒热，如初起多有外感表证，当辨风寒、风热、外寒里热之不同，夹痰、夹积之差异，本虚标实之病机。迁延期邪毒渐退，虚象显露，应辨正邪消长之势，如根据痰、热、积未尽，肺、脾、肾虚显现的程度，适时辨用攻补方案。恢复期以正虚为主，当辨肺、脾、肾何脏虚损与气血阴阳的偏衰。

（二）治疗原则

在呼吸道感染发作期间，应按不同的疾病治疗，同时要兼顾到小儿正虚的体质特点。迁延期以扶正为主，兼以祛邪，正复邪自退。恢复期当以固本为要，或补气固表，或调和营卫，或补肾壮骨。本节所述，以恢复期治疗为主，此时要抓住补益时机，使"正气存内，邪不可干"，以达到减轻、减少发作的效果。

（三）分证论治

1. **肺脾气虚**

证候：屡受外邪，常自汗出，咳喘迁延不已，或愈后又作，面黄少华，厌食，或恣食肥甘生冷，肌肉松弛，或大便清稀，咳嗽多汗，唇口色淡，舌质淡红，脉数无力，指纹淡。

分析：本证多见于素体肺脾气虚，加之后天失调、喂养不当、乏乳早断之小儿。由于小儿肺脾气虚，日久生化乏源，宗气不足，卫外不固，终成此证。肺气虚，故自汗，咳喘迁延不愈，咳嗽多汗；脾气虚，可见面黄少华、厌食、肌肉松弛，或大便清稀；舌质淡红，脉数无力，指纹淡，为气虚之征。

证候要点：肺虚为主者以屡受外邪、常自汗出、咳喘迁延为证候要点；脾虚为主者以面黄少华、肌肉松弛、厌食便清为证候要点。

治法：补肺固表，健脾益气。

方药：玉屏风散合六君子汤。

加减：多汗者，加浮小麦、五味子固表止汗；大便清稀者，加炒薏苡仁、芡实健脾化湿；便秘积滞者，加莱菔子、瓜蒌仁、枳实导滞消积；纳少厌食者，加鸡内金、炒谷芽、焦山楂开胃消食；余邪未清者，可加大青叶、黄芩、连翘清其余热。

2. **营卫失调**

证候：反复感冒，恶寒怕热，不耐寒凉，汗出多而不温，肌肉松弛，或伴有低热、咽红不消退、喉核肿大，或肺炎喘嗽后久不康复，舌淡红，苔薄白，脉浮数无力，指纹紫滞。

分析：本证见于卫阳不足、营阴外泄之小儿，本证不在于邪盛而在于正虚。由于卫阳不足，营阴外泄，故有反复感冒、恶寒怕热、不耐寒凉、汗出多而不温等表现。

证候要点：卫阳不足，表失固护，营阴外泄，汗出多且不温。

治法：调和营卫，益气固表。

方药：黄芪桂枝五物汤。

加减：汗多者，可加煅龙骨、煅牡蛎、浮小麦固表止汗；身热未清，加青蒿、柴胡、黄芩清宣肺热；兼有咳嗽者，可加百部、杏仁、款冬花宣肺止咳；咽红、喉核肿大未消者，加板蓝根、玄参、夏枯草、浙贝母利咽化痰消肿；咽肿、便秘，加瓜蒌仁、枳壳、生大黄化痰解毒通腑。

3. 脾肾两虚

证候：反复外感，面色萎黄或面白无华，形体消瘦，肌肉松弛，鸡胸龟背，腰膝酸软，形寒肢冷，四肢不温，发育落后，喘促乏力，气短，动则喘甚，少气懒言，动则汗出，食少纳呆，大便溏泄，夜尿频繁，舌质淡，苔薄白，脉沉细无力。

分析：本证多因禀赋不足，或后天失调、护养失宜而致。因脾虚，故见面色萎黄或面白无华、食少纳呆、大便溏泄、形体消瘦、肌肉松弛；肾主骨，主生长发育，患儿肾虚，故见鸡胸龟背、腰膝酸软、形寒肢冷、四肢不温、发育落后等；脾肾两虚，正气不足，卫外不固，故反复外感，舌质淡，苔薄白，脉沉细无力。

证候要点：反复外感，生长发育迟缓。

治法：温阳补肾，健脾益气。

方药：金匮肾气丸合理中丸。

加减：五迟者，可加鹿角霜、补骨脂、生牡蛎补肾壮骨；低热者，加鳖甲、地骨皮清其虚热；汗多者，加黄芪、煅龙骨益气固表；阳虚者，加淫羊藿、肉苁蓉、鹿茸补肾助阳。

4. 肺脾阴虚

证候：反复外感，面白颧红少华，口渴，食少纳呆，自汗盗汗，手足心热，大便干结，舌质红，苔少或花剥，脉细数，指纹淡红。

分析：本证多见于素体阴虚，过食辛热之品，或过用温热之品，或发汗太过，而致气阴两虚，不荣肌肤，卫外不固，故见面白颧红少华、形体消瘦、食少纳呆、口渴、盗汗自汗、手足心热、大便干结、反复受邪感冒；舌质红，苔少或花剥，脉细数，指纹淡红，是阴虚之征。

证候要点：反复外感，多汗，手足心热，大便干结，舌红少苔或苔花剥，脉细数。

治法：养阴润肺，益气健脾。

方药：生脉散合沙参麦冬汤。

加减：便秘者，加瓜蒌仁、枳壳润肠通腑；虚热者，加地骨皮、银柴胡清热除蒸。

【其他疗法】

（一）中成药

1. 玉屏风口服液　用于肺脾气虚证偏于肺气虚证。
2. 参苓白术丸　用于肺脾气虚证偏于脾气虚证。
3. 百合固金口服液　用于肺脾阴虚证。
4. 槐杞黄颗粒　用于气阴两虚证。
5. 补肾地黄丸　用于肾虚骨弱证。
6. 百令胶囊　用于肺肾两虚证。

（二）针灸疗法

主穴：大椎、肺俞、足三里、肾俞、关元、脾俞。每次取3~4穴，轻刺加灸，隔日1次。在高发季节前做预防性治疗。

（三）药物外治法

（1）白芥子3份、细辛2份、甘遂1份、皂荚1份、五倍子3份、冰片0.05份，共研细末。每次

1~2g，姜汁调成糊状，敷于双肺俞，外用胶布固定，于三伏天每伏1次，每次4~6小时。用于反复呼吸道感染虚证兼痰浊内郁者。

（2）五倍子粉10g，加食醋适量调成糊状，睡前敷脐，每日1次，连用5~7天。用于反复呼吸道感染各证型多汗者。

（四）穴位注射

黄芪注射液，每次0.3ml，双足三里穴位注射，每周1次，连用4周。用于反复呼吸道感染的非急性感染期。

【西医治疗】

1. **反复上呼吸道感染**　及时处理鼻咽部病灶，大部分上呼吸道感染系病毒感染所致，故不应滥用抗菌药物；引导患儿注意营养和饮食习惯以及增强体质；指导患儿及时添加辅食，避免患儿缺乏蛋白质、钙、铁、锌、磷及维生素A；养成良好的卫生习惯，预防交叉感染；必要时给予针对性的免疫调节剂如匹多莫德、卡介菌多糖核酸等。

2. **反复气管支气管炎**　注意与支气管哮喘、喘息性支气管炎、复发性痉挛性喉炎等鉴别。根据病原学检测结果和机体的免疫状态制定合理的抗生素应用方案。对症处理可参考反复肺炎的治疗。

3. **反复肺炎**　积极处理基础病，及时清除异物，手术切除气管支气管及肺畸形，选用免疫调节剂改善免疫缺陷。基于循证基础上的经验性选择抗菌药物，依据病原体检测及药敏试验结果合理用药。

4. **对症处理**　根据不同年龄和病情程度，正确地选择祛痰和平喘药物治疗、雾化治疗、肺部体位引流，以及肺部物理治疗及合理进行疫苗接种等。

【预防与调护】

1. 预防

（1）注意环境卫生，避免污染，保持室内空气新鲜流通。适当进行户外活动，多晒太阳。按时预防接种。

（2）避免被动吸烟。避免接触过敏物质，如尘螨、花粉、油漆等。

（3）注意气候变化增减衣服。感冒流行期间不去公共场所。

2. 调护

（1）饮食多样而富于营养，不偏嗜冷饮、油腻、辛辣食物。

（2）汗出较多时，用干毛巾擦干，避免吹风着凉，洗澡时尤应注意。

（3）经常用银花甘草水漱口，1日2~3次。

执考要点

1. 感冒、乳蛾的概述、病因病机、诊断与鉴别诊断、辨证论治。

2. 咳嗽的概述、病因病机、辨证论治、转归预后。

3. 肺炎喘嗽的概述、病因病机、诊断要点、辨证论治，肺炎合并心力衰竭的诊断。

4. 哮喘的概述、病因病机、诊断与鉴别诊断、辨证论治、其他疗法、预防与调护。

5. 反复呼吸道感染的概述、病因病机、诊断要点、辨证论治。

目标检测

答案解析

A1型题

1. 小儿时邪感冒为感受时疫之邪，多侵犯（   ）

    A. 心肝   B. 肝脾   C. 肝肾   D. 肺胃   E. 肺脾

2. 小儿感冒的病机关键是（   ）

    A. 肺失宣降   B. 肺气上逆   C. 肺卫失宣   D. 邪气闭肺   E. 风邪犯肺

3. 小儿风热感冒与风寒感冒的鉴别要点有（   ）

    A. 恶风发热   B. 恶寒发热   C. 咽红肿痛   D. 咳嗽不爽   E. 咳嗽频作

4. 小儿肺炎喘嗽的基本病机是（   ）

    A. 风寒闭肺   B. 邪热闭肺   C. 毒热闭肺   D. 阴虚肺热   E. 肺脾气虚

5. 小儿肺炎喘嗽的主要治疗原则是（   ）

    A. 辛温宣肺，化痰止咳   B. 辛凉宣肺，清热化痰   C. 开肺化痰，止咳平喘

    D. 清热涤痰，肃肺定喘   E. 清热解毒，泻肺开闭

6. 小儿肺炎喘嗽与咳嗽的鉴别要点是（   ）

    A. 咳嗽剧烈   B. 气急鼻扇   C. 高热不退   D. 痰涎壅盛   E. 大便干结

A2型题

7. 患儿，2岁。发热2小时。症见：发热，恶寒，无汗，鼻塞，流清涕，微咳，咽部不红，纳少，舌淡红，苔薄白，指纹浮红。其证候是（   ）

    A. 风寒感冒   B. 风热感冒   C. 暑邪感冒   D. 时邪感冒   E. 感冒夹痰

8. 患儿，5岁。症见：发热，恶寒，无汗，鼻塞流涕，微咳，兼见脘腹胀满、呕吐酸腐、口气秽浊、大便酸臭、小便短黄。舌质红，苔厚腻，脉滑。其证候是（   ）

    A. 风热感冒   B. 风寒感冒   C. 湿热泄泻   D. 暑邪感冒   E. 感冒夹滞

9. 患儿，9岁。发热2小时。症见：高热，恶寒，无汗，头痛，目赤咽红，全身肌肉酸痛，恶心，腹痛，舌质红，苔黄，脉数。其治方是（   ）

    A. 荆防败毒散   B. 银翘散   C. 新加香薷饮

    D. 麻杏石甘汤   E. 银翘散合普济消毒饮

10. 患儿，5岁。发热2天。症见：发热，恶寒，无汗，头痛，鼻塞，流清涕，兼见咳嗽、喉间痰鸣。舌淡红，苔白，脉浮滑。其治法，应在解表的基础上加用（   ）

    A. 温肺化痰   B. 肃肺化痰   C. 宣肺化痰   D. 清肺化痰   E. 燥湿化痰

11. 患儿，2岁。发热1天。症见：高热，恶寒，无汗，鼻塞，惊惕哭闹，睡卧不宁，大便干结，小便短黄，舌质红，指纹紫达于气关。其治法，应在解表的基础上加用（   ）

    A. 清热镇惊   B. 清心安神   C. 平肝息风   D. 清热解毒   E. 镇惊息风

12. 患儿，2岁。发热咳嗽3天。症见：发热，无汗，呛咳不爽，呼吸气急，痰声重浊，咽不红，舌淡红，苔薄白，指纹浮红。其证候是（   ）

    A. 风寒闭肺   B. 风热闭肺   C. 痰热闭肺   D. 肺脾气虚   E. 阴虚肺热

13. 患儿，5岁。症见：发热烦躁，咳嗽喘促，气急鼻扇，呼吸困难，喉间痰鸣，面赤口渴，大便干燥，

小便黄少，舌红，苔黄，脉滑数。其证候是（　　）

  A. 风寒闭肺 B. 风热闭肺 C. 痰热闭肺 D. 毒热闭肺 E. 阴虚肺热

  14. 患儿，9岁。发热咳嗽2天。症见：发热恶风，咳嗽气急，痰多而黄，口渴咽红，舌质红，苔薄白，脉浮数。其治法是（　　）

  A. 辛温宣肺，化痰止咳 B. 辛凉宣肺，清热化痰 C. 清热涤痰，开肺定喘

  D. 清热解毒，泻肺开闭 E. 养阴清肺，润肺止咳

  15. 患儿，14岁。反复喘促5年余。症见：咳嗽痰多，喘促胸满，动则喘甚，畏寒肢冷，面色欠华，神疲纳少，舌淡，苔白，脉弱。其治法是（　　）

  A. 温肺散寒，化痰定喘 B. 清肺涤痰，止咳平喘 C. 健脾益气，补肺固表

  D. 泻肺补肾，标本兼顾 E. 健脾温肾，固摄纳气

  16. 患儿，7岁。咳嗽喘促2天。症见：咳嗽喘息，声高息涌，喉间哮吼痰鸣，胸膈满闷，咯痰黄稠，身热，口渴咽干，大便秘结，舌红，苔黄，脉滑数。其证候是（　　）

  A. 寒性哮喘 B. 热性哮喘 C. 外寒内热 D. 肺实肾虚 E. 肺肾阴虚

B1 型题

  A. 肺脾 B. 心肝 C. 肺肝 D. 肺肾 E. 肺心

  17. 感冒夹滞的病位在（　　）

  18. 感冒夹惊的病位在（　　）

  A. 恶寒发热，呛咳不爽，呼吸气急，痰白而稀

  B. 发热恶风，咳嗽气急，痰黄而黏，口渴咽红

  C. 发热烦躁，咳嗽喘促，呼吸困难，气急鼻扇，喉间痰鸣

  D. 病程较长，低热盗汗，干咳无痰，面色潮红，舌红少苔

  E. 低热起伏，面白少华，动则汗出，咳嗽无力，纳差便溏

  19. 肺炎喘嗽痰热闭肺证的临床表现为（　　）

  20. 肺炎喘嗽肺脾气虚证的临床表现为（　　）

（蒋祥林　易为丹）

书网融合……

  知识回顾   微课   习题

脾系病证，病位主要在脾。脾位于中焦，在膈之下，胃的左方。脾的主要生理功能是主运化，统摄血液。脾胃相连，互为表里。脾胃为水谷之海、气血生化之源，故称脾胃为"后天之本"。脾主运化，胃主受纳；脾气主升，胃气主降；脾为阴土，喜燥恶湿，胃为阳土，喜润恶燥。脾胃阴阳相合，燥湿相济，纳运相助，尤其是脾升胃降，相反相成，则水谷之精微得以上输心肺、化生气血、滋养全身，水谷之糟粕得以下行。

脾开窍于口，凡呕吐、口疮、鹅口疮、腹痛、厌食、积滞、疳证、泄泻等病证皆可从脾胃考虑。小儿"脾常不足"，运化功能尚未健全，而生长发育所需水谷之精气，却较成人相对为多，小儿脾胃的功能状态与快速生长发育的需求不相适应，故儿科临床呕吐、泄泻、厌食等脾系病证多见。

治疗小儿脾胃病，在运脾和胃的基础上，注意燥湿醒脾，消食导滞，健脾益胃；用药宜平和，时时注意顾护脾胃之气，忌"痛击、大下、蛮补"；重视外治如推拿及饮食疗法的临床应用。

第一节 鹅口疮

PPT

学习目标

知识要求：

1. 掌握鹅口疮的特点、诊断要点以及各证型的证候要点、治法、代表方剂。
2. 熟悉鹅口疮的定义、病因病机。
3. 了解鹅口疮的其他疗法。

技能要求：

1. 熟练掌握辨析鹅口疮各证型、处方用药的技能。
2. 会运用辨证论治的方法解决鹅口疮这一常见病证。

 岗位情景模拟13

患儿，男，4个月。因"发热2天，下牙龈见白色乳块状白屑1天"来院就诊。精神不佳，拒食，流涎，大便干结，小便黄少。查体：T 38℃；口腔右颊黏膜及下牙龈可见白色乳块状白屑。舌质红，苔白腻，指纹紫。

问题与思考

1. 该患儿中医病、证诊断是什么？病机如何？

2. 请给出治法、方药，开出处方。

答案解析

鹅口疮是小儿常见口腔疾病，临床以口腔、舌上满布白屑，状似鹅口为特征。因其白屑色白如雪，故又名"雪口"。鹅口疮多发生于新生儿及久病体弱、营养不良的婴幼儿。如果治疗及时、得当，预后一般较好。

"鹅口"之名首见于《诸病源候论》"小儿初生，口里白屑起，乃至舌上生疮，如鹅口里，世谓之鹅口。此由在胎时受谷气盛，心脾热气熏发于口故也"，明确指出了鹅口疮是由心脾积热所致。《外科正宗·鹅口疮》曰："鹅口疮皆心脾二经胎热上攻，致满口皆生白斑雪片，甚则咽间叠叠肿起，致难乳哺，多生啼叫。"不仅进一步阐明了鹅口疮的病因及临床表现，而且提出"以冰硼散搽之"的治疗方法，一直沿用至今。

西医学称本病为"真菌性口腔炎"，由感染白色念珠菌引起。如果长期、大量应用广谱抗生素，破坏口腔微生态平衡，引起菌群失调，亦可继发本病。

【病因病机】

鹅口疮的发生，是由内、外两方面因素所致。内因责之心脾积热，循经上蒸口舌；或脾肾阴亏，虚火上浮。外因责之口腔护理不慎，感染秽毒之邪。本病病位主要在心、脾、肾三经。心脾积热，上熏口舌；肾阴亏损，虚火上浮，是其基本病机。

患儿在胎儿时期，其母过食辛辣、油炸或温补之品；或五志化火；或外感热邪，母体蕴热，循血脉传于胎儿；或出生之时，感受母体产道秽毒之邪；或出生后，口腔护理不当，秽毒之邪内侵，积热蕴结心脾，循经上熏口舌，即发为鹅口疮。胎禀不足，肾阴亏虚；或久病体虚，津液耗伤，脾虚及肾，气阴内耗，阴虚不能制阳，虚火循经上炎，而发为本病。

【诊断与鉴别诊断】

（一）诊断要点

1. **病史**　有护理不当、感染邪毒病史，或长期使用广谱抗生素病史。

2. **临床表现**　口腔、舌上出现白屑，融合成片，状如凝乳；或堆积成块，形似积雪。鹅口疮重者，白屑可蔓延至鼻道、咽喉、食道，甚则壅塞气道，引起呼吸急促、吞咽困难、面色青紫、喉中痰鸣等危候。

3. **辅助检查**　显微镜检查：取白屑少许涂片，可发现白色念珠菌的菌丝及芽孢。

（二）鉴别诊断

与白喉相鉴别　白喉一般多见于2~6岁儿童，白膜为灰白色，多起于扁桃体，逐渐蔓延于咽、软腭、喉部或鼻腔等处，虽可向前蔓延至舌根上后，但其灰白之膜较为致密，紧附于黏膜，不易剥离，强力剥离易致出血；多有发热、咽痛，声音嘶哑或咳如犬吠，颈部淋巴结肿大、疼痛，精神萎靡及全身中毒症状，病情严重。鹅口疮之白膜洁白，松浮较易剥离，而且发热及全身症状较轻。

【辨证论治】

（一）辨证要点

1. **辨虚实**　实证病程较短，白屑较厚，发展较快，周围黏膜红赤明显；虚证白屑较少，蔓延较缓，周围黏膜红赤不著，口气没有明显的热臭感，可伴有全身虚热之象。

2. **辨脏腑**　心经热甚者，每以舌上白屑较多，舌红、心烦、溲赤等症较为明显；脾经热盛者，则以唇颊白屑为多，甚至白屑上延鼻道、下及咽喉，致吮乳、吞咽和呼吸困难，并常伴有大便干结等症。

（二）治疗原则

鹅口疮的治疗，轻者往往仅用外治法即可治愈；重者须配合内治法，针对火热秽毒之邪，予以清热泻火。心脾积热者，当清热解毒、清心泻脾；阴虚火旺者，则滋补脾肾、育阴降火。

（三）分证论治

1. 心脾积热

证候：口腔舌面满布白屑，蔓延迅速，相互融合成片，周围黏膜较为红赤，口气热而臭秽，面红唇赤，烦躁不宁，吮乳啼哭，便秘溲赤，舌质红，指纹紫滞，脉滑数。

分析：胎热内蕴，或感受秽毒之邪，或久病余热未清，蕴积心脾。热毒循经上炎，熏灼口舌，故见白屑满布；火热炎上，故面红唇赤；心火内炽，故烦躁不宁，多啼；热盛伤津，心热移于小肠，故便秘溲赤；舌质红，脉滑数，指纹紫滞，为积热实证之征。

证候要点：口腔舌面满布白屑，周围红赤较甚，面红唇赤，舌质红。

治法：清热解毒，清心泻脾。

方药：清热泻脾散加减。

加减：烦躁不宁，加丹参、郁金、琥珀清心除烦、安神定志；大便燥结难下，加生大黄、玄明粉泻下通便、引热下行；咽干、口渴引饮，加天花粉、芦根生津止渴。

2. 虚火上炎

证候：口内白屑散布，周围黏膜红赤不著，面白颧红，手足心热，口干盗汗，虚烦少寐，神疲乏力，舌红少苔，指纹淡，脉细数。

分析：先天不足，后天失养，或久病久泻，致肾阴亏损，水不制火，虚火上浮，故见面白颧红、手足心热、白屑稀散，周围黏膜红赤不著；若真元不足，脾虚不运，可见大便溏；舌红，苔少，脉细数，指纹淡紫，均为阴虚虚火内生之象。

证候要点：口腔舌上白屑稀散，周围黏膜红赤不著，形体怯弱，舌红苔少。

治法：滋补脾肾，引火归原。

方药：知柏地黄丸加减。

加减：纳呆食少、大便溏泄者，加白术、薏苡仁、芡实、莲子健脾止泻；精神萎靡、形寒怯冷者，加附子、吴茱萸温肾散寒。

【其他疗法】

（一）中成药

1. **黄栀花口服液**　用于心脾积热证。

2. **导赤丹**   用于湿热熏蒸证。

3. **知柏地黄丸**   用于虚火上浮证。

（二）药物外治法

（1）冰硼散、青黛散、紫金锭、珠黄散、西瓜霜喷剂等任选一种，每次适量，涂敷患处，每日3~4次。用于心脾积热证。

（2）锡类散、养阴生肌散任选一种，每次适量，涂敷患处，每日3~4次。用于虚火上炎证。

（3）肉桂、附子各等量，共研细粉，装瓶备用。每次取10~20g，加适量面粉，用高粱酒调成糊状，贴敷两足涌泉穴，1~2小时后取下。用于虚火上炎证。

（4）黄柏15g，青黛9g，肉桂3g，冰片0.5g。共研细末，取适量涂敷患处，每日2~3次。实火证可将黄柏增至30g，虚火证黄柏、肉桂各用9g。

（5）生石膏、硼砂各2.5g，人中白、黄连、青黛、乳香、没药各1g，冰片0.3g。共研细末，涂敷患处，每日4~5次。用于心脾积热证。

（三）针灸疗法

（1）取廉泉、少冲、曲池、合谷、阴陵泉等穴。用于心脾积热证。

（2）取廉泉、合谷、太溪、三阴交等穴。用于虚火上浮证。

（四）推拿疗法

清天河水，揉总筋，揉小天心，推四横纹，揉掌小横纹，补肾经，分手阴阳。食欲不振，加清板门；五心烦热，加推三关、揉马。每日1~2次。

【预防与调护】

1. 预防

（1）保证足够营养，提高抗病能力。

（2）注意口腔卫生，母亲喂奶前要洗净乳头及手。小儿食具、用具要经常煮沸消毒。

（3）积极防治慢性病，勿滥用抗生素。

（4）用0.006%大蒜素清洗口腔黏膜，每日3次，连续4日。具有预防作用。

2. 调护

（1）注意口腔洗漱，保持清洁。

（2）饮食应清淡、富于营养，尽量少食用辛热之品。

（3）调节情志。

第二节 口 疮

PPT

○
学习目标

知识要求：
1. 掌握口疮的病因病机、诊断要点、辨证论治。
2. 熟悉口疮的定义、药物外治。
3. 了解口疮的鉴别诊断。

技能要求：
1. 熟练掌握辨析口疮各证型、处方用药的技能。
2. 会运用辨证论治的方法解决口疮这一常见病证。

岗位情景模拟14

李某，男，4岁。因"口舌生疮3天"来诊。烦躁不安，拒食，流涎，口臭，大便秘结，小便黄。查体：口颊黏膜、上腭、口角可见针尖大小溃疡，周围有红晕。舌质红，苔薄黄，指纹浮紫。

问题与思考

1. 该患儿中医病、证诊断是什么？病机如何？
2. 请给出治法、方药，开出处方。

答案解析

口疮是指以口腔内黏膜、舌、唇、齿龈、上腭等处发生溃疡为特征的一种小儿常见的口腔疾患。口疮发生于口唇两侧者，又称"燕口疮"；满口糜烂，色红作痛者，又称"口糜"。

口疮之名，首见于《黄帝内经》，其曰："岁金不及，炎火及行……民病口疮"。《诸病源候论·口疮候》曰："小儿口疮，由血气盛，兼将养过温，心有客热熏上焦，令口生疮也。"指出心经热盛，发生口疮。《小儿卫生总微论方·唇口病论》说："风毒湿热，随其虚处所着，搏于血气，则生疮疡……若发于唇里，连两颊生疮者，名曰口疮；若发于口吻两角生疮者，名曰燕口。"指出本病是由感受风毒湿热所致，由于发病部位不同，而有口疮与燕口疮之别。

本病任何年龄均可发生，以2~4岁的小儿多见；一年四季均可发病。可单独发生，也常伴发于其他疾病之中。小儿口疮一般预后良好；若失治、误治，体质虚弱，可导致重证，或反复发作，迁延难愈。

西医学的疱疹性咽口炎、溃疡性口炎可参照中医学的口疮进行辨证论治。

【病因病机】

口疮的发生，多由将养过温，感受外邪，心脾积热；或调护不当，秽毒内侵；或久病体弱，虚火上炎等原因所致。口疮病位主要在心、脾二经，涉及肾。基本病机是风热乘脾，心脾积热，虚火上炎。

小儿脏腑娇嫩，卫外未固，若调护失宜，则易感外邪。六淫之中尤以风热所致口疮者最为常见。胎热内盛，或过食辛辣，阳热亢盛，复外感风热之邪蕴结于脾经，致脾经热盛，上熏于口而生疮疡；胎禀热盛，火热之邪积滞心脾，或因性情急躁而郁火内生；或口腔护理不慎，饮食过热、过咸，黏膜损伤，感染邪毒，致内外合邪，火热蕴积心脾，循经上炎，熏灼口舌而致口舌生疮。手少阴之经通于舌，足太阴之经通于口，因此心脾二经有热，则口舌最易生疮。素体禀赋不足，阴液不足，阴不制阳，虚火内生；或久患热病，或久泻不止、久病吐泻，脾胃虚寒，无根之虚火上浮，亦可发为口疮。

【诊断与鉴别诊断】

（一）诊断要点

1. **病史**　有喂养不当，过食辛热、炙煿食品，或外感发热病史。
2. **临床表现**　齿龈、舌体、两颊、上腭等处出现黄白色溃疡点，大小不等，甚则满口糜腐、疼痛流涎，可伴发热或颌下淋巴结肿大、疼痛。
3. **辅助检查**　血常规检查：白细胞常有增高，但疱疹性口炎血白细胞多偏低。

（二）鉴别诊断

　　🏫 **课堂互动 6-1**

口疮与鹅口疮如何鉴别？

答案解析

1. **鹅口疮**　以口腔及舌上、齿龈等处满布白屑，周围有红晕为特点，一般无疼痛、流涎。多见于新生儿或体质较差的婴幼儿。
2. **手足口病**　多发生在春夏季，以4岁以下小儿多见。除口腔黏膜溃疡之外，伴手、足、臀部皮肤疱疹。

【辨证论治】

（一）辨证要点

　　口疮的辨证，主要在于辨虚实。临床以实证为多，风热乘脾者，病程较短，口疮散在，疼痛不甚，常伴有风热表证；心脾积热者，多起病较急，溃疡融合成片，周围红赤明显，疼痛较剧，流涎较多，口气臭秽，常伴便秘溲赤。虚证溃疡较少，周围淡红，疼痛较轻，兼神疲体倦、颧红等，或伴面色萎黄、纳呆食少、腹胀便溏等脾虚证。

（二）治疗原则

　　治疗口疮的基本法则是清热降火。风热乘脾者，宜疏风散热；心脾积热者，宜解毒清心；阴虚火旺者，宜滋阴泻火；虚火上炎者，则要温补脾肾、引火归原。在内治的同时，配合口腔局部外治，可增强疗效，以促进溃疡病灶愈合。对重症患儿，还应中西医结合治疗。

（三）分证论治

1. 风热乘脾

　　证候：口颊、上腭、齿龈、口角溃疡为主，甚则满口糜烂，或为疱疹转为溃疡，周围焮红，疼痛拒食，烦躁不安，口臭，涎多，小便短黄，大便秘结，或伴发热、咽红、舌红，苔薄黄，脉浮数，或指纹浮紫。

　　分析：本证多为外感引起。外感风热邪毒，内引脾胃之热，上熏口舌，故发为口疮；火热熏灼，故疼痛拒食，烦躁不安；热灼肠胃，津液耗伤，故大便秘结，小便短黄；兼有风热表证，故发热，咽红，舌红，苔薄黄，脉浮数。

证候要点：起病急，口腔溃疡程度重，或伴发热，脉浮数，或指纹浮紫。

治法：疏风散火，清热解毒。

方药：银翘散加减。

加减：若发热不退，加柴胡、黄芩、生石膏清肺胃之火；口臭便秘，加生大黄、玄明粉、槟榔通腑泻火；疮面色黄糜烂，加黄连、薏苡仁清热利湿。

2. 心火上炎

证候：舌上、舌边溃疡较多，色红疼痛，心烦不安，口干欲饮，小便短黄，舌尖红，苔薄黄，脉数。

分析：舌乃心之苗，手少阴心经通于舌。心火炽盛，循经上炎，故发为口疮，色红疼痛；心火内盛，津液受劫，故心烦不安，口干欲饮，小便短黄；舌尖红，苔薄黄，脉数，均为心火炽盛之象。

证候要点：无发热，舌上、舌边溃疡较多，舌尖红。

治法：清心泻火。

方药：泻心导赤汤加减。

加减：若心烦不安，加连翘、灯心草清心泻火除烦；口干欲饮，加生石膏、芦根、天花粉清热生津；小便短黄，加车前子、茯苓、滑石利尿泄热。

3. 虚火上浮

证候：口舌溃疡或糜烂，稀散色淡，不甚疼痛，反复发作或迁延难愈，神疲颧红，口干不渴，舌红，苔少或花剥，脉细数，指纹淡紫。

分析：虚证口疮多见于体禀虚弱者。肾阴不足，水不制火，虚火上浮，故见口舌溃疡或糜烂、不甚疼痛、神疲颧红、口干不渴；舌红，苔少或花剥，脉细数，均为阴虚火旺之象。

证候要点：病程长，口舌溃疡稀散色淡，不甚疼痛。

治法：滋阴降火，引火归原。

方药：六味地黄汤加肉桂。

加减：若口干，加麦冬、玄参、乌梅养阴生津；颧红盗汗、骨蒸潮热，加知母、黄柏养阴清火；低热或五心烦热，加白薇、地骨皮清热除烦。若久泻之后，脾肾大虚，无根之火上浮，而见口舌生疮、神疲面白、大便溏薄、舌淡苔白者，改用理中汤加肉桂以温补脾肾、引火归原。

【其他疗法】

药物外治法

（1）乌贼骨、白及、黄连、甘草等量研末，涂拭患处，每日3~4次。

（2）牛黄、冰片各1.5g，青黛、西瓜霜、人中白各9g，寒水石、硼砂各15g，黄连6g。共研极细末敷患处，每日3~4次。

（3）牛黄3g，硼砂30g，黄连30g，孩儿茶30g，黄柏60g，栀子60g，甘草60g，冰片30g。共研细末，装瓷瓶封存备用。每次取0.3~0.6g涂擦口腔，每日3~4次。

（4）双料喉风散或冰硼散涂敷患处，每日3~4次。

（5）冰硼散、青黛散、西瓜霜、珠黄散任选一种，取适量涂敷患处，每日3次。用于口疮实证。

（6）锡类散、养阴生肌散任选一种，取适量涂敷患处，每日3次。用于虚火上浮证。

（7）冰片3g，硼砂6g，玄明粉12g，朱砂6g，青黛6g。共研细末。每次适量，涂敷患处，每日3次。

用于口疮实证。

（8）吴茱萸15~30g，研细粉。醋调，睡前敷于两涌泉穴，胶布固定，翌晨除去。用于虚火上浮证。

【预防与调护】

1. 预防

（1）保证足够营养，提高抗病能力。

（2）注意饮食卫生，食物宜新鲜、清洁、营养全面。多食蔬菜、水果，少食辛热、香燥、酸辣刺激之品。注意口腔卫生。

（3）保持家用饮食餐具清洁，定期消毒。

2. 调护

（1）做好口腔卫生工作，饮食后及时漱口，保持口腔清洁。清洁口腔时不宜用粗硬布帛拭口。

（2）对急性热病、体弱久病的小儿，注意检查口腔，及早发现破损，及时治疗，促其愈合，减轻疼痛。

（3）避免过烫、过咸饮食，减少进食时的痛苦。

第三节　呕　吐

PPT

学习目标

知识要求：

1. 掌握呕吐的病因病机、诊断要点、辨证论治。
2. 熟悉呕吐的定义、其他疗法。
3. 了解呕吐的预防与调护。

技能要求：

1. 熟练掌握辨析呕吐各证型、处方用药的技能。
2. 会运用辨证论治的方法解决呕吐这一常见病证。

 岗位情景模拟15

患儿，男，3岁。因"呕吐5天"于2021年7月6日来诊。患儿5天前因不明诱因出现呕吐，吐出物多为清稀痰水，面色苍白，舌淡苔白，指纹淡。

问题与思考

1. 该患儿中医病、证诊断是什么？病机如何？
2. 请给出治法、方药，开出处方。

答案解析

呕吐是小儿常见的一种证候，很多疾病都可出现呕吐。前人以有物有声谓之呕、有物无声谓之吐，其实呕与吐很难截然分开，故一般统称为呕吐，临床以食物由胃中经口而吐出者为其特征。

呕吐一证，早有记载，如《素问·举痛论》云："寒气客于肠胃，厥逆上出，故痛而呕也。"《素问·脉解》云："所谓食则呕者，物盛满而上溢，故呕也。"《素问·至真要大论》云："诸呕吐酸，暴注下迫，皆属于热。"指出了寒、热、饮食是引起呕吐的主要原因，对于临床辨证有一定的指导意义。小儿呕吐以婴幼儿较为多见。

此外，小儿哺乳后，乳汁从口角溢出，称为"溢乳"，多因小儿吮乳过多，胃满而溢，不作病论。如因高热抽搐，频繁呕吐，多为急性热病，不属本证论述范围。

【病因病机】

小儿呕吐的原因很多，但总不离内伤乳食为主。《幼幼集成·呕吐证治》云："盖小儿呕吐，有寒有热有伤食，然寒吐热吐，未有不因伤于食者，其病总属于胃。"说明了呕吐有寒热之分，究其病机总系胃失和降、胃气上逆所致。

由于小儿喂养不当，乳食过多，或过食肥甘生冷等不消化食物，停滞中脘，损伤脾胃，脾胃运化功能失职，胃气上逆而致呕吐；小儿因乳母过食辛热炙煿香燥之物，乳汁蕴热，儿吮其乳，热积于胃；或小儿过食辛热之品，热积于胃，热盛化火，火性炎上，胃火上冲而致呕吐。正如《素问·至真要大论》云："诸逆冲上，皆属于火。诸呕吐酸……皆属于热。"小儿脾胃素虚，或乳母过食寒凉生冷，儿吮其乳，脾胃受寒；或小儿过食瓜果生冷之品，寒凝中脘；或过服寒凉攻伐药物，致脾胃虚寒，中阳不运，胃失和降，寒邪上逆而致呕吐。小儿无论感受外邪或内伤饮食，易从热化，邪热必伤其阴；或急性热病（温病）耗伤胃津，病后气阴未复，胃失濡润，胃气不得下降而致呕吐。

【诊断要点】

1. 病史　有感受外邪、乳食不节、饮食不洁、情志不畅等病史。

2. 临床表现　乳食痰涎等从胃中上涌，经口而出，常伴有嗳腐食臭、恶心纳呆、胃脘胀闷等症。重症呕吐者，有阴伤液竭之象，如饮食难进、形体消瘦、神萎烦渴、皮肤干瘪、囟门目眶下陷、啼哭无泪、口唇干红、呼吸深长，甚至尿少或无尿、神昏抽搐、脉微细欲绝等症。

【辨证论治】

（一）辨证要点

1. 辨病因　外感六淫呕吐，多兼有表证；内伤呕吐起病缓，多兼里证。呕吐清水，多为胃寒或虫证；呕吐苦水黄水，多为胆热犯胃；呕吐宿食腐臭，多为食滞；呕吐酸水绿水，多为肝热犯胃；呕吐浊痰涎沫，多为痰饮中阻。

2. 辨寒热　小儿呕吐有寒热之分。感寒饮冷所致表现为卒然呕吐，呕吐物清冷不化，或伴风寒表证；虚寒者移时方吐，呕吐物清冷淡白，多为不消化乳块、食物，遇寒则呕吐频作，兼有全身寒象。热吐常见于素体阴虚，感受热邪，或平素喜食辛辣之物，郁久化热，积于胃肠之中。实热吐则食入即吐，随食即吐，呕吐物酸败腐臭，兼有全身热象。

（二）治疗原则

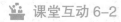

课堂互动 6-2

呕吐如何治疗？

答案解析

因呕吐总属胃失和降、胃气上逆所致，故和胃降逆止吐为治标主法。但须审因论治，才为治本，如外邪犯胃呕吐者宜疏邪解表，饮食伤胃呕吐者宜消食导滞，胃中蕴热呕吐者宜清热和胃，胃寒呕吐者宜温中散寒，胃阴不足呕吐者宜滋阴养胃。各型均兼以和胃降逆，即标本同治。除药物治疗外，还宜重视饮食调护。

（三）分证论治

1. 伤食呕吐

证候：呕吐酸馊乳片，或不消化食物，口气臭秽，脘腹胀满，不思乳食，大便酸臭，舌苔厚腻，脉滑有力，指纹紫滞。

分析：乳食不节，停滞中焦，损伤脾胃，故不思乳食；宿食不化，郁久则酸腐，浊气随胃气上逆，故见呕吐酸馊乳片或不消化食物、口气臭秽；乳食停滞中脘，气机受阻，故脘腹胀满；脉滑有力，指纹紫滞，苔厚腻，均为食滞内停实证的征象。

证候要点：呕吐酸馊，大便酸臭，不思乳食。

治法：消食导滞，和胃降逆。

方药：保和丸或消乳丸。伤食者，用保和丸消食积；伤乳者，用消乳丸消乳积。

加减：若大便秘结，加大黄、枳实通腑降逆；若面赤唇红、舌红苔黄为偏热，宜加黄连、竹茹增强清热止呕之效；如面白、唇舌淡为偏寒，酌加干姜、丁香温胃止吐。

2. 胃热呕吐

证候：食入即吐，吐物酸臭，口渴喜饮，面赤唇红，身热烦躁，大便秘结，小便短赤，舌红苔黄，脉滑数。

分析：胃为阳土，喜润恶燥，因小儿过食辛热炙煿香燥之物，助热化火上冲，故见食入即吐、吐物酸臭；热积胃中，耗伤津液，故口渴喜饮；里热内蒸，故身热烦躁；大便秘结，小便短赤，舌红苔黄，脉滑数，均为胃热之征。

证候要点：食入即吐，吐物酸臭，口渴喜饮，身热烦躁。

治法：清热和胃，降逆止呕。

方药：加味温胆汤。

3. 胃寒呕吐

证候：朝食暮吐，暮食朝吐，呕吐物为清稀痰水或不消化的食物残渣，伴有面色苍白、精神疲倦、四肢欠温、腹痛绵绵喜按、大便溏薄、小便清长，舌淡苔白，脉细迟。

分析：脾胃虚寒，不能运化水谷，停滞胃脘，以致升降失司，浊阴上逆，故朝食暮吐，暮食朝吐；胃阳不足，寒邪凝滞，食物尚未完全腐熟，故呕吐物物多为清稀痰水或不消化的食物残渣；脾胃虚弱，运化失职，故大便溏薄；脾主四肢，脾阳不振，阳气不能敷布，故四肢不温，面色苍白，精神疲倦；寒邪客于肠胃，气机凝滞不通，故见腹痛绵绵喜按；舌淡苔白，脉细迟，均为虚寒之象。

证候要点：朝食暮吐，暮食朝吐，吐出清稀痰水或食物残渣，精神疲倦，四肢欠温。

治法：温中散寒，降逆止呕。

方药：理中汤。

加减：若脾虚夹食，乳食不化者，可加山楂、神曲消导食滞；若外感风寒犯胃而呕吐者，酌加荆芥、防风、陈皮、半夏、紫苏叶等疏邪解表、降逆和胃。

4. 虚火呕吐

证候：呕吐反复发作，时作干呕，口燥咽干，似饥而不欲食，伴有两颧发红、午后潮热、大便干结如羊粪，舌红津少，脉细数。

分析：胃阴不足，胃失濡养，气失和降，故呕吐反复发作，时作干呕；胃阴不足，津液不得上承，因而口燥咽干；胃阴不足，虚火扰动，故饥而不欲食；阴虚生内热，故见手足心热、颧红、潮热；津亏肠燥，故大便干结如羊粪；舌红津少，脉细数，均为津液耗伤、虚中有热之象。

证候要点：呕吐反复发作，时作干呕，口燥咽干，两颧发红，午后潮热。

治法：滋养胃阴，降逆止呕。

方药：麦门冬汤。

加减：若津伤过甚，酌加石斛、天花粉、知母等生津养胃。

【其他疗法】

（一）中成药

1. 香砂养胃丸　用于脾胃虚寒证。
2. 保和丸　用于伤食呕吐证。
3. 养胃舒颗粒　用于胃阴不足证。

（二）针灸疗法

1. 针刺　主穴：内关、中脘、足三里；配穴：太冲、内庭。
2. 艾灸　主穴：天枢、关元、气海。

（三）推拿疗法

推脾土，推腹阴阳，推板门；或用捏脊疗法。

【预防与调护】

1. 预防

（1）加强身体锻炼，提高身体素质，养成良好生活习惯。注意冷暖，以减少或避免六淫之邪或秽浊之邪的侵袭。

（2）注意饮食，要做到"乳贵有时，食贵有节"。

（3）调情志，避免精神刺激，可防止情志因素引起的呕吐。

2. 调护

（1）呕吐患儿，必须采用少量、多次分服的方法服药。

（2）根据患儿呕吐的性质，服药必须冷热适度。一般热证宜凉服，寒证宜温服；或某种情况，又需热证热服、寒证寒服，一从其性。

第四节　泄　泻

PPT

◌　**学习目标**

知识要求：

1. 掌握泄泻的病因病机、诊断与鉴别诊断、辨证论治。
2. 熟悉泄泻的定义。
3. 了解泄泻的预防与调护。

技能要求：

1. 熟练掌握辨析泄泻各证型、处方用药的技能。
2. 会运用辨证论治的方法解决泄泻这一常见病证。

🧑‍⚕️ **岗位情景模拟16**

　　患儿，女，2岁。腹泻1天。已泻下10余次黄色稀水便，未见黏胨，气味秽臭，量较多。轻度发热，口渴，便时哭闹，肛门灼热发红，不思饮食，未吐，小便短黄，舌红，苔黄腻，指纹紫滞。大便常规检查：白细胞少许，红细胞0~1个/HP。

问题与思考

1. 该患儿中医病、证诊断是什么？病机如何？
2. 请给出治法、方药，开出处方。

答案解析

　　泄泻是以大便次数增多、粪质稀薄或如水样为特征的一种小儿常见病。

　　古代医籍对小儿泄泻论述较多，正如《幼幼集成·泄泻证治》中提出："夫泄泻之本，无不由于脾胃。盖胃为水谷之海，而脾主运化，使脾健胃和，则水谷腐化而为气血以行荣卫。若饮食失节、寒温不调，以致脾胃受伤，则水反为湿、谷反为滞，精华之气不能输化，乃致合污下降，而泄泻作矣。"指出了泄泻的病位。泄泻较为系统而又切合实用的分类证治，则见于清《医宗金鉴·幼科杂病心法要诀》，书中将小儿泄泻分类证治法概括为"小儿泄泻须认清，伤乳停食冷热惊，脏寒脾虚飧水泻，分消温补治宜精"。本病一年四季均可发生，但以夏秋季节发病率为高，尤以2岁以下的婴幼儿最为常见。秋冬季节发生的泄泻，容易引起流行。泄泻轻者治疗得当，预后良好；重者泻下过度，易见气阴两伤，甚至阴竭阳脱；亦可迁延不愈转化成疳证或出现慢惊风。

　　西医学的婴幼儿腹泻可参照中医学的泄泻进行辨证论治。

【病因病机】

　　小儿泄泻发生的原因，以感受外邪、内伤饮食、脾胃虚弱为多见。其主要病变脏腑在脾、胃。基本病机为脾虚湿盛。胃主受纳腐熟水谷，脾主运化水湿和水谷精微，若脾胃受病，则饮食入得之后，水谷不化，精微不布，清浊不分，合污而下，致成泄泻。

1. **感受外邪** 小儿脏腑柔嫩，肌肤薄弱，冷暖不知自调，易为外邪侵袭而发病。外感风、寒、暑、热诸邪常与湿邪相合而致泻。由于时令气候不同，长夏多湿，故外感泄泻以夏秋季节多见，感受外邪中又以湿热致泻最常见，风寒致泻则一年四季都可能发生。

2. **伤于饮食** 小儿脾常不足，运化力弱，饮食不知自节。若调护失宜，乳哺不当，饮食失节或不洁，过食生冷瓜果或难以消化之食物，皆能损伤脾胃，发生泄泻。

3. **脾胃虚弱** 小儿素体脾虚，或久病迁延不愈，脾胃虚弱，使胃弱腐熟无能、脾虚运化失职，因而水反为湿、谷反为滞，脾胃不能分清别浊，水湿水谷合污而下，导致脾虚泄泻。亦有暴泻实证，失治误治，迁延不愈，如风寒、湿热外邪虽解而脾胃损伤，转为脾虚泄泻者。

4. **脾肾阳虚** 脾虚致泻者，一般先耗脾气，继伤脾阳，日久则由脾及肾，造成脾肾阳虚。阳气不足，脾失温煦，阴寒内盛，水谷不化，并走肠间，而致澄澈清冷、洞泄而下的脾肾阳虚泻。

由于小儿稚阳未充、稚阴未长，患泄泻后较成人更易损阴伤阳发生变证。重症泄泻患儿，泻下过度，易于伤阴耗气，出现气阴两伤，甚至阴伤及阳，导致阴竭阳脱的危重变证。若久泻不止，脾气虚弱，肝旺而生内风，可形成慢惊风；若脾虚失运，生化乏源，气血不足，难以荣养脏腑肌肤，久则可致疳证。

【诊断与鉴别诊断】

（一）诊断要点

1. **病史** 有乳食不节、饮食不洁，或冒风受寒、感受时邪病史。

2. **临床表现** 大便次数明显增多，甚至达10次以上。粪呈淡黄色或清水样；或夹奶块不消化物，如同蛋花汤样；或黄绿稀溏，或色褐而臭，夹少量黏液。可伴有恶心、呕吐、腹痛、发热、口渴等症。重证泄泻，可见小便短少、高热烦渴、神疲痿软、皮肤干瘪、囟门凹陷、目眶下陷、啼哭无泪等脱水症状，以及口唇樱红、呼吸深长、腹胀等酸碱平衡失调和电解质紊乱的临床表现。

3. **辅助检查**
（1）大便镜检 可有脂肪球或少量白细胞、红细胞。
（2）大便病原学检查 可有轮状病毒等病毒检测阳性，或致病性大肠埃希菌等细菌培养阳性。

（二）鉴别诊断

1. **生理性腹泻** 多为母乳喂养，小儿外观较虚胖，出生后不久大便次数较多，质稀薄，呈黄绿色，但不伴呕吐，食欲好，体重增加正常，喂养至添加辅食后可自愈。

2. **细菌性痢疾** 有疾病接触史或不洁食物史，主要表现为发热、腹痛、腹泻、脓血便及里急后重。中毒型起病急，甚至惊厥，病情重笃。大便镜检可见大量脓细胞、红细胞及吞噬细胞。大便培养阳性。

3. **阿米巴痢疾** 起病较缓，毒血症状轻，大便次数比较少，里急后重症状较轻或无，右侧腹部轻压痛，粪便多见紫红色果酱样黏陈便。镜检见较多的红细胞，少许白细胞，可见夏科-雷登结晶。粪便涂片若找到阿米巴滋养体或包囊时可以确诊。

【辨证论治】

（一）辨证要点

课堂互动 6-3

如何根据大便的特点辨小儿泄泻的病因？

答案解析

1. **辨病因**　大便稀溏夹乳凝块或食物残渣，气味酸臭或如败卵，多由伤乳伤食所致；大便清稀多泡沫，色淡黄，臭气不甚，多由风寒引起；水样或蛋花汤样便，量多，色黄褐，气秽臭，或见少许黏液，腹痛时作，多是湿热所致；大便稀薄或烂糊，色淡不臭，多食后作泻，是为脾虚所致；大便清稀，完谷不化，或五更泄泻，色淡无臭，多属脾肾阳虚。

2. **辨轻重**　大便次数一般 10 次以内，精神尚好，无呕吐，小便量可，属于轻证；泻下急暴，次频量多，神萎或烦躁，或有呕吐，小便短少，属于重证。若见皮肤干枯、囟门凹陷、啼哭无泪、尿少或无、面色发灰、精神萎靡等，则为泄泻的危重变证。

3. **辨虚实**　泄泻病程短，泻下急暴，量多腹痛，多属实证；泄泻日久，泻下缓慢，腹胀喜按，多为虚证；迁延日久难愈，泄泻或急或缓，腹胀痛拒按者，多为虚中夹实。

（二）治疗原则

泄泻以运脾化湿为基本治疗法则。实证以祛邪为主，根据不同的证型分别治以消食导滞、疏风散寒、清热利湿。虚证以扶正为主，分别治以健脾益气、补脾温肾。泄泻变证，分别治以益气养阴、回阳固脱，结合液体疗法，以提高疗效。

知识拓展

治泻九法

　　明代李中梓在《医宗必读·泄泻》中提出了著名的"治泻九法"，全面系统地论述了泄泻的治法。一曰淡渗，湿从小便而去；二曰升提，气属阳，性本上升，胃气注迫则下陷，升、柴、羌、葛之类，鼓舞胃气上腾，则注下自止；三曰清凉，湿热为病，暴迫下注，苦寒之剂，清热燥湿；四曰疏利，痰凝气滞，食积水停，皆令人泻，随证祛逐勿使稽留；五曰甘缓，泻利不已，急而下趋，甘能缓中；六曰酸收，久泻，气散不收，酸之一味，能助收肃之权；七曰燥脾，即所谓运脾、健脾、燥脾；八曰温肾，肾主二便，封藏之本，即"寒者温之"；九曰固涩，注泻日久，幽门道滑，适量应用固涩之剂。

（三）分证论治

1. **常证**

（1）**伤食泻**

证候：大便稀溏，夹有乳凝块或食物残渣，气味酸臭或如败卵，脘腹胀满，便前腹痛，泻后痛减，腹痛拒按，嗳气酸馊，或有呕吐，不思乳食，夜卧不安，舌苔厚腻或微黄，脉滑有力。

分析：乳食不节，损伤脾胃，运化失常，故泻下稀便夹有不消化的乳凝块或食物残渣，不思乳食；食滞中焦，气机不利，则腹胀腹痛；泻后积滞消减，气机得畅，故见泻后痛减；乳食内腐，胃失和降，浊气上冲，则嗳气酸馊，或有呕吐；食积化热，上扰心神，则夜卧不安；大便酸臭或如败卵，舌苔厚腻或微黄，脉滑有力，皆为乳食积滞之象。

证候要点：大便稀溏，夹有乳凝块或食物残渣，气味酸臭或如败卵，脘腹胀满，便前腹痛，泻后痛减。

治法：消食导滞。

方药：保和丸加减。

加减：若腹胀腹痛，加木香、厚朴、槟榔理气消胀止痛；呕吐，加藿香、生姜和胃止呕；低热、苔黄腻，加黄连清热燥湿。

（2）风寒泻

证候：大便清稀，中多泡沫，臭气不甚，肠鸣腹痛，或伴恶寒发热、鼻流清涕、咳嗽，舌淡，苔薄白，指纹色红，或脉象浮紧。

分析：调护失宜，感受风寒，寒邪客于肠胃，中阳被困，运化失职，故见大便清稀、粪多泡沫、臭气不甚；风寒郁阻，气机不得畅通，故见肠鸣腹痛；恶寒发热，鼻流清涕，咳嗽，舌淡，苔薄白，指纹色红，或脉象浮紧，均为风寒外袭之象。

证候要点：大便清稀，中多泡沫，肠鸣腹痛，伴风寒表证。

治法：疏风散寒，化湿和中。

方药：藿香正气散加减。

加减：若大便稀、色淡青、泡沫多，加防风炭祛风止泻；夹有食滞者，去甘草、大枣，加焦山楂、神曲消食导滞；里寒重，加木香、干姜理气温中、散寒止痛；表寒重，加荆芥、防风加强解表散寒之力；小便短少，加泽泻、猪苓渗湿利尿。

（3）湿热泻

证候：大便水样，或如蛋花汤样，泻下急迫，量多次频，气味秽臭，或见少许黏液，腹痛时作，食欲不振，或伴呕吐，神疲乏力，或发热烦闹，口渴，小便短黄，舌红，苔黄腻，脉滑数，或指纹紫。

分析：湿热蕴结脾胃，下注肠道，传化失司，故泻下稀薄如水样，量多次频；湿性黏腻，热性急迫，湿热交蒸，壅阻胃肠气机，故泻下急迫，色黄而臭，或见少许黏液，腹痛时作，烦闹不安；湿困脾胃，故食欲不振，甚或呕恶，神疲乏力；若伴外感，则发热；热重于湿，则口渴；湿热下注，故小便短黄；舌红，苔黄腻，脉滑数，指纹紫，均为湿热之征。

证候要点：泻下急迫，量多次频，气味秽臭，舌红，苔黄腻。

治法：清热利湿。

方药：葛根黄芩黄连汤加减。

加减：若热重于湿，加金银花、连翘、马齿苋、马鞭草清热解毒；湿重于热，加滑石、车前子、茯苓、苍术燥湿利湿；腹痛，加木香、厚朴理气止痛；口渴，加生石膏、芦根清热生津；呕吐，加竹茹、半夏降逆止呕；夏季湿浊中阻，加藿香、佩兰芳香化湿。

（4）脾虚泻

证候：大便稀溏，色淡不臭，多于食后作泻，时轻时重，面色萎黄，形体消瘦，神疲倦怠，舌淡苔白，脉缓弱。

分析：脾胃虚弱，清阳不升，运化失职，故大便稀溏，色淡不臭，时轻时重；脾胃虚弱，运纳无权，故多于食后作泻；泄泻较久，脾虚不运，精微不布，生化乏源，气血不足，故面色萎黄，形体消瘦，神疲倦怠，舌淡苍白，脉缓弱。

证候要点：病程较长，多于食后作泻，伴脾气虚弱证候。

治法：健脾益气，助运止泻。

方药：参苓白术散加减。

加减：胃纳不振，加神曲、谷芽、麦芽消食助运；湿盛苔腻，加藿香、佩兰芳香化湿；腹胀不舒，加木香、枳壳理气消胀；久泻不止，内无积滞者，加肉豆蔻、诃子、石榴皮固涩止泻；腹冷舌淡，大便夹不消化物，加干姜温中散寒、暖脾助运。

（5）脾肾阳虚泻

证候：久泻不止，大便清稀，完谷不化，或见脱肛，形寒肢冷，面色㿠白，精神萎靡，睡时露睛，舌淡苔白，脉细弱。

分析：久泻不止，脾肾阳虚，命门火衰，不能温煦脾土，故大便清稀，完谷不化；脾虚气陷，则见脱肛；肾阳不足，阴寒内生，故形寒肢冷，面色㿠白，精神萎靡，睡时露睛，舌淡苔白，脉细弱。

证候要点：久泻不止，形寒肢冷，睡时露睛。

治法：补脾温肾，固涩止泻。

方药：附子理中汤合四神丸加减。

加减：若脱肛，加炙黄芪、升麻升提中气；久泻滑脱不禁，加诃子、石榴皮、赤石脂收敛固涩。

2. 变证

（1）气阴两伤

证候：泻下无度，质稀如水，精神萎靡或心烦不安，目眶及前囟凹陷，皮肤干燥或枯瘪，啼哭无泪，口渴引饮，小便短少，甚至无尿，唇红而干，舌红少津，苔少或无苔，脉细数。

分析：本证多起于湿热泄泻。由于泻下无度，水液耗失，阴津受劫，液亏气虚，肌肤失养，故目眶及前囟凹陷，皮肤干燥或枯瘪，啼哭无泪，唇红而干，精神萎靡；水液不足，故小便短少，甚或无尿；胃阴伤，无津上承，故口干、口渴引饮；气阴不足，心失所养，故心烦不安；舌红少津，苔少或无苔，脉细数，均为气阴损伤之象。

证候要点：泻下无度，伴气阴两虚证候。

治法：益气养阴，酸甘敛阴。

方药：人参乌梅汤加减。

加减：若久泻不止，加山楂炭、诃子、赤石脂涩肠止泻；口渴引饮，加天花粉、石斛、玉竹、芦根养阴生津止渴；大便热臭，加黄连清解湿热。

（2）阴竭阳脱

证候：泻下不止，次频量多，精神萎靡，表情淡漠，面色青灰或苍白，哭声微弱，啼哭无泪，尿少或无，四肢厥冷，舌淡无津，脉沉细欲绝，指纹淡白。

分析：本证多见于暴泻或久泻不止，耗伤津液，阴损及阳，气随液脱，阴伤于内，故见啼哭无泪、尿少或无；阳脱于外，则精神萎靡，表情淡漠，哭声微弱，面色青灰或苍白，四肢厥冷；舌淡无津，脉沉细欲绝，指纹淡白，为阴津耗竭、阳气欲脱之象。

证候要点：泻下不止，次频量多，精神萎靡，表情淡漠，四肢厥冷，舌淡无津，脉沉细欲绝。

治法：挽阴回阳，救逆固脱。

方药：生脉散合参附龙牡救逆汤加减。

加减：若泄泻不止，加干姜、白术温中扶脾。

【其他疗法】

（一）中成药

1. 藿香正气胶囊　用于风寒泻。

2. 纯阳正气丸　用于中寒泄泻，腹冷呕吐者。

3. 葛根黄芩黄连丸　用于湿热泻。

4. 附子理中丸　用于脾肾阳虚泻。

5. 小儿肠胃康颗粒　用于肠腑湿热证。

6. 健脾八珍糕　用于脾胃气虚证。

（二）药物外治法

1. 敷脐法　丁香2g，吴茱萸30g，胡椒30粒。共研细末。每次2~3g，醋调成糊状，敷于脐部，外用胶布粘贴，每日换药1次，每次敷药2~4小时。用于风寒泻、脾虚泻、脾肾阳虚泻。

2. 熏洗法　鬼针草30g，加水适量，煎沸后倒入盆内，先熏后浸泡双足，每日3~5次，连用3~5日。用于小儿各种泄泻。

（三）针灸疗法

1. 针法　主穴取足三里、中脘、天枢、脾俞。若发热加曲池，呕吐加内关、上脘，腹胀加下脘，伤食加刺四缝，水样便多加水分。实证用泻法，虚证用补法，每日1次。用于各种泄泻。

2. 灸法　取足三里、中脘、神阙。隔姜灸或艾条温和灸，每日1次。用于脾虚泻、脾肾阳虚泻。

（四）推拿疗法

（1）揉外劳宫，清大肠，摩腹，揉足三里。用于伤食泻。

（2）揉外劳宫，推三关，摩腹，揉脐，揉龟尾。用于风寒泻。

（3）推天河水，推上三关，揉小天心，揉内、外劳宫，清大肠。用于湿热泻。

（4）推三关，补脾士，补大肠，揉足三里，摩腹，推上七节骨，捏脊，重按肺俞、脾俞、胃俞、大肠俞。用于脾虚泻。

【预防与调护】

1. 预防

（1）注意饮食卫生，食品应新鲜、清洁，不吃变质食品，不要暴饮暴食。饭前、便后要洗手。餐具要卫生，水源、食品及食具要消毒。

（2）注意气候变化，及时增减衣服，防止感受外邪，避免腹部受凉。

（3）提倡母乳喂养，不宜在夏季及小儿有病时断奶。添加辅食应采取逐渐过渡方式，注意合理喂养。

（4）不可滥用抗生素，以避免肠道菌群失调。

2. 调护

（1）适当控制饮食，减轻脾胃负担。对吐泻严重及伤食泄泻患儿暂时禁食4~6小时，以后随着病情好转，逐渐增加饮食量。忌食油腻、生冷及不易消化的食物。

（2）保持皮肤清洁干燥，勤换尿布。每次大便后，要用温水清洗臀部，并扑上爽身粉，防止发生红臀。

（3）密切观察病情变化，以及早发现泄泻变证。

PPT

第五节　厌　食

学习目标

知识要求：

1. 掌握厌食的特点、诊断要点以及各证型的证候要点、治法、代表方剂。

2. 熟悉厌食的定义、病因病机。

3. 了解厌食的其他疗法。

技能要求：

1. 熟练掌握辨析厌食各证型、处方用药的技能。

2. 会运用辨证论治的方法解决厌食这一常见病证。

岗位情景模拟17

患儿，女，18个月。自幼人工喂养，以喂牛奶为主。1岁后，家长尝试给孩子转为普食，患儿拒进。至今患儿无主动进食的愿望，不肯吃饭粥，吃菜亦少，进牛奶、糕点尚可，若偶然进食稍多则脘腹胀满。平时大便数日一行，质偏干。形体如常，舌苔薄腻。

问题与思考

1. 该患儿中医病、证诊断是什么？病机如何？

2. 请给出治法、方药，开出处方。

答案解析

　　厌食，是指小儿较长时期见食不贪、食欲不振甚至厌恶进食的病证。多见于1~6岁儿童，城市儿童中发病率较高。

　　夏季暑湿当令，易于困遏脾阳，常使症状加重。患儿除食欲不振外，一般无其他明显不适。大多数患儿预后良好，部分患儿病程迁延不愈，可致气血生化不足，抗病能力下降，而易罹患他病，甚至影响生长发育转化为疳证。

　　中医古代文献中没有小儿厌食的病名，文献中的"不思食""不嗜食"不饥不纳"恶食"等病证的表现与本病相似。《灵枢·脉度》中"脾气通于口，脾和则口能知无味"的论述，为后世医家认识厌食奠定了基础。

　　外感疾病或某些慢性疾病过程中常可见到食欲不振的症状，不属本病范畴，但继发于这些疾病之后的厌食可参照本病辨证论治。

【病因病机】

　　厌食的病因主要是喂养不当、他病伤脾、禀赋不足、情志失调，损伤脾胃正常纳化功能，致脾胃失和，纳化失职。盖胃司受纳，脾主运化，脾胃调和，则知饥欲食、食而能化。厌食的病变部位主要在脾、胃；其基本病机是脾胃受损，纳化失职。

因喂养不当，使小儿过食油腻肥甘；或过早添加不适当的辅食；或饮食不节，进食不规律，饥饱无度，贪吃零食或偏食；又或喂养不足，未按时添加辅食；或断乳后频繁更换饮食品种，难以消化而损伤脾胃。因小儿体质不同，故其病机有虚实寒热之异。一般早期多实证、热证，病变在胃；日久则多虚证、寒证，病变及脾。又因小儿为稚阴稚阳之体，卫外不固，易感外邪而致肺炎、泄泻等病证发生，日久则耗气伤阴，损及脾胃，影响正常饮食。

另外，先天禀赋不足或后天失于调养，使脾胃亏虚，失于健运；气候多雨或居处潮湿，困阻脾土，气滞不行；精神抑郁，情志不畅，遏抑脾气，均可导致厌食的发生。

【诊断与鉴别诊断】

（一）诊断要点

📋 课堂互动 6-4

厌食和积滞都有食欲低下表现，二者如何鉴别？

答案解析

1. **病史** 有喂养不当、病后失调、先天不足或情志失调史。
2. **临床表现** 长期食欲不振，厌恶进食，食量明显少于正常同龄儿童，面色少华，形体偏瘦，但精神尚好，活动如常。
3. **辅助检查** 尿木糖排泄率及尿淀粉酶低于正常值，提示患儿小肠吸收功能偏低。
4. **排除标准** 排除其他外感、内伤慢性疾病所致食欲不振。

（二）鉴别诊断

1. **疳证** 患儿除食欲不振外，亦可出现食欲亢进或嗜食异物，并伴见形体明显消瘦、精神异常等，是脾胃病重证，病可涉及五脏，出现口疳、眼疳、肺疳、骨疳、疳肿胀等兼证；而厌食者则除食欲不振外，一般形体正常或略瘦，且精神如常，腹部多无所哭，为脾之本脏轻证，预后良好，一般不涉及他脏。
2. **积滞** 积滞是小儿内伤乳食，停聚中焦，积而不化，气滞不行的肠胃疾病。临床表现除不思乳食外，还有饮食不化、脘腹胀满、嗳气吞酸、大便溏泄或便秘气味酸臭。而厌食指长期食欲不振，厌恶进食，一般无脘腹胀满、大便酸臭等症。

【辨证论治】

（一）辨证要点

辨证重点在于区分脏腑虚实。初期以食滞胃腑、脾失健运为主，表现为见食不贪、食而无味或食后腹胀，大小便基本正常，精神状态良好，无气阴虚损之象；日久可损及胃阴与脾气，胃阴不足者见口干多饮、便干肤燥、脾气急躁，脾胃气虚者则食少便多、面色萎黄、精神不振。

（二）治疗原则

厌食的治疗以健运脾胃为主要原则。在各种证候的治疗中都要注重运脾开胃法的应用。脾运不健者，治当运脾消食和胃；阴伤胃弱者，治宜育阴养胃以助润降；脾胃气虚不运者，则要益气健脾以促消化。在药物治疗的同时应调节饮食，纠正不良饮食习惯。

（三）分证论治

1. 脾运失健

证候：厌恶进食，饮食乏味，食量减少，或有胸脘痞闷、嗳气泛恶，偶尔多食或强迫进食后脘腹饱胀，大便不调，精神如常，舌苔薄白或白腻，脉尚有力。

分析：脾气通于口，脾胃不和则口不知味，因而食欲减退，饮食乏味，厌恶进食，食量较同龄正常儿童显著减少；脾失健运，中焦气滞，则胸脘痞闷；胃气上逆，则嗳气泛恶；运化不健，则偶尔多食便脘腹饱胀；脾失升清，则大便偏稀；胃失降浊，则大便偏干；本证型多见于厌食早期，病程较短，病情较轻，故精神如常；舌苔白腻者为湿困脾阳之象。

证候要点：厌恶进食，饮食乏味，精神如常。

治法：调和脾胃，运脾开胃。

方药：不换金正气散加减。

加减：若舌苔白腻，加半夏、佩兰燥湿助运；嗳气泛恶，加半夏、生姜和胃降逆；腹胀便干，加枳实、厚朴理气通导；大便偏稀，加山药、焦建曲健脾化食；乳食不化，加麦芽、莱菔子。

2. 脾胃气虚

证候：不思进食，食不知味，食量减少，形体偏瘦，面色少华，精神欠振，或有大便溏薄夹不消化物，舌质淡，苔薄白。

分析：脾虚运化乏力，胃纳不开，故不思进食，食不知味，食量减少；精微转输不足，气虚失养，故形体偏瘦，面色少华，精神欠振；脾弱清气不升，清浊相混，致大便溏薄夹不消化物；舌质淡，苔薄白，为脾胃气虚之象。

证候要点：不思进食，食不知味，精神欠振，或有大便溏薄夹不消化物。

治法：健脾益气，佐以助运。

方药：参苓白术散或异功散加减。

加减：若舌苔白腻，白术易苍术以燥湿运脾；脘腹作胀，加木香、香附理气助运；大便溏薄，加煨姜、益智仁温运脾阳；多汗易感，加黄芪、防风固护卫表。

3. 脾胃阴虚

证候：不思进食，食少饮多，口舌干燥，大便偏干，小便色黄，面黄少华，皮肤失润，舌红少津，苔少或花剥，脉细数。

分析：胃喜润而恶燥，阴虚而胃腑失濡，受纳、腐熟功能失职，因而不思进食；脾胃阴虚，津液不足，致大便偏干、口干欲饮、苔少或花剥；水津不布，致皮肤失润、面黄少华、舌上少津；阴虚生内热，致小便色黄、舌质红、脉细数。

证候要点：不思进食，食少饮多，舌红少津，苔少或花剥。

治法：滋脾养胃，佐以助运。

方药：养胃增液汤加减。

加减：若口渴引饮，加天花粉、芦根生津止渴；脾气薄弱，加山药、扁豆补益气阴；大便秘结，加火麻仁、瓜蒌仁、郁李仁润肠通便；阴虚内热，加牡丹皮、知母养阴清热；夜寐不宁，加酸枣仁、莲子心宁心安神。

> **知识拓展**
>
> ### 脾旺而不受邪
>
> 小儿在中医学病理上的一大特点是"传变迅速"，故"既病防变"的治疗原则尤为重要。例如：外感发热、咳喘以及一些慢性消耗性疾病，起病的脏器并非脾胃，但随着疾病的发展，大部分会对脾胃运化等功能造成影响。遂遇到这类疾病时，即使患儿无脾胃方面的临床表现，如食欲下降、呕吐、泄泻、腹痛等，治疗上也会加入健脾和胃之法，先顾护好脾胃，使脾气旺盛而不受邪。

【其他疗法】

（一）中成药

1. 小儿香橘丹　用于脾运失健证。
2. 曲麦枳术丸　用于脾运失健证。
3. 儿康宁口服液　用于脾胃气虚证。
4. 醒脾养儿颗粒　用于脾胃气虚证。

（二）药物外治法

敷脐法　丁香、吴茱萸各30g，肉桂、细辛、木香各10g，白术、五味子各20g，共研末。每次取药粉5~10g，用酒或生姜汁调成稠糊状，敷脐部，用胶布固定。每日1次，每次敷药2~4小时，7~10日为1个疗程。

（三）针灸疗法

1. 刺四缝　常规消毒后刺出血，3日后重复1次。用于脾运失健证。
2. 艾灸　足三里，每日1次。用于脾胃气虚证。

（四）推拿疗法

推补脾经3分钟，揉一窝风3分钟，分腹阴阳2分钟，逆运内八卦3分钟，推四横纹4分钟，推清天河水2分钟。1日1次，14日为1个疗程。用于脾失健运证。

【预防与调护】

1. 预防

（1）注意饮食调节，按时进餐，适当控制零食，节制冷饮和甜食。及时纠正小儿偏食以及饮食不按时、不定量等不良习惯。

（2）合理喂养，添加辅食要适当。讲究烹调方法，烹饪时要注意食物的色、香、味、形，增加孩子的食欲。少食肥甘厚味，不滥用补品、补药。

（3）保证充足睡眠，适量活动，定时排便。

2. 调护

（1）在疾病恢复期间，饮食添加不宜过多。

（2）适当调整饮食品种、口味，以增进小儿食欲。

（3）改善进餐环境，排除各种干扰，让孩子专心吃饭。保持心情舒畅。适当增加活动，以促进消化。

第六节　积　滞

PPT

学习目标

知识要求：

1. 掌握积滞的辨证论治。
2. 熟悉积滞的病因病机及诊断要点。
3. 了解积滞的发病特点及临床表现。

技能要求：

1. 熟练掌握辨析积滞各证型、处方用药及适当调护的技能。
2. 会运用辨证论治的方法治疗积滞的各种证型。

 岗位情景模拟18

患儿，女，1岁2个月。近1个月添加肉类辅食较多，面色萎黄，困乏无力，不思乳食，食则饱胀，腹部胀痛喜按，呕吐酸馊乳食，小便短黄，大便溏薄酸臭，唇舌色淡，舌苔白腻，脉沉细而滑，指纹淡。

问题与思考

1. 该患儿中医病、证诊断是什么？病机如何？
2. 该患儿治法、方药是什么？

答案解析

积滞是由于小儿内伤乳食，食停中焦，积而不化，气滞不行所形成的一种脾胃疾患。以不思乳食、食而不化、腹部胀满、嗳气酸腐、大便酸臭溏薄或便秘为特征。又名"食积""食滞"等。

本病一年四季均可发生，夏秋季节，暑湿当令，易于困遏脾气，发病率较高。小儿各年龄段均可发病，尤以婴幼儿为多见。本病可单独发生，也可夹杂于其他疾病中。一般预后良好，个别患儿可因积滞日久，迁延失治，脾胃严重受损，影响小儿营养吸收及生长发育，可转化为疳证，故而有"积为疳之母，无积不成疳"之说。

本病相当于西医学的功能性消化不良。

【病因病机】

积滞的发病原因，主要为乳食不节、喂养不当，损伤脾胃，致脾胃运化失调；或脾胃虚弱，腐熟运化不及，致乳食停滞不化。平素体健，乳食不节，食滞脾胃者，多属实证；平素脾胃虚寒，消乳之力素弱，而致乳食停滞中焦，日久形成积滞者，多为虚中夹实。

1. **乳食内积** 小儿乳食不知自节，饥饱不知自调，或喂养不当，贪食过量，损伤脾胃，纳化不及，宿食停聚，积而不消，乃成积滞。其中伤于乳者，多因哺乳不节，过急过量，冷热不调，为乳积；伤于食者，多由饮食喂养不当，偏食嗜食或暴饮暴食，或贪食生冷坚硬难化之物，或添加辅食过多过快，为食积。

2. **脾虚夹积** 小儿先天禀赋不足，脾胃素虚，或病后失调，脾气亏虚，或过食寒凉攻伐之品，脾胃虚寒，运化力弱，则乳食易于停滞不化，形成积滞。正如《保婴撮要·食积寒热》云："小儿积食者，因脾胃虚寒，乳食不化，久而成积。"

总之，积滞的病变部位主要在脾、胃。基本病机为乳食停聚中脘，积而不化，气滞不行。

【诊断与鉴别诊断】

（一）诊断要点

1. **病史** 有伤乳、伤食史。
2. **临床表现** 以不思乳食，食而不化，腹部胀满，大便溏薄、酸臭或臭如败卵或便秘为特征。可伴有烦躁不安、夜间哭闹或呕吐等症状。
3. **辅助检查** 大便常规检查可见不消化食物残渣及脂肪滴。

（二）鉴别诊断

1. **厌食** 以长期食欲不振、厌恶进食为主症，但无腹部胀满、大便酸臭、嗳吐酸腐等症状。
2. **疳证** 可由积滞日久，迁延失治转化而来。临床以形体消瘦、面色无华、毛发干枯、精神萎靡或烦躁、饮食异常为特征。

【辨证论治】

（一）辨证要点

1. **辨虚实** 《证治准绳·幼科·腹痛》云："按之痛者为积滞，不痛者为里虚。"如腹胀拒按，按之疼痛，食入即吐，吐物酸腐，大便秘结或臭秽，便后胀减，舌红苔黄厚腻，脉数有力，或指纹滞，为积滞实证。若腹胀而不痛、喜按，面色白或萎黄，神疲乏力，不思乳食，朝食暮吐或暮食朝吐，呕吐物酸腥，大便稀溏或夹有不消化食物残渣，小便清长，舌淡，苔薄白，脉细弱，或指纹淡，多为脾虚重而积轻，为虚中夹实。

2. **辨轻重** 小儿积滞有轻重的区别，轻证仅表现为不思乳食，口中有乳酸味，大便中有乳块或酸臭食物残渣，呕吐酸馊食物。若脘腹胀满，胸胁苦闷，面黄恶食，手足心及腹部有灼热感，大便臭秽、时干时稀，为积滞日久湿热中阻的重证。若失治误治，迁延日久，常易转化为疳病。

（二）治疗原则

积滞的治疗以消食化积、理气行滞为基本法则。实证以消食导滞为主，积滞化热者，佐以清解积热；偏寒者，佐以温阳助运。积滞轻者，只需节制饮食，或辅以食治，病可自愈；积滞较重，或积热结聚者，宜用通腑导滞、泄热攻下，中病即止，不可过用。积重而脾虚轻者，宜用消中兼补法；积轻而脾虚甚者，则用补中兼消法，消积为辅，扶正为主，"养正而积自除"。本病除内服药外，还常使用外敷及针灸、推拿等法，简便易行，常可收到较好效果。

（三）分证论治

1. 乳食内积

证候：伤乳者则呕吐乳片，口中有乳酸味，不思乳食，腹满胀痛，大便酸臭；伤食者则呕吐酸馊食物残渣，腹部胀痛拒按，哭闹不宁，夜眠不安，或伴低热，小便短黄或如米泔。舌红苔腻，指纹紫滞或脉弦滑。

分析：喂养不当，乳食停滞，故见本病。以病程短、有伤乳伤食的近期病史为特征。本证若调治不当，病情迁延，积不化而脾气伤，可转为脾虚夹积证。

证候要点：不思乳食，脘腹胀满，嗳吐酸腐，大便酸臭。

治法：消乳化食，和中导滞。

方药：消乳丸或保和丸。

加减：腹痛、腹胀甚者，加木香、厚朴、枳实行气导滞除胀；便结者，加大黄、槟榔、枳实下积导滞；积久化热者，加胡黄连、黄芩清胃肠积热；大便稀溏者，加白术、扁豆、薏苡仁健脾渗湿、消中兼补。

2. 脾虚夹积

证候：面色萎黄，形体瘦弱，神疲肢倦，夜寐不安，不思乳食，腹满喜伏卧，大便稀溏酸腥夹有乳片或不消化食物残渣，舌质淡，苔白腻，指纹淡红，或脉细而滑。

分析：素体脾失健运，或过食寒凉攻伐之品引发本病。

证候要点：面黄神疲，腹满喜按，大便酸腥、稀溏不化。

治法：健脾助运，消食化滞。

方药：健脾丸。

加减：兼呕吐者，加法半夏、生姜、丁香温中和胃、降逆止呕；寒凝腹痛者，加干姜、白芍、木香温中散寒、缓急止痛。

【其他疗法】

（一）中成药

1. 健脾消积颗粒   用于脾虚夹积证。
2. 小儿化食口服液   用于乳食内积证。
3. 清热化滞颗粒   用于食积化热证。
4. 儿滞灵冲剂   用于脾虚食积化热证。

（二）药物外治法

（1）桃仁、杏仁、栀子各等份，研末，加冰片、樟脑少许混匀。每次用15~20g，鸡蛋清调成糊状，干湿适宜，敷双侧内关穴，用纱布包扎，24小时解去。用于积滞较轻者。

（2）玄明粉3g，胡椒粉0.5g，研细末。放于脐中，外盖油布，胶布固定，每日换药1次，病愈大半停用。用于积滞较重者。

（3）高良姜2g，槟榔4g，白术5g，共研细末。敷脐中，纱布固定，每日1次。用于脾虚夹积者。

（4）神曲、麦芽、山楂各30g，槟榔、生大黄各10g，芒硝20g。以麻油调上药敷于中脘、神阙穴，先热敷5分钟，后继续保持24小时，隔日1次，3次为1个疗程。用于食积腹胀痛者。

（三）针灸疗法

1. **体针** 取足三里、中脘、大肠俞、气海、脾俞，每日1次。用于脾虚积滞。

2. **针刺四缝穴** 取小号三棱针或26号1.5cm毫针，在四缝穴快速点刺，挤压出黄黏液或血数滴，每日1次。

3. **耳穴压豆** 取胃、大肠、神门、交感、脾，每次选3~4穴，用王不留行籽贴压，左右交替，每日按压3~4次。

（四）推拿疗法

乳食内积者，清胃经，揉板门，运内八卦，推四横纹，揉按中脘、足三里，推下七节骨，分腹阴阳，可配合捏脊法。脾虚夹积者，补脾经，运内八卦，摩中脘，清补大肠，揉按足三里，可配合捏脊法。

【预防与调护】

1. **预防**

（1）提倡母乳喂养；"乳贵有时，食贵有节"，乳食宜定时定量；忌暴饮暴食、过食生冷瓜果、偏食零食等，食物的选择以易于消化和富有营养为原则。

（2）随着年龄增长及生长发育的需要，及时正确合理地添加各种辅助食品，但要注意按由少到多、由稀到稠、由一种到多种循序渐进的原则进行，务必使婴儿逐步适应。

2. **调护**

（1）饮食、起居有规律，不吃零食，纠正偏食，少进肥甘及黏腻食物，更勿乱服滋补之品。

（2）发现积滞者，应及时查明原因，暂时控制饮食，积极给予药物调理，并配合推拿、药物外治等疗法。积滞好转后，饮食逐步恢复正常。

第七节 疳 证

PPT

学习目标

知识要求：

1. 掌握疳证的辨证论治。
2. 熟悉疳证的病因病机及诊断要点。
3. 了解疳证的发病特点及临床表现。

技能要求：

1. 熟练掌握辨析疳证各证型、治法、方药及适当调护的技能。
2. 会运用辨证论治的方法解决疳证这一常见病证的各种证型。

岗位情景模拟19

患儿，女，9个月。于出生5个月添加辅食时出现泄泻、纳差。形体日渐消瘦，面色萎黄，毛发稀疏发黄，烦躁哭闹，夜卧不宁，腹大如鼓，大便酸臭，喜揉眉挖鼻、吮指磨牙，舌质淡，苔腻，指纹紫滞。

问题与思考

1. 该患儿中医病、证诊断是什么？病机如何？
2. 该患儿治法、方药是什么？

答案解析

疳证是由于喂养不当，或多种疾病、不当药治，影响脾胃纳运功能，导致气液耗伤不能满足小儿正常生长发育的一种慢性病证。临床以形体消瘦、饮食异常、面黄发枯、头大颈细、肤色无华、精神萎靡或烦躁不安为特征，可伴有生长发育迟缓。

"疳"有两种含义：一是"疳者，甘也"，指小儿因恣食肥甘厚味，损伤脾胃，形成疳证；二是"疳者，干也"，指形体消瘦、肌肤干瘪，气血津液不足的临床征象。疳证的命名首见于隋朝巢元方的《诸病源候论》。到了宋代，钱乙指出"疳皆脾胃病，亡津液之所作也"，进一步认识到疳证的病位和病机变化。分类方面，历代医家认识不一，有以五脏分，如肝疳、心疳、脾疳、肺疳、肾疳；有以病因分，如食疳、蛔疳、哺乳疳等；有以病位分，如眼疳、鼻疳、口疳等；有以病证分，如疳泻、疳嗽、疳肿胀等。目前临床一般是结合病程和病情，将疳证分为疳气、疳积、干疳三类证候，以及眼疳、口疳、疳肿胀等兼证。

本病发病不受季节、地区的限制，各年龄组均可发病，5岁以下小儿多见。本病经及时治疗、合理调护，多数预后良好。本病起病缓慢，病程迁延，病情顽固复杂，易出现兼证，影响小儿生长发育，严重者可致阴竭阳脱等危及生命，预后较差。故本病古代被称为"恶候"，列于儿科"四大要证"之一。随着社会经济发展及人们生活水平、医疗卫生技术水平的提高，其发病率已明显下降，特别是重症患者显著减少。

本病相当于西医学的小儿蛋白质-能量营养不良、维生素营养障碍、微量元素缺乏等疾病。

【病因病机】

本病的发生是因饮食不节、喂养不当、营养失调、疾病影响或先天禀赋不足，其病变部位主要在脾、胃，可涉及五脏六腑、四肢百骸、肌肤毛发，脏腑躯体失其濡养，而致形体羸瘦、肤色无华、毛发枯焦及多个脏腑功能紊乱，甚或危及生命。病机关键为脾胃亏损，津液耗伤。正如《小儿药证直诀·诸疳》所说："疳皆脾胃病，亡津液之所作也。"

1. **喂养不当**　饮食失调、喂养不当是本病的最常见病因。包括乳食太过和乳食不及两方面。小儿时期"脾常不足"，乳食不能自节，若乳食无度，过食肥甘厚味、生冷坚硬难化之物，或妄投滋补食品，以致食物内停，损伤脾胃，积久不愈，影响气血生化而成疳证。若因母乳不足，或过早断乳，或未能及时添加辅食，或偏食、挑食，则气液亏损，不能满足生长发育需要，而致面色无华、毛发干枯、形体日渐消瘦成疳。

2. **疾病影响**　小儿久病吐泻，或反复呼吸道感染，病后失于调治或误用攻伐，损伤脾胃，或肠道虫证，导致脾胃受损，津液耗伤，气血亏损，肌肉消灼，形体羸瘦，而成疳证。

3. **禀赋不足**　若因早产，或低出生体重、双胎、多胎，或孕母多病，或药物损伤胎元、胎禀失养，均可致先天禀赋不足，脾胃功能薄弱。若出生后喂养调护失宜，乳食摄入不足，则水谷精微摄取不足、气血亏耗，脏腑肌肤失于濡养而形成疳证。

疳证日久，气血虚衰，必累及其他脏腑而出现诸多兼证。如脾病及肝，肝血不足，肝之精气不能上荣于目，可兼眼疳；脾病及心，心火内炽，循经上炎，可兼口疳；脾病及肺，土不生金，肺气受损，可兼肺疳；脾病及肾，肾精不足，骨失所养，可兼骨疳；脾病日久，中阳不振，水湿泛溢，可兼疳肿胀；脾虚气不摄血，血溢脉外，皮肤可见紫斑瘀点，甚则脾气衰败、元气耗竭、虚极致脱，可致阴阳离绝之危候。

总之，疳证的病因虽有不同，但部位都在脾胃，病机为脾胃虚损，气液耗伤。临床表现因病程不同而有轻重之分。初起病情尚轻，形体消瘦不著，表现为脾胃失和之证，称为疳气；中期脾胃受损严重，积滞内停，生化乏源，表现为脾虚夹积之证，称为疳积；后期脾胃衰败，化源枯竭，气血津液干涸，称为干疳。

【诊断与鉴别诊断】

（一）诊断要点

1. 病史　有先天禀赋不足、长期喂养不当，或病后饮食失调等病史。
2. 临床表现　形体消瘦，面色无华，毛发稀疏枯黄，饮食异常，大便干稀不调，或脘腹胀满，烦躁易怒，或精神萎靡不振，或喜揉眉擦眼，或吮指磨牙。
3. 体重　低于正常同龄儿平均值15%以上。
4. 辅助检查　贫血者，血红蛋白及红细胞减少；疳肿胀者，血清总蛋白大多在45g/L以下，血清白蛋白常在20g/L以下。
5. 病情分级　轻度（Ⅰ度营养不良），体重低于正常值的15%~25%；中度（Ⅱ度营养不良），体重低于正常值的25%~40%；重度（Ⅲ度营养不良），体重低于正常值的40%以上。

（二）鉴别诊断

1. 厌食　本病由喂养不当、脾胃运化功能失调所致，以长期食欲不振、厌恶进食为主症，无明显消瘦，精神尚好，病在脾胃，很少涉及他脏，一般预后良好。
2. 积滞　本病以不思乳食、食而不化、脘腹胀满、大便酸臭为特征，与疳证形体消瘦、毛发干枯、精神萎靡或烦躁易怒的特征有明显区别。但两者也有密切联系，若积久不消，损伤脾胃，水谷精微化生不足，致形体日渐消瘦，可转化为疳证。

【辨证论治】

（一）辨证要点

本病有主证、兼证之不同，主证重在辨轻重；兼证应分清所累及脏腑，同时还应注意辨别病因。
1. 辨主证　主要根据病程长短及病情轻重，分为疳气、疳积、干疳三种证候。初期病见面黄发疏、食欲不佳、形体略瘦、大便不调、易发脾气，此时病尚轻浅，未涉他脏，称为疳气；病情进展，形体明显消瘦，肚腹膨隆，烦躁多啼，夜卧不宁，此为脾胃虚弱、积滞内停、虚实夹杂之疳积；病情进一步进展，形体极度消瘦，貌似老人，杳不思食，腹凹如舟，精神萎靡，为脾胃衰败、津液消亡之干疳，此期极易发生脱证，危及生命。

2. **辨兼证** 以脏腑辨证为主。若伴口舌生疮、五心烦热，或吐舌、弄舌等症者，称为心疳；若伴目生云翳、干涩夜盲、畏光流泪、目赤多眵等症者，称为肝疳；伴潮热咳嗽、气喘痰鸣、久咳不愈等症者，称为肺疳；伴发育迟缓、鸡胸龟背、解颅肢软等症者，称为肾疳。

（二）治疗原则

本病治疗以健运脾胃为主，通过调理脾胃，助其纳化，以达气血丰盈、津液充盛、脏腑肌肤得养之目的。根据疳证的不同阶段，采取不同的治疗。疳气以和为主；疳积以消为主，或消补兼施；干疳以补为要。出现兼证者，应按脾胃本病与他脏兼证合参而随证治之，以平为期。此外，合理补充营养，纠正不良饮食习惯，积极治疗各种原发疾病，对本病康复也至关重要。

（三）分证论治

1. 主证

（1）疳气

证候：形体消瘦，面色少华，毛发稀疏，食欲不振，精神欠佳，急躁易怒，大便或溏或秘，舌质淡，苔薄微腻，脉细滑，指纹淡。

分析：本证为疳证初起表现，由喂养不当，损伤脾胃，纳化失健所致。脾虚则食欲不振；水谷精微化生不足，形体失于濡养，则形体消瘦、面色少华、毛发稀疏、精神欠佳；脾胃升降失常，则大便或溏或秘；土虚木亢，则急躁易怒。

证候要点：形体略瘦，毛发稀疏，食欲不振。常见于疳证初起阶段。

治法：调和脾胃，益气助运。

方药：资生健脾丸。

加减：腹胀明显，加枳实、木香；性情急躁、夜卧不宁，加莲子心、胡黄连；大便稀溏，加炮姜、肉豆蔻；大便秘结，加火麻仁、决明子。

（2）疳积

证候：形体明显消瘦，面色萎黄无华或面白无华，四肢枯细，肚腹膨隆，甚则青筋暴露，毛发稀疏如穗，精神不振或烦躁易激动，夜卧不宁，或伴吮指磨牙、揉眉挖鼻，食欲不振或善食易饥，大便酸臭，舌质淡红，苔腻，脉沉细而滑，指纹紫滞。

分析：本证为疳证中期表现，多由疳气发展而成，因脾虚夹积而致。脾胃虚损，化源不足，肌肤失养，故形体明显消瘦，面色萎黄无华，发稀结穗，四肢枯细；脾虚不运，乳食停积，壅塞气机，阻滞脉络，故腹部膨隆，青筋暴露；积久化热，胃有伏火，心肝火旺，则消食易饥、夜卧不宁、烦躁易怒，或动作异常。

证候要点：形体明显消瘦，四肢枯细，肚腹膨隆，烦躁不宁，饮食异常。

治法：消积理脾，和中清热。

方药：肥儿丸。

加减：腹胀明显，加枳实、木香；大便秘结，加火麻仁、郁李仁；烦躁不安，加莲子心、灯心草；多食易饥，加连翘、黄芩；口渴喜饮，加石斛、天花粉；嗜食异物、揉眉挖鼻或吮指磨牙，或大便下虫，加苦楝皮、榧子；腹部青筋暴露、胁下痞块，加丹参。

（3）干疳

证候：形体极度消瘦，面似老人貌，皮肤干瘪起皱，大肉已脱，皮包骨样，面色无华，毛发干枯，精神萎靡，啼哭无力，腹凹如舟，不思饮食，大便稀溏或便秘，舌质淡嫩，苔少，脉沉细弱，指纹色淡隐伏。

分析：本证为疳证后期表现，皆由脾胃衰败，津液消亡，气血俱虚所致。脾胃衰败，气血精微化源欲绝，脏腑肌肉无以滋养，故形体极度消瘦，面呈老人貌，毛发干枯，腹凹如舟；脾虚气衰，故面色无华，精神萎靡，啼哭无力；胃气败竭，则不思饮食；脾虚气衰，则大便溏薄；津液耗竭，肠失濡养，则便秘。

证候要点：形体极度消瘦，精神萎靡，杳不思食。常见于疳证后期。

治法：补益气血，以复化源。

方药：八珍汤。

加减：面色白、四肢欠温、大便稀溏者，去熟地黄、当归，加肉桂、炮姜；夜寐不安，加五味子、首乌藤；舌干红、无苔，加乌梅、石斛；不思饮食，加陈皮、砂仁。面色苍白、呼吸微弱、四肢厥冷、脉微欲绝者，应急服参附龙牡救逆汤，并采取中西医结合抢救。

课堂互动 6-5

疳证最危急的并发症是什么？应该怎样处理？

答案解析

2. 兼证

（1）眼疳

证候：两目干涩，畏光羞明，眼角赤烂，目睛失泽，甚者黑睛浑浊、白睛生翳，夜间视物不清。

分析：脾病及肝，肝阴不足，精血耗损，不能上荣于目，故两目干涩，畏光羞明，目睛失泽，夜间视物不清，甚或白睛生翳；肝阴不足，肝火上炎，故眼角赤烂。

证候要点：形体消瘦，两目干涩，畏光羞明，眼角赤烂。

治法：养血柔肝，滋阴明目。

方药：石斛夜光丸。

加减：夜盲者加服羊肝丸。

（2）口疳

证候：形体消瘦，虚烦不安，口舌生疮，甚或满口糜烂、秽臭难闻，面赤唇红，五心烦热，烦躁哭闹，夜卧不宁，小便短黄，或吐舌、弄舌。

分析：脾病及心，心失所养，心火上炎，熏蒸口舌，故口舌生疮，口腔糜烂，秽臭难闻；心火扰神，则烦躁哭闹、惊惕不安、夜卧不宁；心火下移小肠，则小便短黄；心经有热，可见吐舌、弄舌。

证候要点：形体消瘦，虚烦不安，口舌生疮。

治法：清心泻火，滋阴生津。

方药：泻心导赤散。

加减：小便黄、量少，加滑石；唇红干，加玉竹、石斛养阴生津。

（3）疳肿胀

证候：足踝浮肿，甚或颜面及全身浮肿，按之凹陷，面色无华，神疲乏力，四肢欠温，小便短少，舌淡嫩，苔白滑，脉沉迟无力。

分析：疳证日久，脾阳不振，脾病及肾，中阳不振，气不化水，水湿溢于肌表，故足踝或全身浮肿，按之凹陷；阳气虚衰，气化不利，故四肢欠温，小便不利。

证候要点：形体消瘦，面色无华，肢体浮肿，按之凹陷难起。

治法：温阳运脾，利水消肿。

方药：防己黄芪汤合五苓散。

加减：水肿明显可选用真武汤。

【其他疗法】

（一）中成药

1. 肥儿丸　用于疳气证及疳积轻证。
2. 小儿香橘丸　用于疳积证。
3. 十全大补丸　用于干疳证。
4. 冰硼散　用于口疳证。
5. 明目地黄丸　用于眼疳证。
6. 化积口服液　用于疳积证。
7. 八珍颗粒　用于干疳证。

（二）药物外治法

（1）杏仁10g，桃仁10g，栀子10g，芒硝10g，白胡椒7粒，葱白7根。共研末捣烂，加鸭蛋清1个，白酒3ml，调成饼糊，敷于两脚心及脐部，24小时一换。用于疳气、疳积。

（2）莱菔子适量研末。用水调和，外敷于神阙，每日1次，7日为1个疗程。用于疳积证。

（三）推拿疗法

（1）补脾经，补肾经，运八卦，揉板门、足三里，揉胃俞，揉腹摩脐，捏脊。用于疳气。

（2）补脾经，清胃经、心经、肝经，捣小天心，揉中脘，分推腹阴阳。用于疳积。

（3）补脾经、胃经，揉板门，推四横纹，揉中脘，摩腹，揉二马，按揉足三里。用于干疳证。

（四）捏脊疗法

患儿俯卧，裸露背部。捏脊部位为脊柱及其两侧。医者用两拇指桡侧面置尾骶部皮肤，食、中指与拇指相对用力捏起皮肤，双手分别捻动向前推移至大椎穴。重复3遍后，再每捏3把，将皮肤提起1次，直至大椎穴，如此反复3次。每日1次。可用于疳气、疳积证。

（五）针灸疗法

1. **体针**　主穴取中脘、足三里、四缝；配穴取脾俞、胃俞。脘腹胀满，加刺四缝；烦躁不安，夜眠不宁，加神门、内关。中等刺激，不留针。每日1次，7日为1个疗程。用于疳气证、疳积轻证。

2. **刺四缝疗法**　四缝穴位于食、中、无名及小指四指中节。局部消毒后，用三棱针或粗毫针针刺四缝穴约1分深，刺后用手挤出黄白色黏液。如果挤出的黄水较多，过半个月后或2个月后再刺第2次，直到针刺后不能挤出黄白色黏液为止。用于疳气、疳积证。

【西医治疗】

（1）祛除病因　纠正不良饮食习惯、改进喂养方法、治疗原发病等。

（2）调整饮食　根据患儿病情程度、消化功能强弱及对食物的耐受能力，逐步调整饮食。补充营养物质，促进消化。

（3）补充维生素、微量元素等。

（4）处理危及生命的并发症，及时纠正水、电解质紊乱，积极治疗各种感染，预防心力衰竭。

（5）支持疗法。

【预防与调护】

1. 预防

（1）提倡母乳喂养，对母乳不足或不宜母乳喂养者及时给予指导。合理添加辅食，适时断奶，营养均衡，以满足小儿生长发育需要。

（2）纠正偏食、挑食等不良饮食习惯，注意食具、皮肤、口腔清洁卫生，避免贪凉饮冷、过食肥甘厚味。

（3）养成良好生活习惯，保证充足睡眠，坚持户外活动，多晒太阳，增强体质。

（4）积极治疗各种肠道传染病、寄生虫和其他慢性疾病。病后注意调护脾胃，用药不宜过于苦寒。

（5）定期测量体重，如发现体重增长缓慢、不增或减轻，应尽快查明病因，及时予以治疗。

2. 调护

（1）加强饮食调护，以富有营养、易于消化为原则，给予高蛋白、高热量、高维生素、低脂饮食。少食多餐，由少到多。

（2）定期进行生长监测，每周测体重一次，每月测身高一次，及时发现问题，了解和分析病情，评估治疗效果。

（3）加强口、眼等护理，防止口疮、眼疳。病情较重的患儿要加强全身护理，防止压疮。重症疳证患儿要注意观察面色、精神、饮食、二便、哭声等情况，防止发生危证。

（4）恢复期及症状较轻的患儿应适当参加户外活动，多晒太阳。

第八节　腹　痛

PPT

学习目标

知识要求：

1. 掌握小儿腹痛的发病特点、诊断要点以及各证型的证候要点、治法、代表方剂。

2. 熟悉小儿腹痛的定义、病因病机及鉴别诊断。

3. 了解小儿腹痛的其他疗法及预防调护。

技能要求：

1. 熟练掌握辨析腹痛各证型、处方用药及适当调护的技能。

2. 会运用辨证论治的方法处理腹痛的各证型。

岗位情景模拟20

　　患儿，男，7岁。腹部胀满疼痛，按之痛甚，嗳气不食，腹痛欲泻，泻后痛减，粪便臭秽，夜卧不安，时时啼哭，舌苔厚腻，脉象沉滑。

问题与思考

1. 该患儿中医病、证诊断是什么？病机如何？

2. 该患儿治法、方药是什么？

答案解析

　　腹痛是指胃脘以下、脐之两旁及耻骨以上部位的疼痛。根据疼痛部位不同分为以下类型：发生在胃脘以下，脐部以上部位的疼痛称为大腹痛；发生在脐周部位的疼痛，称为脐腹痛；发生在小腹两侧或一侧部位的疼痛，称为少腹痛；发生在下腹部正中部位的疼痛，称为小腹痛。

　　本病一年四季均可发病，可发生于任何年龄的小儿。多种疾病可引起腹痛，年长儿多能自诉病情，婴幼儿多不能用语言清楚地表述，多以啼哭为临床表现，因此必须详细检查，查明原因，以免漏诊或误诊。

　　腹痛是临床上常见的症状，很多疾病有腹痛的表现。现代医学主要分为三大类：第一类为全身性疾病及腹部以外器官疾病产生的腹痛；第二类为腹部器官的器质性疾病；第三类为功能性腹痛。腹痛应明确病因诊断，对于急腹症腹痛尤应特别注意，以免错过最佳治疗时间。

　　本节所讨论的内容是指除外小儿急腹症的各类腹痛。

【病因病机】

　　引起小儿腹痛的原因较多，主要与腹部中寒、乳食积滞、胃肠热结、脾胃虚寒和瘀血内阻等有关。病位主要在脾、胃、大肠，亦与肝有关。病机关键为气机不畅，气血运行受阻，不通则痛。

　　1. **腹部中寒**　小儿脏腑娇嫩，形气未充，且寒温不知自调，若因衣被单薄，未及时保暖，致使腹部受寒；或过食生冷寒凉之品，邪客胃肠，导致寒邪凝滞，气机不畅，经络不通，不通则痛，故发腹痛。

　　2. **乳食积滞**　小儿脾常不足，易为乳食所伤，加之乳食不知自制，若喂养不当，乳哺不节，或暴饮暴食，或过食不易消化之物，导致乳食积于中焦，脾胃运化失常，气机壅塞不通而出现腹胀、腹痛之症。

　　3. **胃肠热结**　乳食停滞，日久化热；或恣食肥甘、辛热之品，胃肠积滞；或感受外邪，入里化热，均致热结阳明，腑气不通而成腹痛。

　　4. **脾胃虚寒**　小儿稚阳未充，若先天禀赋不足，素体阳虚；或过用寒凉攻伐之品，损伤脾胃；或病后体质虚弱，中阳不振，则寒自内生，脏腑、经脉失于温煦，气机不利，血脉凝滞，而出现腹痛。

　　5. **瘀血内阻**　因跌打损伤，或术后腹内经脉损伤，瘀血内留；或久病不愈，瘀阻脉络，均可导致气机不利，血运受阻而腹痛。

　　本病病初多以实证为主。若素体虚弱或病久致脏腑虚损者，可呈现虚实夹杂或虚多实少之证。

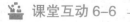

课堂互动 6-6

你怎么理解"不通则痛，不荣则痛"这句话？

答案解析

【诊断与鉴别诊断】

（一）诊断要点

1. **病史** 患儿可有外感寒邪、乳食不节、脾胃虚寒、情志不畅等病史或诱因。

2. **临床表现** 在胃脘部、脐周部位、小腹两侧或一侧部位、下腹部正中部位疼痛。腹痛时作时止、时轻时重，常有反复发作、发作后自行缓解的特点。疼痛的性质可有隐痛、钝痛、胀痛、刺痛、掣痛，可伴有啼哭不宁、烦躁不安、呕吐、腹胀等症状。

3. **辅助检查**

（1）血常规 白细胞计数、红细胞沉降率、C-反应蛋白（CRP）升高提示感染。

（2）尿液分析和尿培养 尿内有多量红细胞提示有泌尿系结石，较多白细胞或脓细胞提示泌尿系感染。

（3）大便常规、大便培养 粪便有黏液、脓细胞、巨噬细胞时多为肠道感染，果酱样血便多提示肠套叠。

（4）B超 对肝胆胰腺疾病、泌尿生殖系统疾病等有重要诊断价值，是急腹症的常规检查。

（5）腹部X线检查 发现膈下游离气体提示胃肠穿孔，肠内梯形液体平面、肠腔内充气较多提示肠梗阻，疑为溃疡、胃炎、十二指肠炎等时可做钡餐或钡灌肠。

（6）胃镜检查 可诊断胃炎、十二指肠炎、溃疡病等。

（二）鉴别诊断

1. **食积腹痛** 辨证属食积所致者，有乳食不节史。表现为嗳腐吞酸，呕吐不食，脘腹胀满，大便腐臭。

2. **虫积腹痛** 辨证属虫积所致者，有大便排虫史，或镜检有虫卵。表现为脐周疼痛不剧，时作时止，痛无定时。

3. **气滞腹痛** 辨证属气滞所致者，有情志失调病史。表现为胀痛时聚时散，痛无定处，气聚则痛而见形，气散则痛而无迹。因肝克脾运，脾胃气滞而腹痛者，表现为脘腹胀痛，或痛引两胁，痛而嗳气吞酸；因气滞于小肠者，表现为脐腹疼痛。

4. **血瘀腹痛** 辨证属血瘀所致者，有跌仆损伤手术史。表现为腹部刺痛，痛有定处，按之痛剧，局部满硬。

【辨证论治】

（一）辨证要点

1. **辨病位** 通常脐周疼痛多与虫、积有关；胃脘及脐部以上疼痛多属乳食积滞；右侧少腹痛多为肠痈；脐下腹痛多见于脾胃虚寒。

2. **辨寒热** 感受寒邪，或过食生冷，或素体阳虚而腹痛者，得温痛减、遇寒加重，属于寒性腹痛；过食辛辣香燥或膏粱厚味形成积滞，热结阳明而腹痛者，腹满拒按、口渴引饮，属于热性腹痛。

3. **辨虚实** 虚证腹痛，隐隐作痛，反复发作，痛无定处，痛缓喜按；实证腹痛，疼痛剧烈，痛有定处，腹胀拒按，按之痛剧。急性发作腹痛，因寒、热、食、积等损伤所致者，多属实证；慢性发作腹痛，因脏腑虚弱所致者，多属虚证。

4. **分轻重** 隐隐作痛，反复发作，痛无定处，喜揉按，多属轻证；若骤然发作，疼痛剧烈，腹满拒按，伴有意识模糊，则属重证。

（二）治疗原则

本病的治疗以调理气机、疏通经脉为基本治则，根据不同病因分别治以温中散寒、消食导滞、通腑泄热、温中理脾、活血化瘀等法。除内治法外还可配合针灸、推拿、敷贴等方法。

（三）分证论治

1. 腹部中寒

证候：腹部拘急疼痛，阵阵发作，痛处喜暖，得温则舒，遇寒痛甚，面色苍白，痛甚者额冷汗出，唇色紫暗，肢冷不温，或兼吐泻，小便清长，舌质淡红，苔白滑，脉沉弦紧，指纹红。

分析：有外感寒邪或饮食生冷病史。寒为阴邪，主收引，故其腹痛为得温则缓、遇冷痛甚；脾阳不振，升降失常，阳气不达四末，则见呕吐、泄泻、面色苍白、额冷汗出、肢冷不温。患儿以往常有类似发作病史。

证候要点：腹痛较剧，痛处喜暖，得温则舒，遇寒痛甚，舌淡，苔白滑。

治法：温中散寒，理气止痛。

方药：养脏汤。

加减：寒痛甚者，加附子；呕吐者，加干姜、姜半夏；泄泻者，加炮姜、煨肉豆蔻；腹胀者，加砂仁、枳壳；拘急疼痛者，加小茴香、延胡索。

2. 乳食积滞

证候：脘腹胀满，腹痛拒按，嗳腐吞酸，不思乳食，矢气频作或腹痛欲泻，泻后痛减，或有呕吐酸腐、矢气频作、大便秽臭，夜卧不安，时时啼哭，舌红，苔厚腻，脉沉滑，指纹紫滞。

分析：有伤乳伤食病史。食滞中焦，宿食腐化，则脘腹胀满、不思乳食、嗳腐吞酸；浊气壅滞，其气上逆，故呕吐酸馊；其气下泄，则矢气频作、腹痛泄泻；苔厚腻，脉沉滑，指纹紫滞，为积滞不化之候。

证候要点：脘腹疼痛拒按，不思乳食，嗳腐吞酸，大便秽臭，舌苔厚腻。

治法：消食导滞，行气止痛。

方药：香砂平胃散。

加减：大便不通，或泻下不畅、脘腹胀满者，加槟榔、莱菔子；兼感寒邪者，加藿香；食滞化热，大便秘结者，去苍术，加大黄、黄连。

3. 胃肠热结

证候：腹部胀满疼痛拒按，大便秘结，烦躁不安，潮热口渴，手足心热，唇舌鲜红，舌苔黄燥，脉滑数或沉实，指纹紫滞。

分析：多见于素体热盛，或恣食辛辣肥甘之儿。实热内结则腹痛腹胀拒按；里热炽盛，灼伤津液，故烦躁口渴，手足心热；热结肠腑，津少肠燥，故大便秘结；口唇舌红，舌苔黄燥，为热结胃肠之候。

证候要点：腹痛胀满，疼痛拒按，大便秘结，舌红，舌苔黄燥。

治法：通腑泄热，行气止痛。

方药：大承气汤。

加减：口干、舌红少津者，加玄参、麦冬、生地黄；脘腹胀满者，加升麻、黄连、木香。因肝胆失于疏泄，肝热犯胃而实热腹痛者，用大柴胡汤加减。

4. 脾胃虚寒

证候：腹痛绵绵，时作时止，痛处喜按，得温痛减，面白少华，精神倦怠，手足清冷，纳食减少，或食后腹胀，大便溏薄，舌淡苔白，脉沉细，指纹淡红。

分析：因脾胃虚弱，中阳不足，或因消导、攻伐太过，损伤阳气，失于温养，则面色白、手足清冷、腹痛绵绵、时作时止、喜温喜按；脾阳不振，运化不力，则纳食减少、食后作胀、大便稀溏；唇舌淡白，脉沉细，指纹淡红，为脾胃虚寒、中阳不足之候。

证候要点：腹痛绵绵，喜按喜温，大便稀溏，舌淡苔白。

治法：温中理脾，缓急止痛。

方药：小建中汤合理中丸。

加减：面白唇淡者，去干姜，加黄芪、当归；手足逆冷者，加附子、肉桂。脾虚而兼气滞，纳差腹胀者，用厚朴温中汤加减。

5. 气滞血瘀

证候：腹痛经久不愈，痛有定处，痛如针刺，或腹部癥块拒按，肚腹硬胀，青筋显露，舌紫暗或有瘀点，脉涩，指纹紫滞。

分析：气血运行不畅，不通则痛，故腹痛经久不愈，痛有定处，痛如针刺；气滞血瘀，结为癥瘕，故腹部癥块拒按，肚腹硬胀，青筋显露；同时血瘀亦可导致气滞，进而出现痛而兼胀、胀无休止；舌紫暗有瘀点，脉涩，指纹紫滞，为气滞血瘀之候。

证候要点：痛有定处，痛如锥刺，或腹部癥块拒按，舌紫暗有瘀点，脉涩。

治法：活血化瘀，行气止痛。

方药：少腹逐瘀汤。

加减：胀痛严重者，加川楝子、乌药、枳壳；有癥块者，加三棱、莪术。

【其他疗法】

（一）中成药

1. 元胡止痛片　用于气滞血瘀证。
2. 理中丸　用于脾胃虚寒证。
3. 大山楂丸　用于乳食积滞证。
4. 藿香正气液　用于腹部中寒证。

（二）针灸疗法

1. 体针　取足三里、合谷、中脘、天枢。虚寒腹痛加灸神阙；食积腹痛加里内庭。一般快速进针，行平补平泻手法，捻转或提插。年龄较大儿童可留针15分钟。

2. 耳穴压豆　选穴：胃、脾、肝、胆。实证加三焦、大肠；便秘加直肠。用生王不留行籽置于胶布中，贴压耳穴，并轻轻按压，1日3~5次，每周换贴2~3次。多用于慢性腹痛。

（三）贴敷疗法

公丁香3g，白豆蔻3g，肉桂2g，白胡椒4g，共研细末，过100目筛，贮瓶备用。取药末1~1.5g，填敷脐中，再外贴万应膏。用于脾胃虚寒型腹痛。

（四）推拿疗法

（1）补脾经，揉外劳宫，推三关，摩腹，捏揉一窝风，拿肚角。用于腹部中寒型。

（2）补脾经，清大肠，揉板门，运内八卦，揉中脘，揉天枢，分腹阴阳，拿肚角。用于乳食积滞型。

（3）顺运八卦，清胃经，退六腑，推四横纹。用于胃肠热结型。

（4）揉外劳宫，补脾经，顺运八卦，补肾经，推三关，揉中脘，按揉足三里。用于脾胃虚寒型。

【预防与调护】

1. 预防

（1）注意饮食卫生，进食有节，避免生冷饮食。

（2）注意气候变化，及时添衣，防止感受外邪，避免腹部受凉。

（3）剧烈或持续腹痛者要卧床休息，及时检查腹部体征，并做必要的辅助检查，以利鉴别诊断和及时处理。

2. 调护

（1）根据病因，给予相应饮食调护。

（2）虚性寒性腹痛者应温服或热服药液；呕吐者，药液要少量多次分服。

第九节　便　秘

PPT

学习目标

知识要求：

1. 掌握便秘的辨证论治。

2. 熟悉便秘的病因病机及诊断要点。

3. 了解便秘的发病特点及临床表现。

技能要求：

1. 熟练掌握辨析便秘各证型、处方用药及适当调护的技能。

2. 会运用辨证论治的方法解决便秘的各种证型。

 岗位情景模拟21

　　患儿，男，3岁。喜食辛辣之品，近日大便干结，排便困难，面赤身热，腹部胀满，口干口臭。舌质红，苔黄燥，脉滑实，指纹紫滞。

　　问题与思考

　　1. 该患儿中医病、证诊断是什么？病机如何？

　　2. 该患儿治法、方药是什么？

答案解析

便秘是指大便干结，排便次数减少或间隔时间延长，或便意频而大便艰涩排出困难的疾病。多种疾病可引起便秘，而便秘又是多种疾病的一个伴发症状。

便秘为小儿常见的临床病证，各年龄组均可发病，无明显季节性。西医学将便秘分为器质性便秘和功能性便秘两大类，功能性便秘是指未发现明显器质性病变而以功能性改变为特征的排便障碍，占儿童便秘的90%以上。本病经过合理治疗，一般预后良好，但由于患儿排便困难，部分患儿可出现食欲下降、睡眠不安，或因便时努力，引起脱肛、肛裂、痔疮等疾病。若便秘长期未能得到有效治疗，可影响患儿生长发育及身心健康。

本病相当于西医学的小儿功能性便秘。

【病因病机】

便秘的病因包括饮食因素、情志因素、正虚因素及热病伤津。《灵枢·营卫生会》云："水谷者，常并居于胃中，成糟粕而俱下于大肠。"《素问·灵兰秘典论》又云："大肠者，传道之官，变化出焉。"由此可见，便秘病机关键是大肠传导功能失常，但与脾、肝、肾三脏相关。若脾胃升降功能失常；或肝气失疏，胃失和降；或肾气失煦，脾胃升降无力，均可导致大肠传导失职而形成便秘。

1. **饮食失调** 小儿脾常不足，乳食不知自节，若喂养不当，或过食肥甘生冷和难以消化之物，损伤脾胃，运化失常，停滞中焦，积久化热，耗伤津液，肠道失润，引起大便秘结不通。

2. **邪热伤津** 小儿易感温热时邪，邪热稽留，或过食肥甘炙煿，灼津伤阴，肠道津少失濡，引起大便干结，难以排出。

3. **气机郁滞** 小儿因生活环境、习惯改变，所欲不遂，情志不舒，肝气郁结；或小儿久坐少动，气机不利，又因排便困难，使之对排便造成恐惧心理，有便意而不愿排便，致气机郁滞，便秘由生。

4. **气血亏虚** 小儿脏腑娇嫩，若禀赋不足、后天失调，或疾病、药物影响等，均可导致气血不足，气虚则脾胃运化传导无力，血虚则津液不足以滋润肠道。若病及于肾，耗阴损阳，则不能蒸化津液温润肠道，致肠道干涸，形成便秘。

【诊断与鉴别诊断】

（一）诊断要点

1. **病史** 患儿可有喂养不当、挑食、偏食、外感时邪、过用辛温药物、情志不畅、脏腑虚损等病史。

2. **临床表现** ①不同程度的大便干结，轻者仅大便前部干硬，重者大便坚硬，状如羊屎。②排便困难。排便次数减少，间隔时间延长，常2~3日排便1次，甚者可达6~7日1次；或虽排便间隔时间如常，但排便艰涩或时间延长；或便意频频，难以排出或排净，排便后仍有粪便未排尽之感。③伴有腹胀、腹痛、食欲减退、疲乏无力、排便哭闹等症。可因便秘而发生肛裂、便血、痔疮。部分患儿左下腹部可触及粪块。

3. **辅助检查** 大便常规、潜血试验、直肠指检为常规检查。钡剂灌肠、直肠镜检查可排除肠道器质性病变。

（二）鉴别诊断

1. **先天性巨结肠** 主要表现为低位肠梗阻，顽固性便秘，新生儿有胎便排出延迟，小儿便秘症状呈进行性加重，伴有严重腹胀、消瘦、生长发育迟缓等，有遗传倾向。钡剂灌肠检查显示直肠–乙状结肠远段狭窄，上段结肠异常扩大。

2. **机械性肠梗阻**　主要表现为停止排便排气，伴阵发性剧烈腹痛、腹胀、恶心呕吐、肠鸣音亢进。腹部X线检查显示多个扩张肠袢及较宽液平面、结肠远端及直肠无气。

【辨证论治】

（一）辨证要点

1. **辨虚实**　实证多由乳食积滞、燥热内结和气机郁滞所致，一般病程短，粪质多干燥坚硬，常伴口苦口臭、腹胀拒按、口腔溃疡等。食积者，不思进食，或恶心呕吐；气机郁滞者，常胸胁痞满、腹胀嗳气。虚证多因气血亏虚，失于濡养，传导乏力，一般病程较长、病情顽固，大便虽不甚干硬，但多欲便不出或便出艰难，腹胀喜按。因气虚所致者，神疲气短，面白多汗；由血虚引起者，面色无华，唇甲色淡。

2. **辨寒热**　热证多有身热面赤、口干尿黄、腹痛腹张、舌红苔黄等症状；寒证多有四肢不温、面色青白、喜温恶寒、小便清长、舌淡苔白等表现。

（二）治疗原则

本证治疗以润肠通便为基本法则。临证应根据病因不同，分别采用消食导滞、清热润肠、理气通便、益气养血通便等治法。除口服药物外，可配合推拿、针灸等疗法进行治疗。同时需调整不合理的饮食结构，建立良好的排便习惯。

（三）分证论治

1. **食积便秘**

证候：大便干结，脘腹胀满，不思饮食，或恶心呕吐，或有口臭，手足心热，小便短黄，舌红苔黄厚，脉沉有力，指纹紫滞。

分析：小儿脾胃娇嫩，食积停滞，传导失职，或过食辛辣香燥肥甘之品，或挑食、偏食等损伤脾胃，运化失常，则脘腹胀满、不思饮食、大便秘结；积久化热，则口臭、手足心热、小便黄少；舌质红，苔黄厚，脉沉有力，指纹紫滞，均为乳食积滞之象。

证候要点：有伤食、伤乳史，便秘同时兼见脘腹胀痛、纳呆口臭、手足心热。

治法：消积导滞通便。

方药：枳实导滞丸。

加减：食积重者，加炒麦芽、炒谷芽、炒莱菔子、鸡内金；积滞化热者，加连翘、胡黄连；大便干结甚者，加郁李仁、瓜蒌仁。

2. **燥热便秘**

证候：大便干硬，排出困难，甚则秘结不通，面赤身热，腹胀腹痛，小便短赤，或口干口臭，或口舌生疮，舌质红，苔黄燥，脉滑数，指纹紫滞。

分析：因热病伤阴，或恣食辛辣炙煿之品，伤津耗液，燥热内结，则粪质干燥坚硬、难以排出；腑气不通，秽浊熏蒸于上，则口臭、口舌生疮；热移膀胱，故小便短赤；舌质红，苔黄燥，脉滑实，指纹紫滞，为燥热内结之征象。

证候要点：大便干结，面赤口臭，身热溲赤，舌质红，苔黄燥。

治法：清热润肠通便。

方药：麻子仁丸。

加减；纳差口臭者，加炒莱菔子、焦山楂；津伤口干者，加沙参、玄参、天花粉；腹胀痛者，加广木香；身热面赤者，加葛根、黄芩；口舌生疮者，加黄连、栀子。

3. 气滞便秘

证候：大便闭涩，欲便不得，甚或胸胁痞满，腹胀疼痛，嗳气频作，肠鸣矢气，舌质红，苔薄白，脉弦，指纹滞。

分析：因所欲不遂、情志不舒，或因久坐少动，气机郁滞，腑气通降失常，则胸胁痞满、腹胀疼痛、嗳气频作；肝脾气滞，传导失职，则大便闭涩、欲便不得；舌质红，苔薄白，脉弦，指纹滞，为气机郁滞之象。

证候要点：欲便不得，胸胁痞满，腹胀嗳气。

治法：疏肝理气，导滞通便。

方药：六磨汤。

加减：胸胁痞满甚者，加香附、瓜蒌；嗳气频繁者，加紫苏梗、旋覆花、青皮；口苦咽干、腹胀痛者，加青皮、厚朴。

4. 气虚便秘

证候：大便不干燥，虽有便意仍努挣难下，排便时汗出气短，便后神疲乏力，面色少华，舌淡苔薄，脉虚弱，指纹淡红。

分析：因气虚大肠传导无力，故时有便意，大便不干，努挣难下，排便时汗出气短；神疲乏力、面色少华为气虚化生乏源；舌淡苔薄，脉虚弱，指纹淡红，为气虚之象。

证候要点：大便不干，虽有便意，努挣难下，神疲乏力。

治法：补气润肠通便。

方药：黄芪汤。

加减：汗多气短者，加北沙参、麦冬、五味子；气虚下陷脱肛者，重用黄芪，加升麻、柴胡；肾阳不足，大便不干、排出困难、腹中冷痛、四肢欠温者，加党参、干姜、肉苁蓉。

5. 血虚便秘

证候：大便干结，艰涩难下，面白无华，唇甲色淡，心悸目眩，舌质淡嫩，苔薄白，脉细弱，指纹淡。

分析：血虚失养，肠道失润，则大便干结、艰涩难下；心主血脉，血虚无以荣养，则面白无华、唇甲色淡、心悸目眩；舌质淡嫩，苔薄白，脉细弱，指纹淡，为血虚之征象。

证候要点：大便干结，艰涩难下，面白无华，唇甲色淡。

治法：养血润肠通便。

方药：润肠丸。

加减：大便干燥者，加玄参、麦冬、肉苁蓉；心悸者，加酸枣仁、柏子仁；唇甲色淡者，加阿胶滋阴补血；口干心烦者，加玄参、牡丹皮、栀子；兼气虚者，加黄芪、党参。

🙋 **课堂互动 6-7**

小儿常因沉迷电子产品久坐不动、饭后慵懒、性情暴躁易怒，常致大便秘结，请分析原因是什么？

答案解析

【其他疗法】

（一）中成药

1. 枳实导滞丸　用于食积便秘。
2. 补中益气丸　用于气虚便秘。
3. 木香槟榔丸　用于气滞便秘。
4. 麻仁丸　用于燥热便秘。
5. 桑椹膏　用于血虚便秘。
6. 保和口服液　用于食积便秘。

（二）推拿疗法

1. 实证　清大肠，退六腑，推下七节骨。食积证加清胃经、揉板门；燥热证加清天河水、揉膊阳池；气滞证加推肝经、揉膊阳池、推四横纹、推肺经。
2. 虚证　推下七节骨，补脾经，补肾经，推上三关，点揉足三里。气虚证加揉中脘、脾俞、肾俞，摩腹；血虚证加推四横纹。

（三）贴敷疗法

大黄研细末，取药末10g，加酒调糊，敷脐，纱布覆盖，胶布固定。用于燥热便秘。

（四）针灸疗法

1. 体针　主穴：大肠俞、天枢、支沟等。配穴：合谷、曲池，用于燥热便秘；中脘、行间，用于气滞便秘；脾俞、胃俞，用于气虚便秘。1日1次，针刺。气虚便秘针后加灸。
2. 耳穴压豆　采用王不留行籽贴压耳穴，以耳穴胃、大肠、小肠、脾为主穴，耳穴肝、交感等为配穴。耳穴贴压完成后，用食指、拇指捻压耳穴，手法由轻到重，每个穴位按压2分钟，产生酸、麻、胀、痛、热等感觉，每天按压3~4次，3天为1个疗程。

【预防与调护】

1. 预防
（1）注意饮食合理搭配，多进食蔬菜、水果，尤其是粗纤维类蔬菜，少食辛辣、油腻的食物。
（2）增加活动量，避免久坐少动、久卧，适当饮水。
（3）保持情绪舒畅。

2. 调护
（1）对患儿进行排便训练，养成定时排便习惯。
（2）大便干结临时对症处理，可用开塞露塞肛，或肥皂条纳入肛门通便。
（3）有肛裂时，便后洗净擦干，在肛门裂口处涂黄芩油膏，以利于裂口愈合。

PPT

第十节 营养性缺铁性贫血

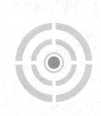

学习目标

知识要求：

1. 掌握营养性缺铁性贫血的辨证论治。
2. 熟悉营养性缺铁性贫血的病因病机及诊断要点。
3. 了解营养性缺铁性贫血的发病特点及临床表现。

技能要求：

1. 熟练掌握辨析营养性缺铁性贫血证型、处方用药及适当调护的技能。
2. 会运用中医四诊及现代医学检查手段对营养性缺铁性贫血进行诊治。

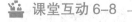

岗位情景模拟22

患儿，男，8个月。单纯母乳喂养，未添加辅食。近来不思饮食，面色萎黄，体倦乏力，唇甲色淡，形体消瘦，大便偏稀，舌淡苔白，指纹淡红。查血常规：HGB（血红蛋白）94g/L，RBC（红细胞）3.6×10^{12}/L。

问题与思考

1. 该患儿中医病、证诊断是什么？病机如何？
2. 该患儿治法、方药是什么？

答案解析

营养性缺铁性贫血是由于体内贮存铁缺乏，致使血红蛋白合成减少而引起的一种贫血，具有小细胞低色素性、血清铁和转铁蛋白饱和度降低、铁剂治疗有效等特点。属于中医学"血虚""虚劳"范畴。

本病多见于婴幼儿，好发年龄为6个月至2岁，无明显季节性。临床表现因贫血程度不同而异，轻者可无自觉症状；中度以上者可出现头晕、肢倦纳呆、耳鸣、心悸气短、烦躁不安等症，并有不同程度的面色萎黄或苍白，指甲、口唇和睑结膜苍白。轻、中度一般预后良好，但长期重度贫血，脏腑失养，影响小儿生长发育，使机体免疫力下降，易感受外邪。

课堂互动 6-8

疳证与营养性缺铁性贫血之间有什么联系？

答案解析

【病因病机】

本病病因主要与先天禀赋不足、后天喂养不当，脾胃虚弱，或大病之后失于调养，或急慢性失血有关。基本病机为脾肾虚弱，精血生化不足。

1. **禀赋不足**　孕母素体体弱或孕期失于调护、饮食摄入不足，均可致孕母气血化生不足，影响胎儿生长发育；或早产、多胎，胎元受损等，导致先天性肾精不足、气血匮乏而发生本病。

2. **喂养不当**　小儿生机蓬勃，发育迅速，迫切需要营养物质，但小儿脾常不足，运化功能薄弱，若母乳不足，或未及时添加辅食，或偏食少食，致精微乏源，无以化生气血，而成贫血。

3. **他病所伤**　大病久病之后，气血耗伤；或病后失调，脾胃虚弱，受纳、运化功能失常，化生气血不足；或饮食不洁，感染诸虫，劫夺精微，耗伤气血；或外伤失血过多；或长期小量失血，皆致精血津液无以化生，而成本病。

总之，本病为血虚之证，部位主要在脾、肾，可涉及心、肝，脾虚不能化生气血，肾虚不能填精生血。血虚不荣为其主要病理基础。

【诊断与鉴别诊断】

（一）诊断要点

1. **病史**　有孕母严重缺铁、喂养不当、吸收障碍或慢性失血等病史。

2. **临床表现**　发病缓慢，皮肤黏膜逐渐苍白或萎黄，以口唇、口腔黏膜、甲床及手掌最为明显，神疲乏力，食欲减退，肌肉松弛，心悸气短，烦躁不安或萎靡不振，注意力不集中，记忆力减退，理解力降低，或异食癖等。贫血较重时，心率增快，心脏扩大，可闻及收缩期杂音，重者可发生心力衰竭。年长儿有头晕、眼前发黑、耳鸣等症状。部分患儿可有肝脾肿大。

3. **辅助检查**

（1）外周血常规　血红蛋白<110g/L，红细胞平均血红蛋白浓度（MCHC）<0.31%，红细胞平均体积（MCV）<80fL，红细胞平均血红蛋白含量（MCH）<27pg。网织红细胞数正常或轻度减少。

（2）骨髓象　红细胞系增生活跃，以中、晚幼红细胞为主，各期红细胞体积均较小，胞质少，染色偏蓝；粒细胞系及巨核细胞系一般正常。

（3）铁代谢　血清铁蛋白<12μg/L，红细胞游离原卟啉>0.9μmol/L，血清铁<10.7μmol/L，总铁结合力>62.7μmol/L，转铁蛋白饱和度<15%。骨髓可染色铁显著减少甚至消失，骨髓细胞外铁明显减少，铁粒幼细胞比例<15%，被认为是诊断的金标准，一般用于诊断困难，或诊断后铁剂治疗效果不理想的患儿，以明确或排除诊断。

（二）鉴别诊断

1. **婴儿生理性贫血**　胎儿出生后至2~3个月红细胞数和血红蛋白量逐渐降低，出现轻度贫血，多为正细胞、正色素性贫血。一般无临床症状，为自限性经过，3个月后红细胞数和血红蛋白含量缓慢增加，逐渐正常。

2. **再生障碍性贫血**　是由多种原因引起的骨髓造血功能低下或衰竭导致的一种全血细胞减少综合征，临床以贫血、出血、感染等为特征。外周血常规检查呈全血细胞减少，网织红细胞数减少。骨髓象三系造血细胞明显减少，非造血细胞增多。

3. **营养性巨幼细胞贫血**　是由于缺乏维生素B_{12}或（和）叶酸所致的一种大细胞性贫血。主要临床特点是贫血，神经精神症状，红细胞的胞体变大，骨髓中出现巨幼红细胞，用维生素B_{12}或（和）叶酸治疗有效。

4. **地中海贫血**　遗传性溶血性贫血，表现为慢性进行性溶血性贫血。主要临床特点为有阳性家族史，特殊面容，肝脾明显肿大，外周血红细胞为小细胞低色素性，血涂片见靶形红细胞。

【辨证论治】

（一）辨证要点

本病的辨证主要以气血阴阳辨证及脏腑辨证为主，应首分轻重，继辨脏腑。

1. **辨轻重**　病情轻重与血红蛋白下降速度有关，贫血发生缓慢者症状较轻，急性发生贫血者临床症状较重。可根据临床表现及实验室检查判断临床轻重。

2. **辨脏腑**　面色萎黄或苍白，食少纳呆，神疲乏力，大便不调，病位在脾；腰膝酸软，发育迟缓，潮热盗汗，或肢冷畏寒，病位在肾；心悸怔忡，夜寐不安，气短懒言，病及于心；头晕目涩，潮热盗汗，爪甲枯脆，病及于肝。

（二）治疗原则

由于本病以虚证为主，因此，补其不足、培其脾肾、补益气血是治疗本病的基本法则。脾胃为气血生化之源，故脾胃虚弱证当以健脾生血为主；其他各证处方遣药时也要注意顾护脾胃，补而不滞，不可一味滋补。同时，要纠正不良饮食习惯，合理安排饮食，祛除病因，才能收到较好的治疗效果。

（三）分证论治

1. **脾胃虚弱**

证候：面色萎黄或苍黄，唇淡甲白，形体消瘦，神疲乏力，食欲不振，肌肉松弛，大便不调，舌质淡，苔白，脉细无力，指纹淡红。

分析：本证多见于轻、中度贫血。由脾胃虚弱，气血生化不足，肌肤失于濡养所致。气血不足，肌肤失养，则面色苍黄、唇淡甲白、神疲乏力、肌肉松弛；脾胃虚弱，受纳运化失常，则食欲不振、大便不调；舌质淡，苔薄白，脉细无力，均为脾胃虚弱、气血不足之征。

证候要点：面色苍黄，唇淡甲白，乏力纳差。

治法：健运脾胃，益气养血。

方药：六君子汤。

加减：纳呆，加山楂、谷芽、鸡内金；便秘，加当归、柏子仁、火麻仁；便溏、食物不化，加干姜、吴茱萸、山药；腹胀，加槟榔、木香；反复外感，合玉屏风散。

2. **心脾两虚**

证候：面色萎黄或苍白，唇淡甲白，发黄稀疏，时有头晕，心悸，夜寐不安，气短懒言，体倦乏力，食欲不振，注意力涣散，舌质淡红，脉细弱，指纹淡红。

分析：本证多见于中度贫血。由脾胃虚弱，气血亏虚，血不养心，心脾两虚所致。临床除见气血不足、脾胃虚弱证候外，兼见头晕心悸、夜寐不安、气短懒言、注意力涣散等心神失养证候。

证候要点：面色萎黄或苍白，唇淡甲白，心气虚，脾虚。

治法：补脾养心，益气生血。

方药：归脾汤。

加减：血虚明显，加鸡血藤、白芍；纳呆便溏，去当归，加苍术、陈皮、焦山楂；心悸、夜寐不安，加柏子仁、酸枣仁；活动后多汗，加浮小麦、煅牡蛎。

3. **肝脾阴虚**

证候：面色苍白，爪甲色白易脆，毛发枯黄，头晕目涩，盗汗，烦躁失眠，四肢震颤，腰膝酸软，发育迟缓，舌质淡，苔少或光剥，脉细数，指纹淡紫。

分析：本证多见于中、重度贫血。由血虚日久，累及肝肾，精血匮乏，肌肤失养所致。肝阴不足，筋失所养，则爪甲色白易脆、四肢震颤；目失所养则干涩；肾精不足，则发育迟缓；水不济火，则烦躁失眠。

证候要点：面色苍白、毛发枯黄等血虚及肝肾阴虚之征。

治法：滋养肝肾，益精生血。

方药：左归丸。

加减：潮热盗汗，加地骨皮、鳖甲、白薇；发育迟缓，加紫河车、益智仁；眼目干涩，加石斛、夜明砂；四肢震颤，加白芍、钩藤、地龙。

4. 脾肾阳虚

证候：面色白，爪甲苍白，发黄稀少，精神萎靡，畏寒肢冷，少气懒动，纳呆便溏，或完谷不化，形体消瘦或浮肿，发育迟缓，舌质淡，苔白，舌体胖嫩，脉沉细无力，指纹淡。

分析：本证多见于重度贫血。由久病耗伤，精血亏虚，阴损及阳，脾肾阳虚所致。偏于脾阳虚者，畏寒懒动，纳呆便溏；偏于肾阳虚者，形寒肢冷，发育迟缓。

证候要点：面色白，爪甲苍白，发黄稀少。

治法：温补脾肾，益精养血。

方药：右归丸。

加减：大便溏泄，去熟地黄，加白术、炮姜、肉豆蔻；下肢浮肿，加薏苡仁、茯苓、猪苓。若冷汗肢厥脉微、阳气欲脱，则急予参附龙牡救逆汤。

【其他疗法】

（一）中成药

1. 小儿生血糖浆　适用于贫血各证。
2. 健脾生血颗粒　用于脾胃虚弱证、心脾两虚证。
3. 归脾丸　用于心脾两虚证。
4. 复方阿胶浆　用于心脾两虚证。
5. 升血灵颗粒　用于脾胃虚弱证、心脾两虚证。

（二）推拿疗法

推补脾经，推三关，补心经，分手阴阳，运内八卦，揉足三里，摩腹，揉血海，捏脊。每日1次，10天为1个疗程，每个疗程后休息3~5天再继续治疗。

（三）针灸疗法

取膈俞、足三里、隐白、三阴交为主穴，配气海、命门。采用补法，每日针刺1次，针后加灸，10日为1个疗程。亦可单用灸法。

【西医治疗】

1. 一般治疗　合理喂养，增加含铁丰富的高营养高蛋白膳食。重症患儿加强护理，保证休息和睡眠，避免感染。
2. 祛除病因　及时查明导致缺铁的原因及基础疾病，采取相应措施祛除病因，如纠正不良饮食习惯、及时添加辅食、祛除钩虫、治疗肠道畸形、控制慢性失血等。

3. **铁剂治疗**　铁剂是治疗缺铁性贫血的有效制剂，若无特殊原因，应采用口服法给药。二价铁容易吸收，为首选。血红蛋白恢复正常后再继续服用6~8周以增加铁储量，必要时可同时补充其他维生素和微量元素，如叶酸和维生素B_{12}。常用药：硫酸亚铁，10~30mg/（kg·d），分2~3次服。同时服用维生素C可增加铁的吸收，牛奶、咖啡、茶及抗酸药物与铁剂同服可影响铁的吸收。右旋糖酐铁，5mg/（kg·d），分2~3次服，两餐之间口服。口服铁剂疗效不满意或不能耐受或存在消化系统症状影响铁吸收时可用注射铁剂。

【预防与调护】

1. 预防

（1）加强孕期、哺乳期母亲的营养供给，合理膳食，摄入富含铁的食物。

（2）提倡母乳喂养，无论是母乳或人工喂养的婴儿，均应及时添加营养丰富、富含铁剂且吸收率高的辅食，如精肉、鱼、内脏、动物血等。

（3）早产儿、低出生体重儿宜2个月左右即给予铁剂预防。

（4）养成良好的饮食习惯，注意膳食合理搭配。纠正偏食、挑食等不良习惯。

（5）积极治疗各种原发病，如消化道疾病、出血性疾病、寄生虫病等。

2. 调护

（1）加强患儿生活调理，讲究卫生，注意休息，随气候变化及时增减衣服，避免各种感染。

（2）饮食选富有营养、易于消化、含铁丰富的食品。

（3）重度贫血患儿要加强护理，卧床休息，减少活动，密切观察病情变化，早期发现虚脱、出血等危症，及时抢救。

> **执考要点**
>
> 1. 泄泻、积滞、疳证、腹痛的概述、病因病机、诊断与鉴别诊断、辨证论治。
> 2. 鹅口疮的概述、病因病机、诊断要点、辨证论治、其他疗法。
> 3. 口疮的概述、病因病机、诊断与鉴别诊断、辨证论治、药物外治法。
> 4. 厌食、便秘的概述、病因病机、诊断要点、辨证论治、预防与调护。
> 5. 营养性缺铁性贫血的概述、病因病机、诊断要点、辨证论治、西医治疗、预防与调护。

目标检测

答案解析

A1型题

1. 小儿易患腹泻、厌食、积滞、腹痛等疾病，是因为小儿时期（　　）

　　A. 正气不足，体质柔弱　　　　B. 肺常不足　　　　　　　C. 元气亏损

　　D. 脾常不足　　　　　　　　　E. 肾常虚

2. 泄泻的病因最常见于（　　）

　　A. 感受外邪　　　B. 内伤饮食　　　C. 脾胃虚弱　　　D. 脾肾阳虚　　　E. 肝郁脾虚

3. 脾胃气虚型厌食常选用（　　）

    A. 参苓白术散　　　　　　　B. 曲麦枳术丸　　　　　　　C. 补中益气汤

    D. 香砂六君子汤　　　　　　E. 四君子汤

4. 治疗鹅口疮虚火上浮证的首选方剂是（　　）

    A. 益黄散　　　　　　　　　B. 知柏地黄丸　　　　　　　C. 六味地黄丸

    D. 沙参麦冬汤　　　　　　　E. 养胃增液汤

A2型题

5. 患儿，4岁。长期见食不贪，食欲不振，形体偏瘦，但精神尚好，二便正常。其病名诊断是（　　）

    A. 积滞　　　B. 疳证　　　C. 厌食　　　D. 五迟　　　E. 纳呆

6. 患儿，10天。啼哭不安，不欲吮乳，口舌满布白屑，唇舌俱红，小便短赤。治疗应首选（　　）

    A. 导赤散　　　　　　　　　B. 泻黄散　　　　　　　　　C. 竹叶石膏汤

    D. 知柏地黄丸　　　　　　　E. 清热泻脾散

7. 患儿，2岁。不思进食，食少饮多，大便偏干，小便短黄，手足心热，舌红少津，苔少或花剥，脉细数。其证候是（　　）

    A. 脾胃阴虚　　　B. 脾胃气虚　　　C. 脾运失健　　　D. 中阳不振　　　E. 肝肾阴虚

8. 患儿，11个月。泄泻2周，起病时每日泻10多次，经治疗大减，但近日仍日行3~4次，大便稀溏色淡，每于食后作泻，神疲倦怠，舌质淡，苔薄白。其病机是（　　）

    A. 风寒伤脾　　　B. 湿热蕴肠　　　C. 食伤脾胃　　　D. 脾气虚弱　　　E. 脾肾阳虚

9. 一小儿腹泻，大便水样，泻下急迫，量多味臭，有少量黏液，时腹痛，厌食，或呕恶，神差，口渴溲黄，舌质红，苔黄腻。当用（　　）

    A. 藿香正气散　　　　　　　B. 六君子汤　　　　　　　　C. 柴平汤

    D. 葛根黄芩黄连汤　　　　　E. 人参败毒散

10. 患儿，男，1岁。面黄肌瘦，烦躁多啼，夜卧不安，食欲不振，腹部胀满，小便短黄，大便酸臭而溏薄，舌红苔黄，脉滑数。小儿积滞的证型是（　　）

    A. 乳食内积　　　B. 脾虚夹积　　　C. 胃气上逆　　　D. 脾胃气虚　　　E. 脾运失健

11. 患儿，女，2岁5个月。极度消瘦，皮肤干瘪起皱，貌似老人，精神萎靡，啼哭无力，毛发干枯，腹凹如舟，不思饮食，大便稀溏，时有低热，口唇干燥，舌质淡，苔光。治疗首选方剂是（　　）

    A. 八珍汤　　　　　　　　　B. 人参养荣汤　　　　　　　C. 大补元煎

    D. 参苓白术散　　　　　　　E. 人参健脾丸

12. 患儿，2岁。面色皮肤黏膜苍白，指甲色白易脆，头晕目涩，潮热盗汗，手足时有震颤，化验检查后诊断为营养性缺铁性贫血。治疗首选（　　）

    A. 归脾汤　　　　　　　　　B. 健脾生血颗粒　　　　　　C. 四君子汤

    D. 右归丸　　　　　　　　　E. 左归丸

B1型题

    A. 食入即吐，呕吐频繁，吐物热臭　　　　　B. 吐物酸腐，脘腹胀满，吐后觉舒

    C. 食久方吐，吐物不化，清稀不臭　　　　　D. 呕吐清涎，胃脘疼痛，食后觉舒

    E. 呕吐酸苦，嗳气频频，胸胁胀痛

13. 伤食呕吐的特点是（　　）

14. 胃热呕吐的特点是（　　）

    A. 资生健脾丸　　B. 冰硼散　　　C. 八珍汤　　　D. 肥儿丸　　　E. 消积散

15. 疝气的首选方剂是（　　）

16. 疝积的首选方剂是（　　）

（丁　斗　卜美玲）

书网融合……

知识回顾　　　微课　　　习题

第七章 | 心肝系病证

心肝系病证的病位主要在心、肝。心为君主之官，主血脉，有推动血液在全身脉道中运行的功能；心藏神，主宰人的精神意识思维功能活动。肝藏魂，主疏泄，藏血，肝的疏泄功能使人体气机调畅，与人体精神情志活动、气血正常运行及食物的受纳运化有密切关系。故心与肝在调节人体血液运行和精神情志等方面密不可分。

小儿时期心肝常有余，故易出现心火炽盛、肝风内动等心肝病证。同时，在小儿其他病证尤其是热病过程中，也可出现心火易炽、肝风易动的心肝病证，如惊风等。近年来，心肝病证发病率呈上升趋势，且疾病谱有所变化，如注意力缺陷多动障碍等疾病多有发生。

小儿心肝病证的治疗除以宁心平肝为基本治则外，尚应注意活血化瘀法的配合应用，同时应重视小儿精神情志的调护。

第一节 惊 风

PPT

学习目标

知识要求：
1. 掌握急惊风和慢惊风的诊断要点、辨证论治及急惊风的其他治疗。
2. 熟悉急惊风和慢惊风的病因病机、鉴别诊断。
3. 了解惊风的概念、发病特点。

技能要求：
1. 熟练运用中医四诊和现代医学检查、诊治手段对惊风患儿进行诊断和处理。
2. 会指导急、慢惊风患儿的正确调护。

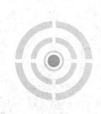 岗位情景模拟23

患儿，女，2岁。2021年8月18日就诊。患儿不洁饮食后出现发热，体温最高达38.9℃，神志昏迷，抽搐3次，每次1~3分钟，频繁呕吐，阵发性腹痛，大便黏夹有脓血，舌质红，苔黄腻，脉滑数。

惊风是以抽搐、神昏为主要临床表现的一种病证，又称"惊厥"，俗称"抽风"。惊风一年四季均可发生，任何年龄的小儿均可罹患，以1~5岁小儿多见，年龄越小，发病率越高。来势多凶猛，病情常急重，变化迅速，可威胁小儿生命，为古代儿科"四大要证"之一，是一种恶候。古代医家将惊风的证候概括为"四证八候"，四证即痰、热、惊、风；八候指搐、搦、掣、颤、视、引、反、窜。

惊风是发生于多种疾病过程中的一种临床证候，病情比较复杂，范围比较广泛，往往涉及外感高热、小儿暑温、疫毒痢、肺炎喘嗽变证等有关病证。惊风分为急惊风、慢惊风两大类。凡起病急暴，病性属阳属实者，称为急惊风；凡病久中虚，病势徐缓，病性属阴属虚者，称为慢惊风；慢惊风中若出现纯阴无阳的危重证候，称为慢脾风。

本病相当于西医学的小儿惊厥，伴有体温升高的称为热性惊厥，多为感染性疾病所致；体温正常者称为无热惊厥，多为非感染性疾病所致。惊风病因不同，病情轻重有别。凡发作次数少，持续时间短，搐停易醒者，预后较好；若反复惊搐，持续时间长，预后较差。

急惊风

急惊风来势急骤，常有痰、热、惊、风四大特点，临床以高热、抽搐、昏迷为主要表现。

【病因病机】

1. 外感时邪　小儿肌肤薄弱，腠理不密，易感外邪，风寒入里郁而化热，或风热入里化火，热极生风，火盛生痰。小儿元气薄弱，真阴不足，易受暑邪，暑为阳邪，化火最速，传变急骤，内陷厥阴，引动肝风；暑多夹湿，湿蕴热蒸，化为痰浊，蒙蔽心窍，痰动则风生。若感受疫疠之气，则起病急骤，化热化火更速，毒热炽盛，邪陷心肝，内闭心窍，引动肝风。

2. 内蕴湿热　饮食不洁，或误食污染有邪毒食物，湿热疫毒，蕴结胃肠，壅塞气机，郁而化火，蒙蔽心包，扰乱神明。

3. 暴受惊恐　小儿体质虚弱，气血衰少，若乍闻巨声、猝见异物，或不慎跌仆，暴受惊恐，惊则气乱，恐则气下，气机逆乱，神明受扰，使心失守舍、神无所依。轻者神志不宁，惊惕不安；重者心神失主，惊叫、惊跳。

总之，小儿急惊风，多由外感时邪，或内蕴湿热，或暴受惊恐而引发。病机关键为邪陷厥阴，蒙闭心窍，引动肝风，从而出现热、痰、惊、风四证。其病位主要在心、肝。

【诊断与鉴别诊断】

（一）诊断要点

1. 病史　本病以3岁以下婴幼儿为多，5岁以上则逐渐减少。多有外感六淫，或接触疫疠毒邪、饮食不洁史，或暴受惊恐等病史。有明显的原发疾病表现，如感冒、暑温、肺炎喘嗽、痄腮、疫毒痢、流行性乙型脑炎等。

2. **临床表现** 本病发病急骤，以发热、四肢抽搐、颈项强直、角弓反张、神志昏迷为主要表现。中枢神经系统感染者，神经系统检查可见病理反射阳性。

3. **辅助检查** 血常规、血糖、血钙、血镁、血钠、大便常规、大便细菌培养、血培养、脑脊液、脑电图、头颅CT、头颅MRI、肝肾功能等检查可协助诊断。

📖 知识拓展

不同年龄患儿发生惊厥的常见病因

1. **新生儿期** 以产伤、窒息、先天颅脑畸形、低血糖症、低钙血症、脓毒血症和化脓性脑膜炎常见。

2. **1个月~1岁** 围生期损伤后遗症、先天颅脑畸形、低钙血症、化脓性脑膜炎、婴儿痉挛为多见。6个月后热性惊厥逐渐增多。

3. **1~3岁** 热性惊厥、各种脑膜炎和脑炎、中毒性脑病、低血糖为多见。

4. **学龄前期及学龄期儿童** 以中毒性脑病、各种脑膜炎和脑炎、颅内肿瘤、颅脑外伤、各种中毒、高血压脑病、癫痫为多见。

（二）鉴别诊断

1. **癫痫** 癫痫一般不发热，年长儿较为多见，反复发作，或有家族史。抽搐发作时突然跌倒，不省人事，四肢抽搐，口吐白沫或作畜鸣声，发作片刻自行缓解，醒后如常人。脑电图可见棘波、尖波、棘-慢波等痫性放电。

2. **厥证** 厥证无四肢抽搐表现，以突然昏倒、不省人事、四肢逆冷为主要表现。

【辨证论治】

（一）辨证要点

1. **辨病邪** 根据发病季节、年龄、病史、致病特点及原发病的表现不同予以辨别。外感风热，常见于3岁以下，冬春好发，表现为高热、抽搐、热退抽停，常伴有风热表证；温热疫毒，多发于冬春季，表现为高热，有疫疠毒邪接触史；暑热，多发于盛夏高温环境，症见高热、抽搐、昏迷；湿热疫毒，多见于夏秋季节，有饮食秽毒史，症见下痢脓血。

2. **辨轻重** 抽搐发作次数少，持续时间短（5分钟以内），热退痉止，发作后神志清者，为病轻；若高热持续不退，抽搐次数较多（2次以上），或抽搐时间较长，发作后神志不清者，为病重。

（二）治疗原则

急惊风的主证是热、痰、惊、风，故治疗应以清热、豁痰、镇惊、息风为基本原则。治疗中既要重视息风镇惊，又不可忽视原发疾病的处理，分清标本缓急，辨证结合辨病施治。

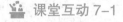 **课堂互动 7-1**

"急则治其标，缓则治其本"在惊风的治疗中怎样理解和运用？

答案解析

（三）分证论治

1. 外感风邪

证候：起病急骤，发热，烦躁，神昏，抽搐，头痛，鼻塞，流涕，咽痛，咳嗽，舌红，苔薄白或薄黄，脉浮数。

分析：本证多发于5岁以下小儿，尤以3岁以下小儿更为常见。一般先见风热表证，很快出现抽搐，持续时间不长，体温常在38.5℃以上，并多见于体温上升阶段，一般一次发热只抽一次，抽两次者少见。风热郁表，邪正交争，故发热，流涕，咽赤，咳嗽；风热之邪入里化热，扰乱心神，引动肝风，故烦躁，神昏，抽搐；舌质红，苔薄黄，脉浮数，均为外感风热之征。

证候要点：发热，咽红肿痛，抽搐，舌红，苔薄，脉浮数。

治法：疏风清热，息风止惊。

方药：银翘散加减。

加减；咽喉肿痛、大便秘结者，加生大黄、芒硝、黄芩清热泻火；高热不退者，加生石膏、知母、羚羊角粉清热息风；喉间痰鸣者，加天竺黄、瓜蒌皮清热化痰；神昏、抽搐较重者，加服小儿回春丹清热定惊开窍。

2. 气营两燔

证候：起病较急，多见于盛夏之季，壮热多汗，头痛项强，神昏，抽搐，恶心呕吐，烦躁嗜睡，皮肤发斑，舌红苔黄，脉弦数。病情严重者高热不退，反复抽搐，神志昏迷，舌红苔黄腻，脉滑数。

分析：本证多见于夏至之后，暑热之邪，来势急骤，传变迅速，热灼气营；热毒充斥气分，毒热又内陷心营，蒙蔽心窍，引动肝风；暑多夹湿，湿浊蒙蔽，热盛蒸迫胃气，致胃失和降；若暑温时邪深入营血，则迫血外溢。暑热重者高热、多汗而热不退、烦躁口渴；暑湿重者嗜睡神昏、恶心呕吐、苔黄腻。

证候要点：壮热不退，头痛项强，抽搐，神昏，恶心呕吐，舌红，苔黄，脉数。

治法：清气凉营，息风止痉。

方药：清瘟败毒饮加减。

加减：昏迷较深者，可选用牛黄清心丸或紫雪丹息风开窍；大便秘结者，加大黄、玄明粉通腑泄热；频繁抽搐者，常加羚羊角粉、钩藤、僵蚕息风止痉；呕吐者，加半夏、玉枢丹降逆止呕；若皮肤发斑，加紫草、丹参凉血止血；若高热、喉间痰鸣者，加石菖蒲、郁金、竹沥清热涤痰。

3. 邪陷心肝

证候：起病急骤，高热不退，口渴，烦躁，谵语，神志昏迷，反复抽搐，两目上视，舌质红，苔黄腻，脉数。

分析：本证以惊、风二证为主，热、痰二证则可重可轻。起病急骤，感受温热毒邪，或疫疠邪气，热毒炽盛，内陷心肝，肝风内动则神昏、抽搐、两目上视。陷心为主者谵语、神昏；陷肝为主者反复抽搐。

证候要点：高热不退，抽搐，昏迷，舌红苔黄，脉数。

治法：清心开窍，平肝息风。

方药：羚角钩藤汤加减。

加减：神昏、抽搐较甚者，加服安宫牛黄丸清心开窍；便秘者，加大黄、芦荟通腑泄热；头痛剧烈，加石决明、龙胆草平肝降火；高热不退者，加栀子、黄芩、黄连、生石膏清热解毒；痰盛者，加石菖蒲、天竺黄、胆南星化痰开窍。

4. 湿热疫毒

证候：持续高热，神志昏迷，频繁抽搐，谵语，腹痛呕吐，大便黏腻或夹脓血，舌质红，苔黄腻，脉滑数。

分析：本证多见于夏秋之季，由饮食不洁，感受湿热疫毒产生。湿热疫毒蕴结肠腑，迫入营血，直犯心肝，则神明无主、肝风内动。初起即见高热，继而迅速神昏，抽搐反复不止。早期可无大便或大便正常，需灌肠或肛门内采取大便方见脓血，有时发病1~2天才出现脓血便。

证候要点：急起高热，反复抽搐，下痢赤白脓血，舌红，苔黄腻，脉滑数。

治法：清热化湿，解毒息风。

方药：黄连解毒汤合白头翁汤加减。

加减：呕吐腹痛明显者，加用玉枢丹辟秽解毒止吐；大便脓血较重者，可暂用生大黄水煎灌肠，清肠泄毒；抽搐频繁者，加羚羊角粉、钩藤、全蝎息风止痉。

5. 暴受惊恐

证候：平素情绪紧张，暴受惊恐后惊惕不安，身体战栗，夜间惊啼，甚至惊厥、抽搐、神志不清，喜投母怀，大便色青，舌苔薄白，脉律不整，指纹紫滞。

分析：本证患儿常有受惊吓史，平素情绪紧张、胆小易惊，或在原有惊风病变基础上因受惊吓而诱使发作、加重。小儿元气未充，神怯胆虚，易受惊吓。若猝受惊恐，惊则气乱，恐则气下，气机逆乱，神无所归，引动肝风，则惊惕不安、神昏、抽搐。

证候要点：惊惕战栗，喜投母怀，夜间惊啼，舌苔薄白，脉律不整。

治法：镇惊安神，平肝息风。

方药：琥珀抱龙丸加减。

加减：呕吐者，加竹茹、姜半夏降逆止呕；痉中肢体颤动、惊啼不安者，加用磁朱丸重镇安神；气虚血少者，加黄芪、当归、茯苓、白芍、酸枣仁益气养血安神；抽搐频作者，加羚羊角粉、全蝎、钩藤，或加止痉散息风止痉。

【其他疗法】

（一）中成药

1. **牛黄镇惊丸**　用于急惊风暴受惊恐者。
2. **安宫牛黄丸**　用于急惊风外感惊风，邪陷心肝者。
3. **小儿回春丹**　用于急惊风风热动风证。
4. **羚羊角粉**　用于急惊风各证。

（二）推拿疗法

（1）急惊风欲作时，拿大敦穴或承山穴。

（2）惊风发作时，身向前屈者，掐委中穴；身向后仰者，掐膝眼穴；牙关不利、神昏窍闭，掐合谷穴。

（三）针灸疗法

1. **体针**　急惊风中的湿热惊风，取人中、中脘、丰隆、合谷、内关、神门、太冲、曲池穴。施以提插捻转泻法，留针20~30分钟，留针期间3~5分钟施术1次。外感惊风，选取人中、合谷、太冲、十宣、涌泉、百会、大椎穴。施行捻转泻法，强刺激。人中穴向上斜刺，刺向鼻中隔，用雀啄法，强刺激。

2. 耳针　取神门、心、脑（皮质下）、交感。强刺激，每隔10分钟捻转1次，留针60分钟。

【西医治疗】

尽快控制惊厥发作，同时积极寻找原发感染，确定发热的原因，退热和抗感染同时进行。

1. 退热　物理降温，用退热贴或冷湿毛巾敷额头处，过高热时头、颈侧放置冰袋。

2. 抗惊厥　地西泮，每次0.3~0.5mg/kg，最大剂量不超过10mg，缓慢静脉注射，惊厥止则停用，注射过程中注意防止呼吸抑制；5%水合氯醛1ml/kg，保留灌肠；或用苯巴比妥钠，每次8~10mg/kg，肌内注射。

3. 预防脑损伤　减轻惊厥后脑水肿。惊厥持续30分钟以上者，给予吸氧，并用高张葡萄糖1g/kg静脉注射；或用20%甘露醇1~2g/kg，于20~30分钟内快速静脉滴注，必要时6~8小时重复1次。

【预防与调护】

1. 预防

（1）加强体育锻炼，增强体质。避免跌仆惊骇。

（2）饮食清淡、营养丰富、易于消化，避免麻辣食物，忌用刺激性饮料。注意饮食卫生，不吃腐败变质食物。

（3）按时预防接种，预防传染病。

（4）有高热惊厥史的患儿，在发热初期，及时给予解热降温药物，必要时加服抗惊厥药物。

（5）对于暑温、疫毒痢等患儿，要积极治疗原发病，防止惊厥反复发作。

2. 调护

（1）就地抢救。抽搐发作时，切勿强制按压患儿肢体，以防脱臼、骨折。应将患儿平放，松解衣扣，头偏向一侧，保持呼吸道通畅。并用纱布包裹压舌板，放于上、下磨牙之间，以防咬伤舌体。同时注意给氧。

（2）保持室内安静，避免声光刺激。惊厥发作时，勿大声喊叫，勿摇晃患儿。

（3）随时观察患儿面色、呼吸及脉搏变化，防止病情恶化。

慢惊风

慢惊风多由大病久病、暴吐暴泻、久吐久泻等所致。慢惊风来势缓慢，抽搐无力，时作时止，反复难愈，常伴昏迷、瘫痪等症。

【病因病机】

1. 脾胃虚弱　暴吐暴泻，久吐久泻，或他病妄用汗、下之法，导致脾胃受损。脾胃虚弱，则土虚木亢，脾虚肝旺，肝亢生风，则成慢惊之证。

2. 脾肾阳虚　胎禀不足，脾肾素虚，复因吐泻日久，或误服寒凉，损伤脾阳，日久及肾。脾肾阳虚，阴寒内盛，不能温煦筋脉，而致时时搐动形成慢脾风。

3. 阴虚风动　急惊风后，或温热病后期，阴液亏耗，或他病影响，致肝肾阴虚，水不涵木，筋脉失于濡养，虚风内动而致慢惊风。

4. 肾精亏损　先天禀赋不足或后天失养，致肾精亏损，不能滋养肝木，而致虚风内动。

总之，慢惊风患儿体质多羸弱，先天禀赋不足，后天失于调养，或久病伤及脾胃，导致脾胃虚弱或脾肾阳虚，而脾虚肝亢或虚极生风；或大病久病之后，气血阴阳损伤，或急惊风后祛邪未尽，致肝肾阴虚，水不涵木，虚风内动。病位在肝、脾、肾；性质以虚为主，也可见虚中夹实证。

【诊断要点】

1. 病史　具有反复呕吐、长期泄泻、急惊风、佝偻病、初生不啼等病史。
2. 临床表现　多起病缓慢，病程较长。症见：面色苍白，嗜睡无神，抽搐无力，时作时止，或两手颤动，脉细无力。
3. 辅助检查　血液生化、脑电图、脑脊液、头颅CT、头颅MRI等检查，有助于诊断原发病。

【辨证论治】

（一）辨证要点

慢惊风多属虚证，病程较长，起病缓慢，神昏、抽搐症状相对较轻，时抽时止，有时仅见摇头，或面部肌肉抽动，或手指蠕动。临证主要辨清病位在脾、在肝、在肾的不同及病性的阴阳。

1. 辨脏腑　若神萎昏睡，面白无华，四肢厥冷，手足震颤，溲清便溏，舌淡，脉沉微，为病在脾肾；若形神疲惫，面色萎黄，抽搐无力，时作时止，嗜睡露睛，不欲饮食，大便稀溏，为病在肝脾。
2. 辨阴阳　虚烦疲惫，面色潮红，身热消瘦，手足心热，大便干结，舌红苔少，脉细数者，为阴虚；凡面色苍白或萎黄，精神萎靡，嗜睡露睛，四肢不温，舌淡苔白，脉沉微者，为阳虚。

（二）治疗原则

慢惊风多属于虚证，治疗应以补虚治本为原则。常用温中健脾、温补脾肾、育阴潜阳等法。

（三）分证论治

1. 脾虚肝旺

证候：面色萎黄，精神萎靡，抽搐无力，时作时止，嗜睡露睛，纳呆便溏，时有肠鸣，便色青绿，四肢不温，舌淡苔白，脉沉弱。

分析：本证以脾胃虚弱为主，常发生于婴幼儿，初期有精神萎靡、面色萎黄、嗜睡露睛等症状，继而脾不制肝而动风，出现抽搐反复发作，但程度较轻。一般不伴有高热，与急惊风有别。久泻伤阳，脾阳损伤，寒湿内生；脾虚肝旺，土弱木乘，木旺化风，则动风，抽搐；脾胃虚弱，生化乏源，气血不足，则面黄神疲、抽搐无力。

证候要点：抽搐无力，时作时止，神萎面黄，嗜睡露睛，纳呆便溏，舌淡，脉弱。

治法：温中健脾，缓肝理脾。

方药：缓肝理脾汤加减。

加减：抽搐频发者，加天麻、蜈蚣、钩藤、白芍、菊花息风止痉；腹泻日久，加山楂炭、葛根温中止泻；纳呆食少者，加焦神曲、焦山楂、砂仁开胃消食；四肢不温、大便稀溏者，改用附子理中汤温中散寒、健脾益气。

2. 脾肾阳衰

证候：精神委顿，昏睡露睛，面白无华或灰滞，口鼻气冷，手足蠕动震颤，额汗不温，四肢厥冷，溲清便溏，舌质淡，苔薄白，脉沉微。

分析：本病多发生在暴泻久泻之后，体内阳气衰竭，病至于此，为虚极之候，阳虚极而生内风。临床除上述阳气虚衰症状外，还可见心悸气促、脉微细欲绝等危象。脾肾阳衰，阳气不运，阴寒内盛，则额汗不温、四肢厥冷；脾肾阳衰，不能温煦筋脉，则手足蠕动震颤。此证即所谓"纯阴无阳"的慢脾风证。其实质是阳衰阴盛，属于慢惊风后期，气阳衰竭的危重阶段。

证候要点：四肢逆冷，嗜睡昏沉，手足蠕动震颤，舌质淡，苔薄白，脉沉微。

治法：温补脾肾，回阳救逆。

方药：固真汤合逐寒荡惊汤加减。

加减：汗多者，加龙骨、牡蛎、五味子收敛止汗；恶心呕吐者，加吴茱萸、半夏温中降逆止呕。

3. 阴虚风动

证候：面色萎黄或时有潮红，虚烦低热，肢体拘挛或强直，抽搐时轻时重，精神疲惫，形容憔悴，手足心热，易出汗，大便干结，舌绛少津，苔少或无苔，脉细数。

分析：急惊风或其他热病经久不愈，热久伤阴，肝肾阴亏，水不涵木，筋脉失养，致肢体拘挛或强直。

证候要点：抽搐反复发作，肢体拘挛，身热消瘦，手足心热，舌红少苔，脉细数。

治法：育阴潜阳，滋肾养肝。

方药：大定风珠加减。

加减：日晡潮热者，加地骨皮、银柴胡、青蒿清热除蒸；抽搐不止者，加天麻、乌梢蛇息风止痉；汗出较多者，加黄芪、浮小麦固表止汗；肢体麻木、活动障碍者，加赤芍、川芎、地龙活血通络；筋脉拘急、屈伸不利者，加黄芪、党参、鸡血藤、桑枝益气养血通络。

【其他疗法】

（一）针灸疗法

1. 体针 脾虚肝亢证取穴脾俞、胃俞、中脘、天枢、气海、足三里、太冲，其中太冲穴施捻转泻法，余穴皆用补法；脾肾阳虚证取穴脾俞、肾俞、章门、关元、印堂、三阴交，诸穴均用补法；阴虚风动证取穴关元、百会、肝俞、肾俞、曲泉、三阴交、太溪、太冲，诸穴均用补法。

2. 艾灸 取大椎、脾俞、命门、关元、气海、百会、足三里。用于脾虚肝亢证、脾肾阳虚证。

（二）推拿疗法

运五经，推脾土，揉脾土，揉五指节，运内八卦，分阴阳，推上三关，揉涌泉，揉足三里。

（三）药物外治法

全蝎5个，蜈蚣1条，僵蚕5条，蝉蜕7个。研为细末，敷脐，每日1次。用于慢惊风强直性瘫痪。

（四）单方验方

地龙、僵蚕、乌梢蛇、当归、木瓜、鸡血藤各15g，水煎服。用于慢惊风肢体强直性瘫痪。

【预防与调护】

1. 预防

（1）加强体育锻炼，增强体质，提高抗病能力。

（2）居室经常通风，保持空气新鲜。

（3）注意饮食卫生，饮食宜清淡、营养丰富、易于消化。

（4）积极治疗原发病，尤其要防止急惊风反复发作。

2. 调护

（1）居室保持安静，减少刺激，保证患儿安静休息。

（2）保持呼吸道通畅。痰涎壅盛者，及时吸痰，同时给氧。

（3）抽搐发作时，切勿强行牵拉，以防伤及筋骨。

（4）抽搐时要禁食；搐止后以流质素食为主，不会吞咽者，给予鼻饲。

（5）对于长期卧床的患儿，要经常改变体位，勤擦澡，多按摩，防止发生压疮。

第二节　痫　证

PPT

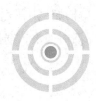

学习目标

知识要求：

1. 熟悉痫证的概念与辨证论治。

2. 了解痫证的病因病机、诊断要点、鉴别诊断、预防与调护。

技能要求：

1. 熟练掌握运用中医四诊和现代医学检查手段对痫证进行诊断和处理的技能。

2. 会指导痫证患儿正确调护。

　　痫证，又名癫痫，俗称"羊痫风""羊吊风"。痫证是以猝然仆倒、昏不知人、口吐涎沫、两目上视、肢体抽搐、惊掣啼叫、喉中发出异声、片刻即醒、醒后如常人为临床特征的一种发作性疾病。本病一般具有反复性、发作性、自然缓解性的特点。

　　痫证的患病率为4‰~7‰，儿童发病率约为成人的10倍。本病发病无明显的季节性，可发生于任何年龄，多见于4岁以上儿童。痫证常伴心理、行为、精神、认知等功能障碍，严重影响患儿生活质量。

【病因病机】

　　痫证病位在心、肝、脾、肾，病机关键为痰气逆乱，蒙蔽心窍，引动肝风。病因包括诱发因素、先天因素及后天因素。

🏷 课堂互动 7-2

　　《素问·奇病论》云："人生而有病癫疾，病名曰何？安所得之？岐伯曰：病名为胎病。此得之在母腹中时，其母有所大惊，气上而不下，精气并居，故令子发为癫疾也。"你怎么理解这句话？

答案解析

　　1. 诱发因素　包括饮食不当、发热、精神刺激、心理压力大、疲劳、睡眠不足、过度换气、视听觉刺激、玩电子游戏等诱因，可致气机逆乱，触动伏痰，痰随气逆，发为痫证。

2. **先天因素** 主要责之于胎禀不足、胎中受惊和胎产损伤。如父母体弱多病或素有痫疾，或孕期调护失宜，或母惊于外、胎感于内，均可致胎儿受损；或早产、难产等胎产损伤，若有所犯，则气机逆乱，引发痫证。

3. **后天因素**

（1）**惊风频发** 外感温热疫毒之邪，化热化火，生风生痰，风火相煽，痰火胶结，发为惊风。惊风频发，未能根除，风邪与伏痰相搏，上扰神明，闭阻经络，亦可续发痫疾。

（2）**痰浊内伏** 痰与痫证的关系最为密切。小儿脾常不足，若饮食所伤或他病影响，脾胃受损，运化失常，水聚为痰；小儿肾常虚，若胎产、他病因素使脑髓受损，肾精亏虚，水泛为痰，痰阻脏腑气机升降之路，阴阳之气不相顺接，痰浊上逆，蒙蔽清窍，因而作痫。

（3）**瘀血阻络** 产时受伤或颅脑外伤、感染，均可致血络受损，瘀浊停积，阻滞经络，蒙蔽清窍，发为痫证。

（4）**暴受惊恐** 小儿神气怯弱，元气未充，平素痰浊内伏，若乍见异物、卒闻异声，或不慎跌仆、暴受惊恐，均可致气机逆乱，痰随气逆，蒙蔽清窍，阻滞经络，发为痫证。

【诊断与鉴别诊断】

（一）诊断要点

1. **病史** 患儿可有热性惊厥、痫证、偏头痛等家族史；少数有中枢神经系统感染、热性惊厥、脑外伤、脑肿瘤、遗传代谢病、精神运动发育迟滞等病史；亦有宫内窘迫、早产、难产、产伤、缺氧窒息等脑损伤病史。

2. **临床表现**

（1）发作前可有恶心、头晕、胸闷、心神不宁、惊恐、腹部不适等先兆症状；部分患儿可有发热、疲劳、睡眠不足、情绪刺激、饮食不当及视听觉刺激等诱因。

（2）猝然仆倒，昏不知人，口吐涎沫，两目上视，对光反射迟钝或消失，肢体抽搐，惊掣啼叫，喉中发出异声，片刻即醒，醒后如常人。

（3）具有反复性、发作性、自然缓解性特点。若一次癫痫发作持续30分钟以上，或反复发作达30分钟以上，其间意识不能恢复者，称为癫痫持续状态。

（4）多数患儿经过治疗可控制发作，部分病儿可并发健忘、痴呆等症。

3. **辅助检查** 脑CT或脑MRI可协助明确痫证病因；单光子发射断层扫描和正电子发射断层扫描（PET）有利于癫痫灶的定位；脑电图尤其长程视频脑电监测或24小时动态脑电图中出现痫性放电对诊断具有重要价值，但脑电图正常亦不能除外癫痫，必须结合临床是否有癫痫反复发作方可诊断。

（二）鉴别诊断

1. **屏气发作** 1~2岁最多见。表现为受到痛苦、恐惧、愤怒或挫折等刺激后表现为高声哭叫，随即屏气、呼吸暂停、口唇发紫、四肢强直，严重时可伴短暂意识丧失及肢体阵挛。1分钟左右全身肌肉放松，呼吸恢复，神志渐清，亦有短暂发呆或立即入睡者。脑电图检查正常。

2. **热性惊厥** 6个月~5岁发病，5岁以上者少见，有显著遗传倾向。多在外感发热初起体温上升、超过38.5℃时发作，发作持续时间较短暂，一般一次发热病程中只抽搐一次，惊厥发作前后小儿情况良好，脑电图检查多正常。

3. **婴儿手足搐搦症**　又名佝偻病性手足搐搦症，由维生素D缺乏所致，多见于1岁以内人工喂养儿及早产儿。一般无发热，惊厥每天发作数次至数十次，每次持续数秒至数分钟。手足搐搦如鸡爪样，手腕部屈曲，手指伸直，拇指贴近掌心，呈强直状，足趾强直弯向足心。血钙降低，血磷正常或升高。

【辨证论治】

（一）辨证要点

本病辨证，应首分轻重，继辨病因。

1. **分轻重**　轻者发作次数少，抽搐轻微，意识清楚，发作持续时间短，间隔时间长，脑电图异常程度较轻，颅脑影像学检查未见异常；重者发作频繁，抽搐频剧，意识丧失，发作持续时间长，脑电图异常程度重，或颅脑影像学检查有器质性疾病，抗痫药物难以控制。

2. **辨病因**　常见的病因有惊、痰、风、瘀、虚。有胎中受惊或后天暴受惊恐病史，发作时伴惊叫、恐惧等精神症状者，多因于惊；发作以神识异常为主，表现为意识丧失、抽搐不明显，并伴痰涎壅盛等症者，多因于痰；由外感发热诱发或惊风频发所致，抽搐明显，或伴发热等症者，多因于风；有明显的产伤史或脑外伤史，抽搐部位或头痛位置较为固定，兼见瘀血脉症者，多因于瘀；素体虚弱或痫作日久致脏腑虚损，患儿可见生长发育迟缓，或痫证频发致智力迟钝、记忆力减退、腰膝酸软，或年长女孩行经前或经期发痫者，多属肾精亏虚；亦有平素脾胃虚弱，见神倦肢疲、纳呆便溏等症者，则属脾气虚弱。

（二）治疗原则

痫证的治疗，应分标本虚实。频繁发作者治标为主，着重豁痰息风、开窍定痫，并酌情配合镇惊、化瘀法；病久致虚者，治本为重，以益肾填精为主。癫痫持续状态需中西药配合抢救。

本病治疗时间较长，强调长期规律用药。一般认为在临床症状消失后，仍应服药2~3年，如遇青春期则再延长1~2年，并结合脑电图等理化检查，恢复正常后方可逐渐停药。切忌漏服、自行停服或减服抗痫药物，以免癫痫反复或加重。对药物治疗无效且符合外科手术指征者可行手术治疗。

（三）分证论治

1. **惊痫**

证候：平素胆小易惊，精神恐惧或烦躁易怒，夜寐不安；发作时惊叫，急啼，惊惕不安，神志恍惚，面色时红时白，四肢抽搐，神昏，舌淡红，苔白，脉弦滑，指纹青。

分析：小儿神气怯弱，若暴受惊恐，神气愦乱，则惊叫、急啼、惊惕不安、面色时红时白；小儿肝常有余，气机逆乱，肝风内动，故四肢抽搐；脉弦滑，指纹青，均为惊恐之象。

证候要点：多有胎中受惊或生后暴受惊恐病史，发作时惊叫、急啼、惊惕不安、神昏、抽搐。

治法：镇惊安神。

方药：镇惊丸加减。

加减：夜惊哭闹者，加磁石、琥珀粉（冲服）；抽搐频繁者，加蜈蚣、全蝎；头痛者，加菊花、石决明。

上方朱砂用量及服药时间需慎重，防止汞中毒。全蝎、蜈蚣、僵蚕等动物类药物，水煎加热后可致蛋白凝固影响疗效，故而应研末冲服为宜。

2. 痰痫

证候：发作时口黏多痰，喉中痰鸣，突然跌仆，四肢抽搐，神昏，瞪目直视，胸闷呕恶，舌苔白腻，脉滑。

分析：痰浊壅盛，故可闻喉间痰鸣，口黏多痰；闭阻经络，引动肝风，故见肢体抽搐；痰浊蒙蔽清窍，故神昏；舌苔白腻，脉弦滑，均为痰浊内阻之征。

证候要点：发作时意识丧失，喉间痰鸣，瞪目直视，四肢抽搐，舌苔白腻。

治法：豁痰开窍。

方药：涤痰汤加减。

加减：苔白腻者，加厚朴、薏苡仁；腹胀明显者，可加木香、莱菔子；便溏者，加葛根、藿香；纳呆者，加砂仁、鸡内金。若属痰火扰神，症见面红目赤、性情急躁者，可改予礞石滚痰丸合龙胆泻肝汤加减。

3. 风痫

证候：发作时突然仆倒，意识丧失，颈项强直，两目上视或斜视，牙关紧闭，口吐白沫，频繁抽搐，舌质淡红，苔白，脉弦滑。

分析：本证多由急惊风反复发作变化而来。诸风掉眩，皆属于肝，肝风内动，故颈项强直，两目上视，频繁抽搐，牙关紧闭；心神被蒙，故神昏。

证候要点：神昏，颈项强直，牙关紧闭，频繁抽搐。

治法：息风止痉。

方药：定痫丸加减。

加减：烦躁不安者，加黄连、栀子、淡竹叶；高热者，加生石膏、羚羊角（研末冲服）；大便秘结者，加大黄、芦荟；伴咳嗽流涕、咽红咽痛者，可予银翘散或凉膈散化裁。

4. 瘀血痫

证候：发作时神识不清，头痛，头晕眩仆，单侧或四肢抽搐，抽搐部位及动态较为固定，大便干硬如羊屎，舌质紫暗或见瘀点，脉涩，指纹沉滞。

分析：瘀血阻络，筋脉失养，故抽搐，且抽搐部位及动态较为固定；产伤或脑外伤、感染致脉络受损，瘀血阻滞脑窍，故头痛头晕，神志不清；舌紫暗或有瘀点，脉涩，指纹沉滞，均为瘀血阻滞之象。

证候要点：多有产伤史或脑外伤史，头痛有定处，反复抽搐，舌质紫暗。

治法：活血通窍。

方药：通窍活血汤加减。

加减：头痛剧烈者，加丹参、五灵脂；抽搐频繁者，加全蝎、乌梢蛇；大便秘结者，加芦荟、火麻仁；频发不止者，加失笑散。

5. 虚痫

证候：发病日久，年长女孩发作常与月经周期有关，行经前或经期易发作。屡发不止，瘛疭抖动，时有头晕乏力，腰膝酸软，四肢不温，可伴智力发育迟滞、记忆力差，舌质淡，苔白，脉沉细无力，指纹淡红。

分析：本证多因痫病经久不愈伤于肾而致。精亏髓空，脑髓失养，则智力发育迟钝、眩晕、记忆力差；肾精亏虚，水不涵木，故瘛疭抖动，屡发不止；腰为肾之府，肾虚则腰膝酸软、神疲乏力。

证候要点：年长女孩经前或经期易发作，瘛疭抖动，屡发不止，智力发育迟钝，记忆力差。

治法：益肾填精。

方药：河车八味丸加减。

加减：神萎烦躁、舌红少苔者，加青蒿、地骨皮、白芍；抽搐频繁者，加鳖甲、白芍；智力发育迟钝者，加益智仁、石菖蒲；大便稀溏者，加白扁豆、炮姜。若以脾气虚弱为主，症见神疲乏力、纳呆便溏等症者，可改予六君子汤加减。

【其他疗法】

（一）中成药

1. **小儿抗痫胶囊**　用于痰痫。
2. **癫痫白金丸**　用于痰痫。
3. **琥珀抱龙丸**　用于惊痫。
4. **医痫丸**　用于风痫。
5. **羊痫疯癫丸**　用于痰痫。

（二）针灸疗法

1. **体针**　发作期取人中、合谷、十宣、内关、涌泉，针刺，用泻法；休止期取大椎、神门、心俞、合谷、丰隆，针刺，平补平泻法。隔日1次。百会、足三里、手三里，灸治，各3壮，隔日1次。

2. **耳针**　选穴：胃、皮质下、神门、枕、心。每次选用3~5穴，留针20~30分钟，间歇捻针。或埋针3~7天。

【西医治疗】

西医治疗包括病因治疗、合理应用抗癫痫药物、生酮饮食、迷走神经刺激术及手术治疗等多种手段，应根据患儿的发作情况、辅助检查、药物治疗的反应、个体化差异等合理选择应用。

癫痫持续状态的治疗原则如下：

（1）保持呼吸道通畅。

（2）抗惊厥、控制发作　①地西泮0.25~0.5mg/kg缓慢静脉注射，必要时20分钟后可再用；②苯巴比妥20mg/kg分次肌内注射，24小时后改为维持量3~5mg/（kg·d）；③10%水合氯醛0.5ml/kg稀释后灌肠；④氯硝西泮每次0.01~0.06mg/kg静脉注射，速度宜慢；⑤咪达唑仑0.1~0.2mg/kg缓慢静脉注射。

（3）保护脑、心等重要脏器功能，防治并发症。

◉ **知识拓展**

癫痫的外科治疗

癫痫外科主要治疗方法有癫痫灶切除手术（包括病变半球切除术）、姑息性治疗（包括胼胝体部分切开、迷走神经刺激术等）。局灶性癫痫，定位明确、癫痫灶不在主要脑功能区的患儿手术效果较好，可以达到完全无发作且无明显功能障碍，甚至在一段时间后停用所有抗癫痫药，如颞叶内侧癫痫。由于局灶病变导致的癫痫性脑病，包括婴儿痉挛症等，如果能早期确定致病灶及时进行手术治疗，不仅能够完全无发作，而且能够显著改善患儿的认知功能及发育水平。

【预防与调护】

1. 预防

（1）孕期宜保持心情舒畅，避免精神刺激及跌仆或腹部撞击。

（2）慎防产伤及颅脑外伤。

（3）尽量避免高热、惊吓、紧张、劳累、情绪激动等诱发因素，少看电视，禁止玩电子游戏产品等。

（4）积极治疗急惊风、小儿暑温、疫毒痢等病证，慎防后遗症。

2. 调护

（1）加强心理调护，树立患儿及家长的信心。

（2）控制发作诱因，如高热、惊吓、情绪激动及紧张、劳累等。

（3）注意调摄饮食，不宜过食，忌食牛羊肉、无鳞鱼及生冷油腻等。

（4）嘱患儿不要到水边、火边玩耍，或持刀剪等锐器，以免发生意外。

（5）抽搐时应使患儿保持侧卧位，用纱布包裹压舌板放在上下牙齿之间，促使痰涎流出、呼吸通畅，以免咬伤舌头或发生窒息。并注意切勿强力制止，以免扭伤筋骨。

（6）抽搐后患儿常疲乏入睡，应避免噪音，保证患儿休息，使其正气得以恢复。

第三节　夜　惊

PPT

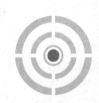

学习目标

知识要求：

1. 熟悉夜惊的概念、病因病机与辨证论治。

2. 了解夜惊的诊断要点、鉴别诊断、预防与调护。

技能要求：

1. 熟练掌握运用中医四诊和现代医学手段对夜惊患儿进行正确诊治的技能。

2. 会对夜惊患儿正确调护。

夜惊指小儿夜间睡眠中突然被噩梦惊醒，啼哭喊叫，或神情恍惚、面露恐怖、瞪目起坐，伴气促汗出；有时出现睡眠中游走，但能被叫回床上，或自己返回床睡觉，醒后不能回忆。夜惊一般白天如常人，以3~7岁的小儿多见。

【病因病机】

本病主要因小儿神气怯弱，突受惊恐所致。小儿猝见异物，或闻异声，或跌仆等，暴受惊吓，致神志不宁，或睡前听紧张的故事、看恐怖的影视节目，以及初次离开父母、环境陌生等，也可引起恐惧不安而致夜惊。轻则夜卧不安、惊惕啼哭；重则面色骤变、手足抽搐，状似癫痫发作。

夜惊证候有虚实之分，偏于实证者，多因惊恐乱神志，引动心肝之火所致；偏于虚证者，主因心血不足或心阴不足，复受惊恐引起，而且心血虚多与脾气虚并见，心阴虚多与肾阴虚并见。本病之病位主要在心、肾，涉及肝、脾。心藏神，肾藏志，惊则伤神，恐则乱志，致使心神不宁，神志不安，寐中惊惕，啼哭不安。本病还涉及肝、脾，这与小儿肝常有余、脾常不足的生理病理特点有关。

【诊断与鉴别诊断】

（一）诊断要点

1. 病史　多有暴受惊恐史、家族史、产伤以及脑外伤史。
2. 临床表现　小儿在夜间入睡后，突然惊醒，神情恍惚，作惊恐状，面露恐怖，惊叫啼哭，不能安睡，但白天能安静入睡，惊醒后有一过性出汗，呼吸、心率增快，瞳孔散大，平静后能缓解。实证舌红苔黄，脉弦数；虚证舌淡苔白、脉濡缓，或舌红少苔、脉细数。
3. 辅助检查　腕部X线摄片、脑电图、血钙、血清碱性磷酸酶、血磷等检查有助于诊断。

（二）鉴别诊断

1. 癫痫　夜间发作时，除有不自主运动外，尚有肢体抽动。脑电图异常有助于鉴别。
2. 维生素D缺乏性佝偻病　有多汗、易激惹、烦躁不安、夜间惊啼等临床表现；血液生化检查见血钙稍低，血磷明显下降，钙磷乘积降低，血清碱性磷酸酶增高；腕部X线摄片可见干骺端模糊，呈毛刷状或杯口状改变。

【辨证论治】

（一）辨证要点

本病重在辨其病位及虚实。实证者以心肝火旺为主，虚证者以心肾阴虚或心脾不足多见。

（二）治疗原则

按照"实者泻之，虚者补之"原则，实者，心肝火旺治以清心泻火、镇惊安神；虚者，心脾两虚治以健脾益气、养心安神，心肾阴虚治以滋阴降火、养心安神。

（三）分证论治

1. 心脾不足
证候：神疲体弱，面色少华，夜寐梦多，食欲不振，时作惊惕，或深夜睡梦中起床游走，舌淡苔白，脉濡缓。
分析：脾气不足则见神疲体弱、食欲不振；心藏神，心气不足，复受惊恐，心神不宁，则夜寐梦多、时作惊惕、睡梦中起床游走；舌淡苔白，脉濡缓，为心脾不足之象。
证候要点：神疲体弱，食欲不振，时作惊惕，或深夜睡梦中起床游走。
治法：健脾益气，养心安神。
方药：甘麦大枣汤加味。
加减：神疲体弱者，常用白术、太子参益气健脾；食少纳呆者，加怀山药、鸡内金、山楂、炒谷芽等运脾消食；夜寐梦多者，加茯神、菖蒲、远志宁心安神；惊惕不安者，加蝉蜕、钩藤祛风镇惊；大便稀溏者，加薏苡仁、茯苓、扁豆健脾化湿止泻。

2. 心肝火旺

证候：躁动不安，突然惊醒或梦寐惊叫，夜寐不宁，不时啼哭，溲黄便干，脉弦数，舌红苔黄，指纹紫滞。

分析：惊恐扰乱神志，引动心肝之火，故见躁动不安、夜寐不宁、梦寐惊叫等症；溲黄便干，舌红苔黄，均为火热之象。

证候要点：躁动不安，突然惊醒或梦寐惊叫，夜寐不宁。

治法：清心泻火，镇惊安神。

方药：导赤散加减。

加减：可加钩藤、生白芍、石决明镇惊安神；原有夜啼，加灯心草、蝉蜕泄热定惊；夜惊重，可服琥珀抱龙丸或止痉散镇惊安神。

3. 心肾阴虚

证候：时有惊惕，消瘦神疲，虚烦失眠，睡眠不安，口干舌燥，手足心热，舌红少苔，脉细数。

分析：复受惊恐，则时有惊惕；心肾阴虚，阴虚火旺，虚火内扰，心神失养，故虚烦失眠，睡眠不安；消瘦神疲，手足心热，口干舌燥，舌红少苔，均为阴虚火旺之象。

证候要点：时有惊惕，消瘦神疲，睡眠不安，手足心热。

治法：滋阴降火，养心安神。

方药：麦味地黄丸加减。

加减：可加炒酸枣仁、石菖蒲、远志、龙齿养心安神。

【其他疗法】

（一）针刺疗法

取安眠、内关、大椎、百会穴。夜游症者取心俞、神门、风池、足三里、太冲、三阴交等穴。用平补平泻，不留针。

（二）中成药

1. 止痉散、金黄抱龙丸　用于夜惊心肝火旺证。
2. 琥珀抱龙丸　用于夜惊各证候，薄荷汤送服。

（三）药物外治法

白胡椒或艾叶，研成细末，取适量，外敷脐部，每天1次。

【预防与调护】

1. 预防
（1）白天活动不可太剧烈。
（2）睡觉前不能过度兴奋，保证小儿在安静状态下入睡。
2. 调护
（1）保持环境安静，避免小儿受惊。
（2）出现夜惊时，及时给予安慰。

PPT

第四节　注意力缺陷多动障碍

学习目标

知识要求:

1. 掌握注意力缺陷多动障碍的诊断要点和辨证论治。
2. 熟悉注意力缺陷多动障碍的病因病机和鉴别诊断。
3. 了解注意力缺陷多动障碍的概念和调护。

技能要求:

1. 熟练掌握运用中医四诊和现代医学手段对注意力缺陷多动障碍患儿进行诊断和治疗的技能。
2. 会指导注意力缺陷多动障碍患儿预防和调护。

岗位情景模拟24

患儿,男,7岁。动难静,急易怒,难以自控,冲动任性,神思涣散,注意力不集中,记忆力欠佳,难以静坐,睡眠不安,五心烦热,腰酸乏力,口干唇红,大便秘结,舌质红,舌苔薄,脉细弦数。

问题与思考

1. 该患儿诊断、分型是什么?病机如何?
2. 请给出本病的治法、方药。

答案解析

注意力缺陷多动障碍简称"多动症",是儿童时期较为常见的一种儿童神经发育障碍性疾病。多见于6~14岁的学龄期儿童,男孩多于女孩。临床以注意力涣散、活动过多、情绪不稳、冲动任性、自我控制能力差,并有不同程度的学习困难,但智力正常或基本正常为主要临床特征。

本病发病与遗传、环境、产伤、教育等有一定关系。本病影响儿童身心健康成长,但预后较好,绝大多数患儿到青春期逐渐好转而痊愈。根据其临床表现,属中医学"躁动""失聪""健忘""肝风"范畴。

【病因病机】

课堂互动 7-3

《易传》曰:"天地氤氲,万物化醇;男女构精,万物化生。"你怎么理解这句话?

答案解析

1. **产伤外伤**　产伤及其他外伤,导致患儿气血瘀滞,经脉流行不畅,心肝失养而神魂不宁。
2. **禀赋不足**　若父之精血不足、母之气血虚弱,则致小儿先天禀赋不足。小儿先天禀赋不足,肾阴不足，水不涵木，肝阳上亢，则冲动任性、动作过多；肾精不足，髓海不充，则注意力不集中、自我控制差；肝肾亏虚，精血不充，脑髓失养，元神失藏，则情绪不稳。

3. **教养不当**　小儿年幼，心常有余，脾常不足，情绪未稳，若教养不当，溺爱过度，放任不羁，则活泼好动；脾意不藏，则静谧不足、躁动不安、兴趣多变、冲动任性、失忆善忘。加之小儿由于生长发育迅速，阴精相对不足，导致阴不制阳，阳盛而多动。

4. **护养不当**　过食肥甘厚味或生冷，损伤脾胃，生湿酿痰，郁而化热，痰热上扰神明，则注意力不集中、自我控制力差；过食辛热炙煿食物，导致心肝火炽。或病后失养，脏腑损伤，气血亏虚，致心神失养；阴阳失调，而出现心神不宁、注意力涣散和多动。

总之，本病病位主要在心、肝、肾、脾。多以脾肾不足为本，心肝火盛为标，多是本虚标实的证候。本病是由于产伤外伤瘀滞、先天禀赋不足、教养不当、护养不当等因素，导致脏腑功能失调，阴阳失衡，阴静不足而阳动有余，阴失内守，阴不制阳，阳躁于外，则兴奋多动。

【**诊断与鉴别诊断**】

（一）诊断要点

1. **病史**　多见于学龄前期或学龄期儿童，男孩多于女孩。出生时有产伤，或早产、多胎、低体重儿，或有脑外伤史。其表现与同年龄儿童发育水平不相称，病程持续6个月以上。

2. **临床表现**　上课注意力不集中，情绪不稳，冲动任性，坐立不安，多动不安，活动过度，喜欢做小动作，动作笨拙，学习成绩差，但智力正常。体格检查动作不协调，翻手试验、指鼻试验、指指试验阳性，对指试验、跟-膝-胫试验阳性。

3. **辅助检查**　神经影像学技术，包括正电子发射体层摄影、单光子发射电子计算机体层扫描以及功能性磁共振成像等可协助诊断。

（二）鉴别诊断

1. **正常顽皮儿童**　虽有时出现注意力不集中，但有一定的自控能力，上课一旦出现小动作，经指出即能自我制约而停止，对自己感兴趣的事情能全神贯注。能正常学习，遵守纪律，功课作业按时完成。

2. **精神发育迟滞**　除了有注意力不集中、活动过度和冲动任性等表现外，还有智力落后、语言和运动方面发育迟滞等表现。

【**辨证论治**】

（一）辨证要点

1. **辨虚实**　本病一般初起多实证，以心肝火旺、痰火内扰为多，且以多动冲动为主；病久多虚证，以肝肾阴虚、心脾两虚为多，心脾两虚者以注意力缺陷为主。

2. **辨脏腑**　在肝者，冲动任性，好动难静，烦躁易怒，常不能自控；在心者，注意力不集中，心烦不安，情绪不稳定，多梦烦躁；在肾者，脑失精明，学习成绩低下，记忆力欠佳，或有遗尿、腰酸乏力；在脾者，兴趣多变，做事有头无尾，记忆力差。

3. **辨阴阳**　阴主静，阴不足者，症见注意力不集中、自我控制差、情绪不稳、神思涣散；阳亢躁动者，症见动作过多、冲动任性、急躁易怒。

（二）治疗原则

治疗原则为调和阴阳。心脾气虚者，治以补益心脾；肝肾阴虚者，治以滋肾平肝；痰火内扰者，治以泻火豁痰。

（三）分证论治

1. 心脾两虚

证候：注意力不能集中，神思涣散，多动而不暴躁，做事有头无尾，言语冒失，记忆力差，神疲乏力，面色无华，自汗盗汗，形体消瘦或虚胖，偏食纳呆，睡眠不熟，舌质淡，苔薄白，脉虚弱。

分析：心主神明，心藏神，脾主思，心脾两虚，气血不足，心脑失养，故多动不安，言语冒失，睡眠不熟，注意力不能集中，记忆力差，做事有头无尾。

证候要点：注意力不能集中，多动而不暴躁，记忆力差，神疲乏力，面色无华，舌淡，苔薄白，脉虚弱。

治法：养心安神，健脾益气。

方药：归脾汤合甘麦大枣汤。

加减：注意力不集中者，加益智仁、龙骨、五味子养心宁神；记忆力差、动作笨拙、苔厚腻者，加半夏、陈皮、石菖蒲化痰开窍；睡眠不实者，加五味子、首乌藤、合欢花养心安神。

2. 肝肾阴虚

证候：注意力不集中，冲动任性，难以自控，多动难静，神思涣散，遇事善忘，或有记忆力欠佳、学习成绩低下、睡眠不安，或有形体消瘦、毛发不荣，或有遗尿、腰酸乏力，或有五心烦热、颧红盗汗、口干唇红、大便秘结，舌质红，舌苔薄，脉细弦数。

分析：肾阴亏虚，水不涵木，肝阳亢盛，则急躁易怒、多动难静、冲动任性、难以自控；肾水不能上济于心，水火失济，则心神不宁、睡眠不安、神思涣散、注意力不集中、遇事善忘、记忆力欠佳、学习成绩低下。

证候要点：多动难静，急躁易怒，冲动任性，注意力不集中，记忆力欠佳，五心烦热，舌红，苔薄，脉细弦数。

治法：滋养肝肾，平肝潜阳。

方药：杞菊地黄丸。

加减：注意力不集中者，加益智仁、炙远志；急躁易怒者，加石决明、钩藤平肝潜阳；夜寐不安者，加酸枣仁、柏子仁、五味子养心安神；记忆力差者，加石菖蒲、远志宁神益智；盗汗者，加浮小麦、龙骨、牡蛎敛汗固涩；大便秘结者，加火麻仁、桑椹润肠通便。

3. 痰火内扰

证候：注意力不集中，多动多语，冲动任性，难以制约，烦躁不宁，兴趣多变，胸中烦热，痰多口苦，便秘尿赤，舌质红，苔黄腻，脉滑数。

分析：痰火内扰，心神不宁，故多动多语，烦躁不宁，冲动任性，难以制约，兴趣多变，注意力不集中，胸中烦热；舌质红，苔黄腻，脉滑数，均为痰火之象。

证候要点：多动多语，烦躁不宁，难于制约，胸中烦热，舌质红，苔黄腻，脉滑数。

治法：清热泻火，化痰宁心。

方药：黄连温胆汤。

加减：烦躁易怒者，加钩藤、龙胆草平肝泻火；口苦、尿赤者，加栀子清心除烦；大便秘结者，加大黄通腑泻火。

【其他疗法】

（一）针灸疗法

主穴取内关、太冲、大椎、曲池，配穴取百会、四神聪、神庭、心俞。用泻法，不留针。每日1次。

（二）推拿疗法

补脾经，揉内关、神门，按揉百会，摩腹，按揉足三里，揉心俞、肾俞、命门，捏脊，擦督脉、膀胱经第一侧线。

（三）中成药

1. 人参归脾丸　用于心脾两虚证。
2. 柏子养心丸　用于心脾两虚证。
3. 知柏地黄丸　用于肝肾阴虚兼虚火上炎证。
4. 静灵口服液　用于肝肾阴虚证。
5. 杞菊地黄丸　用于肝肾阴虚证。

【预防与调护】

1. 预防

（1）注重孕期保健，孕妇应营养均衡，保持心情愉快，避免早产、难产、产伤及新生儿窒息。

（2）科学喂养与饮食，保障营养供给。

（3）加强小儿时期保健。注意防止小儿脑外伤、中毒及中枢神经系统感染。

（4）注重教养方式方法，创造温馨的家庭氛围，耐心教育引导，逐步矫正不良行为，指导小儿规律性地生活、学习，培养良好的生活习惯和学习习惯。

2. 调护

（1）医务人员、家长、教师、同学密切配合，创造温馨的氛围，联手治疗。

（2）引导患儿有规律地生活，保证充足睡眠。加强营养，保证蛋白质、水果及新鲜蔬菜摄入，避免摄入兴奋性和刺激性的饮料和食物。

（3）鼓励患儿积极参加文娱、体育活动，使其过多的精力得以释放，并可培养其注意力集中。

（4）关心体谅患儿，不责骂不体罚，多鼓励表扬，对其行为及学习进行耐心的帮助与训练，要循序渐进。为患儿制定简单可行的规矩，培养一心不二用。对其进步要及时予以表扬鼓励，增强治疗的信心，持之以恒。对于一些攻击和破坏性行为，不可袒护迁就，要严加制止，但应注意方法，讲清道理。

第五节　病毒性心肌炎

PPT

学习目标

知识要求：

1. 掌握病毒性心肌炎的诊断要点、辨证论治、西医治疗。
2. 熟悉病毒性心肌炎的病因病机、鉴别诊断。
3. 了解病毒性心肌炎的概念、发病特点。

技能要求：

1. 熟练掌握运用中医四诊和现代医学手段对病毒性心肌炎进行诊断和治疗的方法。
2. 会指导病毒性心肌炎患儿正确调护。

 岗位情景模拟25

　　患儿，7岁。感冒2周未愈。乏力，自觉胸痛，间见憋气，纳差便调，咽红咳嗽，苔黄，脉浮数。查心电图示Ⅱ、Ⅲ、aVF导联T波倒置；血CK-MB升高。

问题与思考

1. 该患儿诊断、分型是什么？病机如何？
2. 请给出本病的治法、方药。

答案解析

　　病毒性心肌炎是病毒侵犯心脏引起的一种心肌局灶性或弥漫性炎性病变，以心悸、气短、胸闷、胸痛、神疲乏力、面色苍白、多汗为临床特征。病毒性心肌炎一年四季均可发病，常继发于感冒、泄泻、痄腮、麻疹等病毒感染性疾病之后，多见于3~10岁的儿童。病毒性心肌炎是西医学病名，古代医籍中无"病毒性心肌炎"的病名，但根据临床症状，属"心悸""怔忡""温病""胸痹""猝死"等范畴。

　　本病病情轻重不等，临床表现不一，轻者可无明显自觉症状，仅有心电图改变；重者出现心律失常、心脏扩大。若能及早诊治，多数预后良好，少数重症患儿可发生心源性休克、心力衰竭，甚至猝死。部分患儿因失治误治，迁延不愈，可致顽固性心律失常或发展演变为扩张性心肌病。

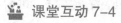 课堂互动 7-4

　　《济生方》指出："夫怔忡，此心血不足也。"你怎么理解这句话？

答案解析

【病因病机】

　　病毒性心肌炎病变脏腑主要在心，与肺、脾两脏有关。小儿肺常不足、脾常虚，易受风热或湿热邪毒侵袭，邪毒入里使气阴耗伤。心脉痹阻为主要病理变化，瘀血、痰浊为主要病理产物。病变初期以邪实为主，恢复期以正虚为主，病情迁延者常虚实夹杂。

1. **湿热侵心**　外感湿热邪毒多从口而入，蕴郁胃肠，留滞不去，上犯于心，导致脉络阻滞，心血运行不畅，出现心悸、胸痛等。

2. **风热犯心**　风热邪毒从鼻咽而入，犯于肺卫。若祛邪未尽，余邪残留，则邪毒内舍于心，导致心脉痹阻，气血运行不畅，心失所养，出现心悸、怔忡等病证。

3. **心阳虚弱**　素体阳虚，或病邪深陷，或气损及阳，正气不足，心气衰弱，心阳受阻，心脉失于温养，则怔忡不安，甚则心阳虚脱，见四肢厥冷、脉微欲绝；或正气不足，感邪较重，正不胜邪，则出现心阳虚衰，甚则心阳暴脱而危及生命。

4. **气阴亏虚**　外感风热或湿热邪毒由外入里，留而不去，毒热耗气伤阴，导致心之气阴不足；心气不足，运血无力，气虚血瘀，而见心悸、胸痹；心阴耗伤，心脉失养，阴不制阳，而出现心悸不宁。

5. **痰瘀阻络**　病情迁延，久病伤及肺脾，或素体肺脾气虚，气虚运血无力则血瘀。肺虚则水津不布，脾虚则运化失司，水湿内停，聚湿生痰；或邪毒入里化火，炼液为痰。痰瘀互结，阻滞心脉，则见胸闷、胸痛。

总之，病毒性心肌炎发病的内在因素是正气亏虚，外感风热或湿热邪毒是引发本病的主要外因。

⊛ **知识拓展**

引起病毒性心肌炎的常见病毒

引起儿童心肌炎的常见病毒有柯萨奇病毒（B组和A组）、埃可病毒、脊髓灰质炎病毒、腺病毒、传染性肝炎病毒、流感和副流感病毒、麻疹病毒、单纯疱疹病毒以及流行性腮腺炎病毒等。值得注意的是，新生儿期柯萨奇病毒B组感染可导致群体流行，其死亡率可高达50%以上。

【诊断与鉴别诊断】

（一）诊断要点

1. **病史**　发病前1~3周或发病同时曾有呼吸道或肠道感染病史。

2. **临床表现**　主要表现为明显乏力、心悸、叹息、胸闷、胸痛、面色苍白、头晕、手足凉等，部分患者起病隐匿，仅有乏力、胸闷、心悸、头晕等症状；心前区听诊心音钝、心律不齐等表现。

3. **辅助检查**

（1）实验室检查　病程早期血清酶活性增高，血清谷草转氨酶（SGOT）、乳酸脱氢酶（LDH）、α-羟丁酸脱氢酶（α-HBDH）、血清肌酸激酶（CK）及其同工酶（CK-MB）升高。心肌肌钙蛋白（cTnI或cTnT）阳性。急性期可见血沉增快。

（2）心电图检查　以R波为主的2个或2个以上的导联（Ⅰ、Ⅱ、aVF、V5）的ST-T改变，持续4天以上，伴动态变化，ST段偏移，T波低平、双向或倒置及其他心律失常。

（3）X线或超声心动图检查　可见心脏扩大。

（二）鉴别诊断

1. **风湿性心肌炎**　病前多有链球菌感染史，年长儿多见，可见心悸、头晕、心律失常等表现。风湿性心肌炎为风湿热的主要表现之一，多伴有其他风湿活动期表现，如发热、皮下结节、环形红斑、游走性关节疼痛、心脏杂音等表现。抗"O"增高、血沉增快、心电图异常等有助于明确诊断。

2. 心内膜弹力纤维增生症　多数于1岁以内发病。主要表现为充血性心力衰竭，心电图多呈左心室肥大，可同时出现ST段、T波改变，以及房室传导阻滞。X线检查见左心室扩大明显、肺纹理增多等有助于明确诊断。

【辨证论治】

（一）辨证要点

1. 辨轻重　轻者表现为神态自如，神志清楚，面色红润，脉实有力；重者表现为烦躁不安，面色苍白，四肢厥冷，口唇青紫，脉微欲绝或频繁结代，病情危重。

2. 辨虚实　凡病程短暂，见胸闷胸痛、气短多痰、发热咽痛、咳嗽，或腹痛腹泻，舌红，苔黄，脉数者，属实证；病程长达数月，见神疲乏力、面白多汗、心悸气短、舌淡或偏红、舌光少苔，属虚证。

（二）治疗原则

根据不同阶段，结合病因病机分别予以清热解毒、清热化湿、益气养阴、温振心阳、活血化瘀、养心固本之法，以扶正祛邪、宁心复脉为治疗原则。

（三）分证论治

1. 风热犯心

证候：发热，恶风，咳嗽，鼻塞，流涕，头痛，咽痛，全身不适，舌红，苔薄，脉浮数无力或促结代。

分析：病程多在1个月以内，一般不超过3个月，常见于急性期。本证由外感风热邪毒，客于肺卫，袭肺损心所致。

证候要点：心悸气短，胸闷胸痛，并伴发热、咽红肿痛，脉浮数。

治法：清热解毒，养心复脉。

方药：银翘散加减。

加减：心悸、脉促，加五味子、柏子仁养心安神；邪毒炽盛，加黄芩、生石膏、栀子清热泻火；胸闷，加木香、枳壳理气宽胸；胸痛，加丹参、红花、郁金活血散瘀。

2. 气阴亏虚

证候：神疲倦怠，头晕目眩，心悸不宁，活动后尤甚，少气懒言，烦热口渴，夜寐不安，舌光红少苔，脉细数或促或结代。

分析：本证偏气虚者，少气懒言，神疲倦怠；偏阴虚者，头晕目眩，烦热口渴，舌光红少苔。热毒犯心，久则耗气伤阴，致心神失养，则心悸不宁、夜寐不安、脉结代。

证候要点：心悸气短，五心烦热，口渴，舌红少苔，脉细数或结代。

治法：益气养阴，宁心安神。

方药：炙甘草汤合生脉散。

加减：胸闷明显者，加郁金、枳壳宽中行气；气虚明显者，加黄芪、太子参益气；阴虚明显者，加熟地黄、玉竹养阴；心悸、夜寐不安，加柏子仁、酸枣仁、首乌藤宁心安神。

3. 湿热侵心

证候：倦怠乏力，心悸气短，胸部憋闷，寒热起伏，全身肌肉酸痛，恶心呕吐，腹痛腹泻，舌红，苔黄腻，脉濡数或结代。

分析：本证由湿热邪毒蕴于胃肠，留滞不去，上犯于心所致。可同时见肠胃湿热蕴结及心神不宁的表现。

证候要点：心悸胸闷，寒热起伏，呕吐腹泻，舌红，苔黄腻，脉濡数或结代。

治法：清热化湿，宁心复脉。

方药：葛根黄芩黄连汤。

加减：胸闷气憋，加瓜蒌、薤白、甘松理气宽胸；心慌、脉结代，加丹参、柏子仁、龙骨宁心安神；恶心呕吐，加生姜、半夏化湿和胃止呕；肢体酸痛，加独活、羌活祛湿通络；腹痛腹泻，加木香、扁豆、车前子行气化湿止泻。

4. 痰瘀阻络

证候：面色晦暗，心悸不宁，胸闷憋气，心前区痛如针刺，唇甲青紫，舌质紫暗，或舌边尖见有瘀点，脉结代；或见脘闷呕恶，舌体胖，苔腻，脉滑。

分析：痰湿阻滞，则脘闷呕恶；瘀血阻滞，心脉不畅，气机不利，则心悸不宁、胸闷憋气、心前区痛如针刺。本证由于病程迁延，伤及肺脾，痰饮内停，瘀血内阻，痰瘀阻滞心络所致。本证病程大多在6个月以上，常为心肌炎的迁延期或恢复期。以痰瘀阻滞之实证征象为主，如胸闷憋气、心前区痛如针刺。

证候要点：心悸不宁，胸闷憋气，心前区痛如针刺，舌质紫暗。

治法：豁痰活血，化瘀通络。

方药：瓜蒌薤白半夏汤合失笑散。

加减：夜寐不宁者，加远志、酸枣仁、柏子仁宁心安神；心前区痛甚者，加丹参、降香、红花、川芎理气散瘀止痛；咳嗽痰多者，加白前、款冬花化痰止咳。瘀血重者，可用血府逐瘀汤加减，行气活血。

5. 心阳虚弱

证候：神疲乏力，面色苍白，头晕多汗，心悸怔忡，胸闷不舒，畏寒肢冷，甚则肢体浮肿、呼吸急促，舌质淡胖或淡紫，脉沉缓无力或结代。

分析：本证由病久外邪损伤心阳，或素体虚弱，复感外邪，心阳不振所致。心阳虚弱，鼓动无力，气血运行不畅，清窍心肌失养，则头晕、心悸怔忡；胸阳不振，气血不畅，则胸闷不舒。病情严重，心阳暴脱，宗气大泄，可见大汗淋漓、四肢厥冷、唇紫息微、呼吸急促、脉微细欲绝。

证候要点：心悸怔忡，脉缓无力或结代，伴阳气虚弱的表现。

治法：温振心阳，宁心复脉。

方药：桂枝甘草龙骨牡蛎汤。

加减：头晕失眠者，加酸枣仁、五味子养心安神；气虚加党参（或人参）、黄芪以补元气；形寒肢冷者，加熟附子、干姜温阳散寒；肢体浮肿者，加茯苓、猪苓、防己利水消肿，或用真武汤加减；若阳气暴脱，出现四肢厥冷、大汗淋漓、脉微欲绝者，加人参、熟附子、干姜、麦冬、五味子回阳救逆、益气敛阴。

【其他疗法】

（一）针灸疗法

1. **体针** 主穴取心俞、间使、神门、血海；配穴取大陵、膏肓、内关。用补法，得气后留针30分钟，隔日1次。用于心律失常。

2. **耳针**　取心、交感、神门、皮质下，隔日1次。或用王不留行籽压穴，用橡皮膏固定，每日按压2~3次。用于心律失常。

（二）中成药

1. **生脉饮口服液**　用于气阴两虚证。
2. **参附注射液**　用于心阳虚衰、阳气欲脱者。
3. **参麦注射液**　用于气阴两虚证。
4. **丹参注射液**　用于痰瘀互结证。

（三）推拿疗法

按心俞、膻中，揉内关、神门，清补心经，掐揉小天心，掐揉五指节。

【西医治疗】

1. **休息**　急性期需卧床休息，以减轻心脏负荷，减少心肌耗氧量。
2. **免疫调节**　常用丙种球蛋白等免疫调节剂，可减轻心肌细胞损害。
3. **营养心肌**　可用维生素C、辅酶Q_{10}、1，6-二磷酸果糖等药物营养心肌。
4. **肾上腺皮质激素**　对于危重患儿（心源性休克、致死性心律紊乱），可用地塞米松或氢化可的松静脉滴注。
5. **纠正心力衰竭**　出现心力衰竭，可用强心剂西地兰或地高辛治疗。
6. **纠正心律失常**　严重心律失常，选用普罗帕酮、美西律等抗心律失常药。

【预防与调护】

1. 预防
（1）加强锻炼，增强体质。
（2）预防呼吸道感染等感染性疾病。

2. 调护
（1）急性期应卧床休息，一般需3~6周，重者宜卧床6个月至1年。恢复期继续限制活动量，一般总休息时间不少于6个月。
（2）饮食宜清淡、低盐，多食新鲜蔬菜、水果，促进心肌代谢与修复。忌食过于肥甘厚腻及辛辣之品，避免暴饮暴食，不饮浓茶。
（3）尽量保持患儿安静，以减轻心脏负荷，减少心肌耗氧量。哭闹、烦躁不安时，可给予镇静剂。
（4）密切观察患儿病情变化，一旦发现患儿心率明显增快或减慢、严重心律失常、呼吸急促、面色青紫，应立即抢救治疗。

> 〽 执考要点
>
> 1. 惊风的概述，急惊风与慢惊风的病因病机、诊断要点、辨证论治、预防与调护，以及急惊风的其他疗法。
> 2. 注意力缺陷多动障碍的概述、病因病机、诊断与鉴别诊断、辨证论治。
> 3. 病毒性心肌炎的概述、病因病机、诊断要点、辨证论治、西医治疗。

答案解析

目标检测

A1 型题

1. 急惊风的"四证"是指（　　）
　　A. 风、火、积、热　　　　B. 风、痰、热、惊　　　　C. 痰、积、惊、热
　　D. 惊、热、痰、火　　　　E. 痰、火、积、热

2. 下列各项，不属于急惊风四大基本治法的是（　　）
　　A. 清热　　　B. 养阴　　　　C. 豁痰　　　D. 镇惊　　　E. 息风

3. 治疗急惊风湿热疫毒证应首选的方剂是（　　）
　　A. 羚角钩藤汤　　　　　B. 黄连解毒汤合白头翁汤　　　　C. 清瘟败毒饮
　　D. 普济消毒饮　　　　　E. 白虎汤合紫雪丹

4. 治疗急惊风气营两燔证应首选的方剂是（　　）
　　A. 新加香薷饮　　　B. 清瘟败毒饮　　　C. 清营汤　　　D. 白虎汤　　　E. 藿香正气散

5. 治疗慢惊风脾肾阳衰证应首选的方剂是（　　）
　　A. 理中汤　　　　　　　B. 四逆汤　　　　　　　C. 附桂八味丸
　　D. 木香肉桂逐寒方　　　E. 固真汤合逐寒荡惊汤

6. 儿童多动症的发病年龄多见于（　　）
　　A. 新生儿期　　　B. 婴儿期　　　C. 幼儿期　　　D. 学龄前期　　　E. 学龄期

7. 治疗儿童多动症心脾两虚证的首选方剂是（　　）
　　A. 八珍汤　　　　　　　B. 归脾汤　　　　　　　C. 杞菊地黄丸
　　D. 孔圣枕中丹　　　　　E. 归脾汤合甘麦大枣汤

8. 儿童多动症的治疗原则是（　　）
　　A. 滋肾平肝　　　B. 补益心肾　　　C. 调和阴阳　　　D. 补益心脾　　　E. 清热化痰

9. 下列各项，不属于病毒性心肌炎特征的是（　　）
　　A. 神疲乏力　　　B. 面色苍白　　　C. 心悸气短　　　D. 肢冷多汗　　　E. 恶寒发热

10. 治疗病毒性心肌炎气阴亏虚证应首选方剂（　　）
　　A. 八珍汤　　　　　　　B. 归脾汤　　　　　　　C. 黄芪桂枝五物汤
　　D. 荆防败毒散　　　　　E. 炙甘草汤合生脉散

11. 病毒性心肌炎急性期应卧床休息的时间为（　　）
　　A. 1 周　　　B. 1~3 周　　　C. 3~6 周　　　D. 6~12 周　　　E. 6~12 个月

A2 型题

12. 患儿，2 岁。2021 年 8 月 12 日就诊。突发高热，体温 41.2℃，头痛剧烈，频繁呕吐。2 天后神志昏迷，反复抽搐，舌质红，苔黄腻，脉滑数。治疗本病合适的方剂是（　　）
　　A. 银翘散　　　　　　　B. 清瘟败毒饮　　　　　C. 羚角钩藤汤
　　D. 黄连解毒汤合白头翁汤　　　E. 藿朴夏苓汤合琥珀抱龙丸

13. 患儿，4 岁。心肌炎病史 4 个月。乏力、憋气、心悸不适，活动后症状加重，舌光红少苔，脉细数。本病的治疗原则是（　　）
　　A. 清热解毒，养阴活血　　　B. 疏风清热，宣肺利咽　　　C. 清热化湿，宁心安神

D. 豁痰活血，化瘀通络　　　　E. 益气养阴，宁心安神

B1型题

　　A. 发病急骤，高热，抽搐，昏迷，头痛，项强，舌红苔黄

　　B. 发病较急，突然抽搐，神昏惊叫，四肢厥冷，脉乱不整

　　C. 高热不退，神昏抽搐，腹痛拒按，便下脓血，舌红苔腻

　　D. 面色萎黄，嗜睡露睛，频繁抽搐，舌淡苔白，脉象沉弱

　　E. 身热形瘦，手足心热，肢挛强直，舌绛少苔，脉细弦数

14. 急惊风气营两燔证的主症是（　　）

15. 急惊风湿热疫毒证的主症是（　　）

　　A. 易于冲动，好动难静，容易发怒，常不能自控

　　B. 兴趣多变，做事有头无尾，记忆力差

　　C. 脑失精明，学习成绩低下，记忆力欠佳，或有遗尿、腰酸乏力

　　D. 注意力不集中，情绪不稳定，多梦烦躁

　　E. 神思涣散，活动过多，动作笨拙

16. 儿童多动症，其病在肝者，临床证候是（　　）

17. 儿童多动症，其病在肾者，临床证候是（　　）

　　A. 心悸不宁，胸闷憋气，心前区痛如针刺，舌质紫暗，脉结代

　　B. 心悸不宁，憋气乏力，少气懒言，烦热口渴，舌红少苔，脉细数

　　C. 心悸怔忡，神疲乏力，畏寒肢冷，舌质淡胖，脉缓无力

　　D. 寒热起伏，心悸胸闷，肌肉酸痛，腹痛泄泻，舌质红，苔黄腻，脉濡数

　　E. 心悸气短，胸闷胸痛，发热咳嗽，咽红肿痛，舌红脉数

18. 病毒性心肌炎湿热侵心证的证候是（　　）

19. 病毒性心肌炎痰瘀阻络证的证候是（　　）

（张　婵）

书网融合……

　　　　知识回顾　　　　微课　　　　习题

第八章 肾系病证

"人始生，先成精"（《灵枢·脉经》），"肾者，精之处也"（《素问·六节藏象论》），人初生，禀受父母先天之精，藏于肾，肾寓真阴含真阳，是人体生长、发育和生殖的本源。肾者，主骨生髓，其华在发，开窍于耳及二阴。先天之精充盈，则骨坚齿强、脑髓聪慧、头发乌黑亮泽、双耳聪敏、生命活动旺盛、生殖功能成熟。肾主水，肾中真阳可以温煦机体，促进体内水液气化，外合膀胱，维持人体正常的尿液排泄活动，从而调节机体内水液代谢平衡。

若小儿先天不足，或后天失养，肾精亏虚，真阳不充，则气化失司、开阖无常，可出现一系列肾系疾病，常表现为尿液的增多或减少、水肿等，以尿频、遗尿、水肿三病最为常见。

小儿初生，肾常虚，易发本脏之病，又可引起他脏之疾。因此，在治疗上需要注意"易虚易实"的疾病特点，辨证施治，必要时可结合相关西医诊疗方法。

第一节 水 肿

PPT

学习目标

知识要求：

1. 掌握小儿水肿的诊断要点、辨证要点、分证论治、代表方剂。
2. 熟悉小儿水肿的定义、病因病机、鉴别诊断。
3. 了解小儿水肿的西医治疗、预防与调护。

技能要求：

1. 熟练掌握小儿水肿的临床辨证分析和治疗的技能。
2. 会运用辨证论治分析临床小儿水肿常见病例，将基础与临床知识融会贯通。

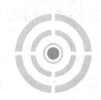 岗位情景模拟26

患儿，女，7岁。近3天出现眼睑浮肿，后逐渐波及颜面部、双下肢，皮肤光亮，按之四陷即起，小便短少而色赤，舌质红，苔薄白，脉浮数。

查体：体温36.6℃，咽部轻度充血，双肺呼吸音清，心率88次/分。

追问病史：患儿1周前曾有"感冒"病史，当时体温最高38.2℃，恶寒发热，鼻塞流涕，伴咽喉疼痛，经治疗已愈。

问题与思考

1. 该患者中医诊断、分型各是什么？病机如何？

2. 请给出治法、方药，并开出处方。

答案解析

水肿是以眼睑、颜面部、四肢及全身出现不同程度浮肿，同时伴有尿量减少为主要临床特征的一种常见的儿童肾系疾病，又称为"水气病"。因其发病特点不同，分为阳水肿和阴水肿。其中阳水肿起病急、病程短、浮肿明显，以上半身浮肿为主；阴水肿起病缓、病程长、浮肿不甚，以下半身浮肿为主。

本病在西医学中属急性肾小球肾炎、肾病综合征范畴，发病无明显季节性。急性肾小球肾炎多由急性链球菌（A组乙型溶血性链球菌）感染，导致肾小球毛细血管炎性改变，从而出现水肿、少尿、尿血、高血压等主要症状。本病好发于3~12岁儿童，其中男孩多于女孩，比例约2：1。预后相对较好，不易复发，极少数可出现严重循环充血、高血压脑病、急性肾衰竭等并发症，多属"阳水肿"范畴。肾病综合征是指由多种病因引起肾小球滤过膜通透性增高的一组症候群，表现为大量蛋白尿、低蛋白血症、高脂血症和不同程度水肿，好发于2~8岁儿童，男孩多于女孩。本病预后相对较差，病程迁延，易反复，部分可发展成慢性肾衰竭，数年不愈，多属"阴水肿"范畴。

【病因病机】

本病的发病因素分为外在因素和内在因素两方面。外在因素多为外感六淫邪气，疮毒内侵；内在因素多为小儿体虚，肺、脾、肾三脏功能失调。

1. **外感六淫** 《黄帝内经》有云："风者，百病之长也，至其变化乃生他病也。"外感风邪，或夹寒，或夹热，由皮毛而入，客于肺卫，肺气失宣，肃降失常，水液停聚于肺，风水相互搏结，风遏水阻，水湿停聚，泛溢肌肤，发为水肿。

2. **疮毒内侵** 小儿体弱，腠理不固，湿热毒邪壅遏肌表，发为疮疡。肺主皮毛，脾主肌肉。疮毒内侵，内犯于肺，肺失宣肃，不可通调水道；内归于脾，脾失健运，不可运化水湿；上中二焦水湿内停，泛溢肌肤，则为水肿。

3. **脏腑亏虚** 肺为水之上源，通调水道；脾为生痰之源，运化水湿；肾为主水之脏，司开阖，开则水直下为消，阖则水不通而为肿。若小儿禀赋不足，或久病体虚，或养护失当，常致肺、脾、肾三脏亏虚。肺气虚则水精不布，气虚水停；脾气虚则运化失常，水湿内聚；肺脾俱虚，则水不循经，游溢肌肤，而为水肿。肾脏亏虚，阳气不足，膀胱水湿无法温化；命门火衰，中焦脾土无以温煦；脾肾俱虚，水湿泛溢，形成水肿。

若小儿正气不足，邪气炽盛，则正不胜邪，发为变证。或水湿满溢，壅遏气机，肺气郁闭，水气凌心，则可出现咳嗽气喘、心悸胸闷等症状；或热毒内陷，传于肝经，肝阴耗伤，内风骤起，蒙蔽心包，则可出现抽搐、神昏等症状；或湿浊内盛，壅塞三焦，脾肾俱竭，水湿不通，水毒内闭，则可出现全身浮肿、无尿、呕吐、昏迷等症状。

由此可见，水肿一病，病位在肺、脾、肾。病机关键为小儿肺、脾、肾三脏功能失调，加之外感邪气，或疮毒内侵，引起水湿泛溢肌表。主要病理产物为水湿。

【诊断与鉴别诊断】

（一）诊断要点

本病多见于西医学中急性肾小球肾炎、肾病综合征，诊断要点分别如下：

1. 急性肾小球肾炎

（1）病史 1~2周前有呼吸道感染（溶血性链球菌）病史，或3周前有皮肤感染病史。

（2）临床表现 典型表现为浮肿、少尿、血尿、高血压。

①浮肿、少尿：疾病初期，患儿可有低热、咳嗽、乏力、头晕、头痛、食欲减退等症状，后出现双侧眼睑浮肿，由颜面部发展至四肢，1~2天后迅速遍及全身，水肿皮肤光亮，呈非凹陷性水肿，伴尿量减少。7~10天后，尿量逐渐增多，水肿随之消退。

②血尿：90%以上患儿均有镜下血尿，其中1/3患儿可有肉眼血尿，呈浓茶色或洗肉水样色。通常在1~2周后，肉眼血尿可转为镜下血尿，3~6个月后镜下血尿彻底消失。

③高血压：疾病初期可有30%以上患儿出现不同程度的血压升高。

少数严重患儿可表现为呼吸困难、咳嗽频频、胸闷心慌、不能平卧等严重循环充血症状；或血压急剧升高至150/100mmHg以上，伴恶心呕吐、头晕头痛、抽搐神昏等高血压脑病症状；或严重少尿，甚至无尿、全身严重浮肿、昏迷、代谢紊乱等急性肾衰竭症状。

（3）辅助检查 ①尿常规：可见红细胞，疾病初期可见少许白细胞、尿蛋白、管型等。②血常规：可见白细胞计数正常或增多。③血清学检查：呼吸道感染者，抗链球菌溶血素O滴度升高；皮肤感染者，抗透明质酸酶滴度升高、抗脱氧核糖核酸滴度升高。④血清补体：补体C3、C5、C6、C7、C8、C9、CH50等下降。

2. 肾病综合征

（1）病史 起病隐匿，部分患儿有呼吸道感染病史。

（2）临床表现 典型表现为浮肿、大量蛋白尿、低蛋白血症、高脂血症。

①浮肿：肾病综合征以浮肿为首发症状，多于双侧眼睑开始浮肿，由颜面部遍及全身；或于双侧脚踝开始浮肿，由下肢遍及全身。浮肿处皮肤松弛，按之凹陷难起。重症患儿可出现胸水、腹水、阴囊水肿或阴唇水肿等。

②大量蛋白尿：尿液浑浊，尿液中可见大量泡沫，泡沫难以消退。

③低蛋白血症：随着尿液中大量血浆白蛋白流失，机体中血浆白蛋白随之减少，患儿可出现全身乏力、食欲减退、消瘦等。

④高脂血症：因机体内血浆白蛋白降低，肝脏内脂蛋白合成增加，大分子脂蛋白积聚体内，血脂增高。高脂血症常无明显临床表现，完善血脂检测后，方可诊断。

（2）辅助检查 ①尿常规：尿蛋白≥（+++），部分可见少许颗粒管型、透明管型和脂肪小体。②24h尿蛋白定量≥50mg/kg。③血浆白蛋白<25g/L。④血清总胆固醇>5.7mmol/L。⑤IgA、IgG降低，部分IgE、IgM升高。⑥肾脏穿刺：可见微小病变型改变。

✐ **知识拓展**

儿童常见急性链球菌感染疾病

1. **急性化脓性扁桃体炎** 常见的一种上呼吸道感染疾病，好发于春秋季，常见于儿童和青少年。由溶血性链球菌感染所致。临床以咽部剧烈疼痛、吞咽困难、双侧扁桃体化脓、高热、头痛为特征。

2. 脓疱疮 常见的一种急性皮肤化脓性炎症疾病，又称为"黄水疮"，好发于夏秋季节，多见于新生儿和儿童。由乙型溶血性链球菌感染所致。表现为面部、口周等出现大小不等的脓疱，疱浆浑浊，易破溃，脓液干燥后可形成黄色结痂，结痂较厚，脱落后可有短暂色素沉着。

（二）鉴别诊断

1. IgA 肾病 多见于上呼吸道感染后，以反复发作性肉眼（或镜下）血尿为主要临床表现，伴有高血压、蛋白尿、轻度浮肿或无浮肿。完善肾脏穿刺后可明确诊断。

2. 狼疮性肾炎 为系统性红斑狼疮的主要并发症之一，多见于青春期女性，以血尿、蛋白尿、浮肿为主要临床表现，病情迁延难愈，可反复发作。实验室检查可见抗核抗体、抗 Sm 抗体、抗双链 DNA 抗体阳性。

3. 过敏性紫癜性肾炎 因过敏性紫癜引起的一种肾脏损害，以血尿为主要特征，可伴有轻度蛋白尿，同时四肢、臀部可见到对称性出血性红斑。

【辨证论治】

（一）辨证要点

课堂互动 8-1

《丹溪心法·水肿》中提出因水肿的发病特点不同，可以将水肿分为哪两种呢？

答案解析

1. 辨阴阳 《丹溪心法·水肿》首次将水肿分为阳水肿和阴水肿，认为"若遍身肿，烦渴，小便赤涩，大便闭，此属阳水""若遍身肿，不烦渴，大便溏，小便少，不涩赤，此属阴水"。且人分阴阳，上为阳，下为阴。因此，起病急，病程短，以眼睑浮肿开始，浮肿由颜面部遍及全身，皮肤绷紧光亮，按之凹陷即起，以上半身水肿为主的，为阳水肿；起病缓，病程长，以眼睑或双脚踝浮肿开始，遍及全身，皮肤松弛，按之凹陷难起，以下半身水肿为主的，即为阴水肿。

2. 辨虚实 起病急，以伴有发热、恶寒或恶风、鼻塞流涕、咳嗽、咽痛咽痒等外感表证为主的浮肿，为实证；以伴有皮肤疮疡、口舌生疮或口苦口黏、乳蛾糜烂、大便黏腻、小便短赤等湿热表证为主的浮肿，亦为实证。以浮肿不甚、易汗出、动则气短、乏力倦怠、大便溏薄等肺脾气虚为主的浮肿，为虚证；以全身浮肿、手足不温、腰膝酸软、面色无华、五更泻等脾肾阳虚为主的浮肿，亦为虚证。因小儿生理特点的特殊性，肺、脾、肾三脏常不足，故在辨证中往往虚中有实、实中有虚。

3. 辨轻重 单纯以浮肿为主要临床表现的即为轻证。若伴呼吸困难、胸闷心慌、不能平卧等表现，为水凌心肺之重证；若伴头晕头痛、恶心呕吐、抽搐神昏等表现，为邪陷心肝之重证；若伴严重少尿或无尿、全身严重浮肿、昏迷、意识丧失等表现，为水毒内闭之重证。

（二）治疗原则

水肿，属本虚标实，其基本治疗原则为扶正祛邪。早期以清为主，或发汗，或利水，或祛湿，或清热，以祛实邪。后期以补为主，或益气，或健脾，或补肾，或温阳，以补正虚。虚实夹杂者，可两者合用，攻补兼施。

若转为重证者，可泻肺温阳、攻逐水饮，或平肝潜阳、清热利湿，或辛开苦降、导毒利水。

（三）分证论治

1. 常证

（1）风水相搏

证候：起病急，从双侧眼睑开始浮肿，由颜面部至四肢，而后迅速遍及全身，皮肤光亮紧绷，按之凹陷即起，尿量减少，小便赤红，伴恶寒发热、无汗、鼻塞、喷嚏、咳嗽，或伴发热微恶风、少汗、咳嗽咽痛，舌淡，苔薄白，脉浮紧或数。

分析：本证多有外感病史。外感风邪，客于肺卫，肺失宣肃，水液停聚于肺，与外风相搏，风性上行，水湿泛溢上半身，故浮肿以眼睑为始，由颜面至四肢，而后遍及全身，尿量随之减少。风寒客于肺卫，肌表为寒所束，经气不得宣畅，故恶寒发热、无汗；风邪犯肺，肺气失宣，故鼻塞、喷嚏、咳嗽；风热外袭，腠理开泄，故发热重、微恶风、有汗出；风热上乘，肺气失宣，故咳嗽咽痛；热邪灼伤血络，则小便赤红；舌淡，苔薄白，脉浮，为风邪之征象。

证候要点：浮肿从眼睑颜面部至四肢，后遍及全身，上半身水肿为主，呈非凹陷性，伴有风寒或风热外感表证。

治法：疏风解表，利水消肿。

方药：麻黄连翘赤小豆汤加减。

加减：若浮肿甚者，加用五苓散（猪苓、茯苓、泽泻、桂枝、白术）因势利导，使水湿从小便而出；偏风寒者，加羌活、防风；偏风热者，加金银花、连翘；咳嗽气喘者，加葶苈子泻肺平喘、利水消肿；肌肉酸痛者，加防己、羌活、独活祛风散寒止痛；严重血尿者，加大蓟、小蓟、茜草、仙鹤草止血。

（2）疮毒内侵

证候：浮肿或轻或无，由颜面部眼睑开始，遍及全身，尿少色赤，口舌生疮或口苦口黏，咽喉肿痛，或乳蛾糜烂，大便黏腻，舌红，苔薄黄或黄腻，脉数。

分析：本证多有皮肤疮毒病史。疮毒湿热内侵，内犯于肺，肺失宣肃，内归于脾，脾失健运，上中二焦水无所主，游溢肌肤，发为水肿。疮毒热炽，灼伤血脉，则尿少色赤；疮毒为湿热之邪，热盛攻喉，则咽喉肿痛，或乳蛾糜烂、口舌生疮；湿盛困脾，则口苦口黏、大便黏腻；舌红，苔薄黄或黄腻，脉数，为湿热毒邪之征象。

证候要点：浮肿或轻或无，尿少色赤，伴湿热毒邪之征象。

治法：清热解毒，利水消肿。

方药：五味消毒饮合导赤散加减。

加减：若心烦口渴者，加黄连、栀子清心除烦；小便疼痛者，加石韦、金钱草利尿通淋；口苦口黏者，加夏枯草、龙胆草清热燥湿；咽喉肿痛、糜烂者，加板蓝根、射干、马勃清热利咽；尿血重者，加小蓟、白茅根、牡丹皮清热凉血。

（3）肺脾气虚

证候：稍有浮肿，或无明显浮肿，乏力倦怠，面色少华，易汗出，动则气短，反复感冒，大便溏薄，小便为镜下血尿，舌质淡，苔薄白，脉缓弱。

分析：小儿禀赋不足，或久病体虚，肺气虚则水精不布，脾气虚则运化失常，水不循经，游溢肌肤，而为水肿。脾气虚，水湿不运，流注大肠，则大便溏薄；脾主肌肉，肢体失养，则乏力倦怠；脾气不足，气血不能上荣于头面，则面色少华；肺气虚，卫外不固，无力抗邪，则易汗出、动则气短、反复感冒；舌质淡，苔薄白，脉缓弱，为肺脾气虚之征象。

证候要点：稍有浮肿，或无明显浮肿，伴乏力倦怠、易汗出等肺脾气虚之表现。

治法：健脾补肺，益气行水。

方药：参苓白术散合玉屏风散加减。

加减：若乏力倦怠较重，加黄精补脾益气；汗出甚者，加浮小麦、煅龙骨、煅牡蛎止汗；镜下血尿持续不消者，加当归、阿胶、三七养血敛血。

（4）脾肾阳虚

证候：起病缓，全身浮肿明显，腰部以下尤甚，皮肤松弛，按之凹陷难起，可伴有阴囊水肿或阴唇水肿，面色晦暗，腰膝酸软，手足不温，脘腹冷痛，食欲不振，大便溏薄或五更泻，小便少，舌淡胖，边有齿痕，苔白，脉沉细而无力。

分析：脾为中焦阳土，喜燥恶湿，脾阳不足，水湿不运；肾为命门之火，肾阳亏虚，膀胱水湿无法温化，两者俱虚，水湿泛溢，形成水肿。水为阴邪，易从下行，则腰部以下浮肿尤甚；肾开窍于二阴，水湿下坠，则阴囊水肿或阴唇水肿；脾阳不足，运化无力，则食欲不振、大便溏薄；肾阳不足，温煦功能失调，则腰膝酸软、手足不温；舌淡胖，边有齿痕，苔白，脉沉细而无力，为脾肾阳虚之征象。

证候要点：起病缓，全身浮肿明显，腰部以下尤甚，按之凹陷难起，伴有乏力倦怠、手足不温等脾肾阳虚之表现。

治法：温补脾肾，行气利水。

方药：偏脾阳虚者，实脾饮加减；偏肾阳虚者，真武汤加减。

加减：若全身浮肿甚者，加五苓散利水消肿；形寒肢冷者，加桂枝、附子、干姜温阳化气；少尿者，加茯苓、车前子、泽泻淡渗利湿。

2. 变证

（1）水凌心肺

证候：全身浮肿，呼吸困难，气急，胸闷，心悸，不能平卧，面色青灰，口唇、指甲发绀，舌淡，苔白或白腻，脉沉细无力。

分析：水湿满溢，壅遏气机，肺气郁闭，则呼吸困难、气急、不能平卧；水气凌心，心失所养，则胸闷、心悸；水湿困阻，气不行血，血脉不畅，则面色青灰，口唇、指甲发绀；舌淡，苔白或白腻，脉沉细无力，为水凌心肺之征象。

证候要点：在严重浮肿的基础上出现呼吸困难、胸闷、心悸、不能平卧。

治法：泻肺温阳，攻逐水饮。

方药：己椒苈黄丸加减。

加减：若水肿甚且四肢厥冷者，加附子、细辛、人参、龙骨、牡蛎、葶苈子温补心阳、泻肺逐水；口唇青紫者，加桃仁、红花活血化瘀；尿少者，加泽泻、商陆行气利尿。

（2）邪陷心肝

证候：全身浮肿，头晕，头痛，恶心呕吐，频繁抽搐，神昏，尿少，舌红，苔黄糙，脉弦。

分析：热毒内陷，传于肝经，肝阴耗伤，肝阳上亢，内风骤起，则头晕、头痛；肝主筋，筋脉失养，则频繁抽搐；肝风内动，蒙蔽心包，则神昏；水湿热毒，壅遏中焦，则恶心呕吐；舌红，苔黄糙，脉弦，为热毒内陷之征象。

证候要点：在严重浮肿的基础上出现头晕头痛、恶心呕吐、抽搐、神昏。

治法：平肝潜阳，清热利湿。

方药：龙胆泻肝汤合羚角钩藤汤加减。

加减：若水肿甚者，加五苓散、滑石利水消肿；恶心呕吐者，加法半夏、胆南星豁痰降浊；神昏者，加安宫牛黄丸豁痰开窍。

（3）水毒内闭

证候：全身严重浮肿，少尿或无尿，或尿如浓茶，头晕头痛，恶心呕吐，嗜睡，或昏迷不醒，舌淡胖，苔垢腻，脉滑数。

分析：湿浊内盛，壅塞三焦，脾肾俱竭，水湿不通，水毒内闭，则全身严重浮肿、少尿或无尿；水为阴邪，易困阻中焦，胃失和降，脾失健运，则恶心呕吐；水湿之邪，蒙蔽心窍，则嗜睡、昏迷；湿性重浊，上扰清窍，则头晕头痛；舌淡胖，苔垢腻，脉滑数，为水湿久停、水毒内闭之征象。

证候要点：在严重浮肿的基础上出现少尿或无尿，或尿如浓茶，嗜睡、昏迷等表现。

治法：辛开苦降，导毒利水。

方药：温胆汤合附子泻心汤加减。

加减：若恶心呕吐较剧者，可加藿香、佩兰、玉枢丹化湿降浊；抽搐者，加羚羊角粉息风止痉；昏迷者，加紫雪丹、安宫牛黄丸豁痰开窍。

【其他疗法】

（一）中成药

1. 肾炎解热片　用于风水相搏证。
2. 血尿安胶囊　用于疮毒内侵证。
3. 参苓白术丸　用于肺脾气虚证。
4. 玉屏风颗粒　用于肺脾气虚证。
5. 肾炎舒片　用于脾肾阳虚证。
6. 雷公藤多苷片　用于各种证型。

（二）单方验方

（1）新鲜玉米须50g、新鲜车前草50g，合为水煎，代茶饮，每日1剂。用于阳水肿。

（2）赤小豆30g、薏苡仁30g、粳米100g，煮粥服食。用于脾虚湿盛者。

（3）钩藤10g、菊花10g，水煎代茶饮，每日1剂。用于水肿高血压者。

（三）针灸疗法

1. 体针　主穴：肾俞、肺俞、脾俞、三焦俞、水分、气海、复溜。配穴：外感风邪者，可加风池、曲池、合谷、少商；阳水者，加列缺、偏历；阴水者，加阴陵泉、丰隆、足三里。采用平补平泻法，每日1次，连续10天为1个疗程。

2. 耳针　取肺、脾、肾、三焦、膀胱、肾上腺等穴位，耳穴压丸或揿针，双耳交替，隔日1次，10天为1个疗程。

3. 灸法　以艾灸温灸肾俞、肺俞、脾俞、膀胱俞、关元等穴位，每日1次，10天为1个疗程。可用于肺脾气虚证、脾肾阳虚证。

【西医治疗】

（一）急性肾小球肾炎

1. 抗感染　有呼吸道、皮肤等链球菌感染者，应予青霉素或其他敏感抗生素连续治疗10~14天，清除病灶内残余感染源。

2. 利尿　急性肾小球肾炎水肿患儿可采用噻嗪类、袢利尿剂利水消肿；严重患儿可采用呋塞米等。利尿过程中，应注意电解质平衡。

3. 降压　血压持续升高者，可加用钙离子通道阻滞剂、血管紧张素转换酶抑制剂等药物降压。

4. 并发症处理　积极采用强利尿、降压、强心等抢救处理。

（二）肾病综合征

1. 激素疗法　肾上腺皮质激素是当前肾病综合征的首选治疗方法。明确诊断后，尽早使用泼尼松1.5~2mg/kg，分3次，每日口服，全日最大量≤60mg。当尿蛋白转阴后2周后，泼尼松减量至隔日2mg/kg顿服，此后每4周减量2.5~5mg，直至停药。

2. 利尿　水肿严重者，可加用噻嗪类、螺内酯利尿。利尿过程中需注意水和电解质平衡，监测血压变化。

3. 免疫抑制剂　对于激素不耐受患儿，可采用免疫抑制剂治疗。环磷酰胺、环孢霉素A、苯丁酸氮芥等可有效改善激素耐药性，降低肾病综合征复发率。

【预防与调护】

1. 预防
（1）加强锻炼，增强体质，防止链球菌感染。
（2）保持皮肤清洁；注意气候变化，及时增减衣物。

2. 调护
（1）注意休息，必要时卧床，待病情稳定后，方可增加活动量。
（2）注意饮食调整，低脂、低钠、优质低蛋白饮食。
（3）每日记录尿量变化，随时观察病情变化。

第二节　遗　尿

PPT

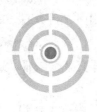

学习目标

知识要求：
1. 掌握遗尿的辨证要点、分证论治、代表方剂。
2. 熟悉遗尿的定义、病因病机、诊断与鉴别诊断。
3. 了解遗尿的其他疗法、预防与调护。

技能要求：
1. 熟练掌握对小儿遗尿各证型辨证分析的技能。
2. 会运用其他治疗方法解决小儿遗尿这一常见病证。

岗位情景模拟27

　　患儿，男，4岁。近2年每晚睡梦中尿床1~2次，醒后方觉，不能控制，冬季尤甚。小便清长，肢冷畏寒，腰部常有酸痛，面色少华，神疲乏力，舌淡，苔白滑，脉沉细，尺脉无力。

问题与思考

1. 该患者中医诊断、分型各是什么？病机如何？
2. 请给出治法、方药，并开出处方。

答案解析

　　遗尿是指3周岁以上儿童在睡梦中小便自遗，不能自行控制，醒后方觉的一种常见肾系疾病，俗称"尿床"，又称为"遗溺""失禁"。临床以睡梦中小便自遗为主要表现，轻症患儿数夜遗尿1次，重症患儿1夜遗尿数次。

　　遗尿四季均可发病，多于气候寒冷时加重，好发于3~10周岁儿童，5周岁以上儿童尤为多见，男孩多于女孩，部分有明显家族遗传倾向。本病于幼童期开始发病，病程迁延，可持续数月或数年，容易反复。大部分患儿遗尿症状可于青春期自行缓解，预后相对较好，少数患儿遗尿症状可持续到成年，严重影响其身心健康和生活质量。

　　早在《灵枢·本输》中记载"三焦者……入络膀胱，约下焦，膀胱不约为遗溺，遗溺则补之"，首次提出"遗溺"这一病名，并认为遗溺是因肾虚不固、膀胱失约所导致，此为虚证，应以温补的方法进行治疗。到了东汉末年，张仲景在《伤寒杂病论》中提出"三阳合病，腹满身重，难以转侧，口不仁而面垢，谵语遗尿"，认为在太阳、少阳、阳明经外感热病的过程中，也可出现小便自遗，提出热邪致使遗尿发病的观点。宋代《太平圣惠方》中指出过度服用寒凉药物，可使小儿膀胱虚寒，不能控制水液而妄行，曰："夫小儿遗尿，此由脏腑有热，因服冷药过度，伤于下焦，膀胱有冷，不能制于水，故也"。

　　本病相当于西医学中儿童单症状性夜遗尿，简称"夜遗尿"。

【病因病机】

　　小儿遗尿的基本病机为膀胱失约，主要病位在膀胱，与肺、脾、肾相关，亦可涉及心、肝。

　　1. **下元虚寒**　肾为先天之本，司开阖，外合膀胱；膀胱主藏溺，靠肾之气化功能，控制尿液排泄。若小儿禀赋不足，肾脏娇嫩，形气未充，肾气不足，下元虚寒，封藏失职，无法温煦膀胱，膀胱气化功能失调，水道失约，发为遗尿。

　　2. **肺脾气虚**　肺主布津，通调水道；脾主健运，运化水湿。若小儿先天肺脾不足，或病后失养，肺不可通调水道、下输膀胱，脾不可运化水湿，制约无权，决渎失司，膀胱失约，津液不藏，则小便自遗。

　　3. **心肾不交**　心者，君主之官，神明出焉，内寄君火；肾者主水，上济心火，水火既济。若先天不足，或养护失当，或外感热病，心火亢盛，水火不济，因无以制，水液下行，则为遗尿。

　　4. **肝经湿热**　肝主疏泄，调畅气机，气推水行，通利水道。若外感湿热郁于肝经，或嗜食辛辣肥甘，湿热内生，湿热下注膀胱，膀胱失约，而为遗尿。

　　此外，小儿神形怯弱，若环境改变，或情绪紧张，或精神刺激，或过度劳累等，也会引起遗尿的发生。

【诊断与鉴别诊断】

（一）诊断要点

1. **病史**　多于气候寒冷时发病，可有排尿习惯不良、情志刺激、过度劳累病史。

2. **临床表现**

（1）患儿年龄≥3岁。

（2）睡眠中不自主排尿，每周≥2次，持续3个月及以上。

（3）对于大龄儿童，可适当放宽夜间遗尿次数。

（4）程度分型　遗尿次数2~3次/周为轻度遗尿，遗尿次数4~6次/周为中度遗尿，遗尿次数7次/周及以上为重度遗尿。

3. **辅助检查**

（1）尿常规、尿培养均无异常。

（2）泌尿系彩超可见膀胱容量小或正常。

（3）必要时可行尿流动力学检查、腰骶部磁共振成像。

（4）排除标准　除外隐性脊柱裂、泌尿系感染等其他继发疾病。

> ✏ **知识拓展**
>
> ### 隐性脊柱裂
>
> 　　脊柱裂是因胚胎期成软骨中心或成骨中心发育障碍，使双侧椎弓在后部不相融合而形成宽窄不一的裂隙的一种先天性疾病，多发于第5腰椎和第1、2骶椎处。
>
> 　　脊柱裂分为隐性脊柱裂和显性脊柱裂，其中，单纯骨性裂隙者称为隐性脊柱裂，是小儿常见的一种先天性疾病，具有一定家族遗传性。其主要临床表现为下肢发凉发麻、二便失禁等下肢及会阴部的深浅感觉障碍。可通过X线、CT、MRI等相关检查明确诊断。

（二）鉴别诊断

1. **生理性尿床**　婴幼儿因脏腑娇嫩、形气未充、肾常虚的生理特点，加之智力未全，可出现夜间小便自遗，此为生理性尿床；或幼童及大童因白天过度玩耍，精神、身体过度疲劳，出现夜间偶然遗尿，此为生理性尿床，亦非病态。

2. **泌尿系感染**　泌尿系感染是由细菌等在泌尿系统异常繁殖所致的尿路急慢性炎症，以尿频、尿急、尿痛为主要临床表现，属中医学"热淋"范畴。查尿常规可见白细胞升高，白天、夜间均可发作。

3. **尿失禁**　小儿尿失禁是指因膀胱功能异常或神经发育异常所导致的排尿自控能力丧失、尿液不自主流出的一类小儿常见疾病。该病发作，不分昼夜，多见于先天发育不全、神经发育异常的患儿。

4. **尿频**　小儿尿频患儿表现为白天排尿频多、夜间如常，查尿常规无异常。

【辨证论治】

（一）辨证要点

小儿遗尿多因下元虚寒、肺脾气虚、心肾不交、肝经湿热所致，故辨证不外乎虚实、寒热两端。

1. 辨虚实　小儿遗尿虚多实少。虚者，病程长，遗尿日久，小便清长，无味，尿量多，次数相对较多。实者，病程短，遗尿初期，小便色黄，味臊，尿量少，次数相对较少。

2. 辨寒热　小儿遗尿寒多热少。寒者，小便清长，伴形寒肢冷、手足欠温、神疲乏力等症。热者，小便短赤，形体略壮实，伴口干烦热、性情急躁、大便干结等症。

（二）治疗原则

小儿遗尿的基本治疗原则为补虚泻实。若下元虚寒，则温补肾阳、固摄膀胱；若肺脾气虚，则补中益气、固摄膀胱；若心肾不交，则清心滋肾、安神固摄；若肝经湿热，则清利湿热、泻肝止遗。在小儿遗尿的治疗过程中，应中病即止，切不可攻伐太过，损伤正气。

（三）分证论治

1. 下元虚寒

证候：病程较长，睡中遗尿，醒后方觉，遗尿次数较多，天气寒冷时加重，小便清长，量多，无味，形寒肢冷，手足欠温，腰腿酸软，神疲乏力，或智力稍低，舌质淡，苔薄白，脉沉细，尺脉无力。

分析：小儿肾气不足，封藏不固，则睡中遗尿；膀胱虚冷，无以温化，则小便清长、量多；下元虚寒，真阳不足，命门火衰，全身失于温养，则形寒肢冷、手足欠温、神疲乏力；肾为腰之府，肾气不足，则腰腿酸软；肾主髓，肾精亏虚，则脑髓欠充，可出现智力稍低等表现；舌质淡，苔薄白，脉沉细，尺脉无力，为肾气不足、虚寒之征象。

证候要点：病程长，小便清长，无味，尿量多，次数相对较多，伴形寒肢冷、手足欠温、神疲乏力等虚寒表现。

治法：温补肾阳，固摄膀胱。

方药：菟丝子散合桑螵蛸散加减。

加减：若小便清长量多者，加金樱子、芡实固涩小便；畏寒肢冷甚者，加附子、肉桂、巴戟天、韭菜籽温补肾阳；痰湿内盛者，加胆南星、法半夏、陈皮豁痰化湿；智力稍差者，加人参、鹿角胶、熟地黄补肾填精。

2. 肺脾气虚

证候：睡中遗尿，醒后方觉，遗尿次数较多，尿量多，日间排尿量及次数亦多，神疲乏力，面色少华或萎黄，常汗出，动则尤甚，易感冒，大便溏薄，食欲一般，舌淡，苔薄白，脉细弱无力。

分析：脾肺气虚，水道制约无权，三焦气化不利，津液不藏，故睡中遗尿，昼夜小便频多；脾五色属黄，气虚则运化无力，气血乏源，不能上荣于头面，故面色少华或萎黄；脾虚易困湿邪，故神疲乏力，大便溏薄；肺气虚，卫外不固，腠理开阖无度，易感风邪，则常汗出、易感冒；舌淡，苔薄白，脉细弱无力，为肺脾气虚之征象。

证候要点：睡中遗尿，量多次频，日间排尿量及次数亦多，伴神疲乏力、常汗出、易感冒等肺脾气虚之表现。

治法：补中益气，固摄膀胱。

方药：补中益气汤合缩泉丸加减。

加减：若神疲乏力较重者，加人参、黄芪益气健脾；汗出过多者，加煅牡蛎、五味子潜阳敛阴止汗；易感冒者，加黄芪、白术、防风益气固表；肺中虚冷、咳吐痰涎者，加干姜、炙甘草温肺化水；纳差便溏者，加砂仁、神曲运脾醒脾。

3. 心肾不交

证候：睡中或梦中遗尿，醒后方觉，寐不安宁，多梦易惊，白天多动难静，心烦急躁，小便短黄，或伴五心烦热、形体较瘦，舌红，苔少，或少津，脉细数。

分析：心肾不交，心火亢上，热扰神明，则多梦易惊、白天多动难静、心烦急躁；心火下移，则小便短黄；肾水不济，水液下行，膀胱失约，则睡梦中遗尿而不自觉；火为阳邪，常伤阴津，肾阴亏虚，则五心烦热、形体较瘦；舌红，为心中火热之征象；热灼阴津，则苔少或少津；脉细数，亦为水亏火亢之征象。

证候要点：梦中遗尿，小便短黄，伴寐不安宁、多梦易惊、五心烦热、形体较瘦等表现。

治法：清心滋肾，安神固摄。

方药：交泰丸合导赤散加减。

加减：若嗜睡难醒者，加石菖蒲、远志开窍醒神；夜卧不宁者，加首乌藤；失眠多梦者，加酸枣仁宁心安神；五心烦热者，加知母、鳖甲、五味子滋阴补肾；心中烦闷者，加知母、黄柏清虚热。

4. 肝经湿热

证候：睡中遗尿，醒后方觉，小便色黄，量多，尿味臊臭，尿道口灼热红赤，心烦口苦，急躁易怒，易冲动，舌红，苔黄腻，脉滑数。

分析：湿热内蕴，伏于肝经，湿热下注，迫注膀胱，则睡中遗尿、小便色黄；湿为水邪，则小便量多；热为阳邪，膀胱湿热，则尿味臊臭；热邪下行，则尿道口灼热红赤；肝经郁热，肝火偏亢，疏泄失常，则心烦、急躁、易怒、易冲动；舌红，苔黄腻，脉滑数，为肝经湿热之征象。

证候要点：睡中遗尿，小便色黄，量多，尿味臊臭，伴心烦口苦、急躁易怒、易冲动等表现。

治法：清利湿热，泻肝止遗。

方药：龙胆泻肝汤加减。

加减：若尿味臊臭较重者，加滑石、黄柏清热利湿；尿道口灼热红赤者，加土茯苓、黄柏清热解毒；心烦者，加栀子、莲子心清心除烦；夜卧难眠者，加黄连、淡竹叶、茯神清热除烦安神；冲动任性者，加青礞石、栀子平肝清心；大便干结者，加大黄、枳实、槟榔通便。

【其他疗法】

（一）中成药

1. 桑螵蛸散　用于肾虚不固证。
2. 缩泉丸　用于下元虚寒证。
3. 五子衍宗丸　用于下元虚寒证。
4. 补中益气丸　用于肺脾气虚证。
5. 交泰丸　用于心肾不交证。
6. 龙胆泻肝丸　用于肝经湿热证。

（二）药物外治法

（1）带须葱白3根，生硫黄粉末3g。将葱白捣烂，入生硫黄粉，搅匀为膏，睡前取适量膏体，放于脐部，外覆盖纱布，胶布固定。每晚睡前1次，次日晨起揭去，连续7日为1个疗程。用于遗尿虚证。

（2）五倍子5g，吴茱萸5g，小茴香5g，补骨脂5g，附子4g。研成粉末，温水和丸，外敷脐部、双侧足心，外覆盖纱布，胶布固定。每晚睡前1次，次日晨起揭去，连续10日为1个疗程。用于下元虚寒证。

（3）五倍子5g，何首乌5g。共研细末，醋调和丸，敷于脐部，外用纱布覆盖，胶布固定。每晚睡前1次，次日晨起揭去，连用3~5次。用于遗尿虚证。

（4）补骨脂、黄芪、桑螵蛸、麻黄（比例2∶2∶2∶1），共研细末。每次取药粉3g，以姜汁调和，捏成饼状，外敷脐部，外覆盖纱布，胶布固定。每晚睡前1次，次日晨起揭去。3天用药1次，15天为1个疗程。

（三）针灸疗法

1. **体针**　主穴：肾俞、膀胱俞、中极、气海、关元、遗尿点、百会。配穴：肾阳虚寒者，加命门、腰阳关、三阳交；脾气虚者，加足三里、脾俞；肺气虚者，加肺俞、太渊、尺泽；睡眠较深者，加心俞、神门；肝胆湿热者，加行间、中极、太冲。采用补法为主，每次留针30分钟，每日1次，连续10天为1个疗程。

2. **耳针**　取肾、膀胱、皮质下、遗尿点等穴位，耳穴压丸或揿针，双耳交替，隔日1次，10天为1个疗程。

3. **灸法**　以艾灸温灸肾俞、膀胱俞、肺俞、脾俞、关元等穴位，每日1次，10天为1个疗程。

（四）推拿疗法

（1）揉二马，补肾，运水入土，平肝。用于下元虚寒证。
（2）清补脾，揉外劳宫，清小肠，平肝。用于肺脾气虚证。
（3）揉二马，清补脾，外劳宫，清小肠。用于脾肾两虚证。
（4）补肾水，揉二马，清天河水、小天心，掐五指节。用于心肾不交证。
（5）清肝，退六腑，清板门，揉小天心，清小肠。用于肝经湿热证。

（五）行为疗法

良好的生活方式和情绪是治疗小儿遗尿的基础。

1. **调整作息规律**　鼓励患儿白天正常饮水，睡前2小时禁止饮水或进食水分较多的食物。

2. **调整情绪**　家长在鼓励患儿的同时，强化正性行为，减轻患儿的心理负担。

3. **良好的排尿习惯**　培养患儿养成规律的排尿习惯，可尝试定闹钟，唤醒夜间排尿。

4. **膀胱功能训练**　白天鼓励患儿多饮水，延长两次排尿时间间隔，鼓励排尿过程中，中断1~10秒钟，再排空膀胱，锻炼膀胱括约肌功能。

【预防与调护】

1. **预防**
（1）培养良好的生活习惯，避免过度劳累、紧张。
（2）培养规律的排尿习惯。
（3）睡前2小时禁止饮水、进食水分较多的食物。

2. **调护**
（1）夜间排尿后注意幼童臀部卫生。
（2）及时唤醒排尿，坚持训练。
（3）耐心教育引导，切忌责罚，消除患儿紧张情绪。

第三节　尿　频

PPT

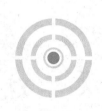

学习目标

知识要求：

1. 掌握尿频的辨证要点、分证论治、代表方剂。
2. 熟悉尿频的定义、病因病机、诊断与鉴别诊断。
3. 了解尿频的其他疗法、预防与调护。

技能要求：

1. 熟练掌握对小儿尿频各证型辨证分析的技能。
2. 会运用中医药及其他疗法治疗小儿尿频。

👩‍⚕️ 岗位情景模拟28

　　患儿，女，5岁。患儿母亲诉患儿3天前坐地嬉戏，后出现小便频数短赤，尿道灼热疼痛，尿液淋沥浑浊，排尿时哭闹，患儿喜用手按揉小腹，性情急躁，易口渴。舌质红，苔黄腻，脉数有力。

　　问题与思考

　　1. 该患者中医诊断、分型各是什么？病机如何？

　　2. 请给出治法、方药，并开出处方。

答案解析

　　尿频是小儿常见的临床疾病，是以小便次数明显增多为主要特征的一种肾系疾病，小便增多次数可高达一日数十次，又称为"小便数"。临床主要表现为小便次数明显增多，部分可有尿急、尿痛等症。

　　尿频作为一种常见的临床症状，多见于泌尿系感染、泌尿系结石、神经性尿频等，故在儿科疾病的治疗中，小儿尿频大体相当于泌尿系感染、神经性尿频（白天尿频综合征）两种常见疾病进行治疗。

本病在中医学中无明确病名，大致属"淋证""癃""小便数"范畴。

【病因病机】

本病的主要病因在于外因和内因，外因在于湿热内蕴，内因在于小儿脾肾不足。湿热内蕴，或脾肾亏虚，使肾与膀胱的封藏和制约功能失调，发为本病。故本病的基本病机为膀胱气化功能失常，病位在肾、膀胱，涉及脾。

早在《黄帝内经》中记载："水泉不止，是膀胱不藏也。"认为小便频数多由膀胱功能失约所导致。到了隋代，《诸病源候论》指出小儿尿频多见于小儿诸种淋证，多因湿热客于肾与膀胱，水道涩行所导致，云："小儿诸淋者，肾与膀胱热也……膀胱热，津液内溢，而流于泽，水道不通，水不上不下，停积于胞，肾气不通于阴，肾热，其气则涩，故令水道不利，小便淋沥……小便出少起数。"明代时，医家孙一奎提出"小便频而清白长者为虚寒，频而少黄赤涩者为热……凡热天小便少、寒天小便多，寒热之理，亦易见尔"的观点，首次阐述以寒热辨别尿频的理念。由此可见，历代医家认为尿频一病，无外乎虚、湿、热所致。

1. 湿热内蕴，下注膀胱　小儿夏季外感湿热，或坐地潮湿，湿热之邪内侵，或饮食辛辣肥甘，脾失健运，湿热内生，皆可使湿热内蕴，客于肾与膀胱，湿热下注，湿阻热郁，气化不利，开阖失司，膀胱失约，故小便频数，发为尿频。

2. 脾肾两虚，膀胱失约　小儿禀赋不足，或调护失当，或病后失养，致脾肾两脏虚弱。脾为中土，运化水湿，脾虚则运化失常，水失制约；肾主水，主封藏，肾气虚则下元不固，气化不利，开阖失司，膀胱失约，则小便频数。

3. 肾阴不足，虚热内扰　小儿先天不足，或热病日久，或过用温补，伤及肾阴，则虚热内生，虚火客于肾与膀胱，膀胱气化不利，水道失约，故出现小便频数。

本病属本虚标实，病程日久，若邪热不尽，正气耗伤，可出现虚实夹杂、血瘀之象，缠绵难愈。

【诊断与鉴别诊断】

（一）诊断要点

1. 泌尿系感染

（1）病史　外阴不洁史。

（2）临床表现　小儿泌尿系感染多无特异性症状，年龄越小，症状越不典型，仅有不明原因发热、排尿时哭闹、烦躁、呕吐、嗜睡、拒乳食等表现。部分大龄儿童，起病急，初期以小便频数、热赤、淋沥涩痛等为主要表现，可伴有腰部酸痛、发热、恶寒等症。

（3）辅助检查　①尿常规：可见白细胞增多或可见脓细胞；②中段尿培养：是诊断泌尿系感染的金标准，可在清解中段尿培养中发现尿细菌阳性。

2. 神经性尿频（白天尿频综合征）

（1）病史　气候寒冷时多见。

（2）临床表现　白天小便次数明显增多，小便点滴淋沥，无尿痛，夜间入睡后尿频次数消失，多无其他症状，精神、饮食情况较好。

（3）辅助检查　①尿常规检查无明显异常；②中段尿培养阴性。

（4）排除标准 除外其他器质性疾病、糖尿病、尿崩症等。

（二）鉴别诊断

1. **泌尿系感染与神经性尿频** 泌尿系感染以尿频、尿急、尿痛为主要临床表现，查尿常规可见白细胞升高，白天、夜间均可发作。神经性尿频以白天小便次数明显增多、小便点滴淋沥、无尿痛、入睡后尿频消失为主要表现，精神、饮食情况较好，尿常规、尿培养均无异常。

2. **尿道结石** 多见于男孩。多因肾脏及膀胱结石，排尿时停留在尿道，或因环境因素、饮食因素产生尿道结石，引起尿道炎、尿道周围炎，以局部剧烈疼痛以及排尿痛、小便频急、点滴而出、尿线变细等为主要临床表现。尿常规可见白细胞及隐血阳性，尿沉渣白细胞和红细胞阳性或强阳性。

3. **尿崩症** 尿崩症是下丘脑-神经垂体系统功能减退、抗利尿激素分泌过少所引起的疾病，临床主要表现为狂渴多饮、多尿、失水，少数可有脱水、发热、头痛等表现。可见于青春期儿童。

【辨证论治】

（一）辨证要点

1. **辨虚实** 小儿尿频重在辨虚实。实者，起病急，病程短，小便频，增多次数相对较多，小便短赤，尿液浑浊，尿道口灼热疼痛。虚者，起病缓，病程长，小便频，增多次数相对较少，小便淋沥不尽，尿液清亮，无尿痛等表现。

2. **辨阴阳** 虚证者，辨阴阳。阳虚者，小便频数、清长，面色㿠白或萎黄，畏寒肢冷，乏力倦怠；阴虚者，小便频数、黄热，颧红唇赤，低热盗汗，五心烦热。

（二）治疗原则

📋 课堂互动 8-2

治疗小儿尿频，是否均用固缩小便之法？为什么？

答案解析

本病的基本治疗原则为调整膀胱气化。实者，多因湿热内蕴引起，故以清利湿热、通利膀胱为主。脾肾阳虚者，治以益气补肾、温阳固摄；阴虚内热者，治以滋阴补肾、清热降火。若虚实夹杂者，应标本兼顾，或清，或补，依病情调整偏向。小儿脏腑娇嫩，忌辛苦、大寒之品，以防伤及正气。

（三）分证论治

1. **湿热下注**

证候：起病急，小便频数，小便短赤，尿液浑浊，尿道口灼热疼痛，婴幼儿排尿时哭闹，少腹坠胀，腰部酸痛，烦躁口渴，大便秘结，舌质红，苔黄腻，脉数而有力。

分析：湿热内蕴，客于肾与膀胱，湿热下注，湿阻热郁，气化不利，开阖失司，膀胱失约，故小便频数、短赤，尿液浑浊；热扰心经，下移小肠，故尿道口灼热疼痛、排尿时哭闹；膀胱湿热，故少腹坠胀、腰部酸痛；肝胆湿热，故烦躁口渴、大便秘结；舌质红，苔黄腻，脉数而有力，为湿热之征象。

证候要点：起病急，小便频数，小便短赤，尿液浑浊，尿道口灼热疼痛。

治法：清利湿热，通利膀胱。

方药：八正散加减。

加减：若小便灼热疼痛者，加金钱草、海金沙、淡竹叶、白茅根清热解毒、凉血止痛；大便稀溏者，去大黄；烦躁呕恶者，加郁金、法半夏行气祛湿；恶心呕吐者，加竹茹、藿香化湿止呕。

2. 脾肾阳虚

证候：起病缓，病程日久，小便频数，淋沥不尽，尿色略浑浊，面色萎黄或无华，神疲乏力，食欲不振，畏寒肢冷，手足不温，大便溏薄，舌质淡，苔白，脉细弱。

分析：脾肾阳虚，脾虚则运化失常、水失制约，肾气虚，下元不固，开阖失司，膀胱失约，则小便频数、淋沥不尽、尿色略浑浊；脾气不足，气血乏源，不能上荣于头面，则面色萎黄或无华；脾阳不足，运化无力，则神疲乏力、食欲不振、大便溏薄；肾阳不足，温煦功能失常，则畏寒肢冷、手足不温；舌质淡，苔白，脉细弱，为脾肾阳虚之征象。

证候要点：起病缓，病程日久，小便频数，淋沥不尽，尿色略浑浊，面色萎黄或无华，神疲乏力，畏寒肢冷。

治法：益气补肾，温阳固摄。

方药：参苓白术散合缩泉丸加减。

加减：若夜尿多者，加桑螵蛸、生龙骨温肾固缩；尿液浑浊者，加萆薢、石菖蒲化浊分清；食欲减退者，加谷芽、麦芽健脾开胃；畏寒肢冷者，加补骨脂、淫羊藿温肾助阳；大便溏薄者，加车前子、泽泻利水止泻。

3. 阴虚内热

证候：病程日久，小便频数、黄热，颧红唇赤，低热盗汗，五心烦热，头晕耳鸣，虚烦不寐，口干咽燥，大便秘结，舌红，苔少，脉细数。

分析：阴虚内热，虚火客于肾与膀胱，膀胱气化不利，水道失约，故出现小便频数、黄热；肾阴不足，虚热内生，故颧红唇赤、低热盗汗、五心烦热；肾阴亏虚，髓海亏虚，故头晕耳鸣；肾水不足，心火偏旺，心神不宁，故虚烦不寐；热灼阴津，故口干咽燥、大便秘结；舌红，苔少，脉细数，为阴虚内热之征象。

证候要点：病程日久，小便频数、黄热，颧红唇赤，低热盗汗，五心烦热。

治法：滋阴补肾，清热降火。

方药：知柏地黄丸加减。

加减：若尿急、尿痛者，加萹蓄、瞿麦清利湿热；小便短黄者，加淡竹叶、灯心草清热泻火；盗汗者，加鳖甲、煅龙骨、煅牡蛎敛阴止汗；低热者，加青蒿、地骨皮清虚热。

【其他疗法】

（一）中成药

1. 三金片　用于湿热下注证。
2. 银花泌炎灵片　用于湿热下注证。
3. 热淋清颗粒　用于湿热下注证。
4. 补中益气丸　用于偏脾气虚证。
5. 金匮肾气丸　用于偏肾阳虚证。
6. 济生肾气丸　用于偏肾阳虚证。
7. 知柏地黄丸　用于阴虚内热证。

（二）单方验方

（1）新鲜金银花100g，白糖200g。将金银花洗净后，加入白糖，隔水蒸为浓汁，连续蒸2次，混合均匀，每次取25ml服用，每日1次。用于湿热下注证。

（2）白果10枚，芡实20g。同煮粥，加饴糖1汤匙，食用。用于脾肾气虚者。

（三）药物外治法

（1）金银花30g，蒲公英30g，苦参20g，地肤子30g，通草6g。水煎取汁，坐浴，每日1次，每次30分钟。用于湿热下注证。

（2）补骨脂30g，益智仁30g，肉桂10g。共研细末，每晚取粉末3g，姜汁调和，放于脐部，外覆盖纱布，胶布固定。每晚睡前1次，次日晨起揭去，连续7日为1个疗程。用于脾肾阳虚证。

（四）针灸疗法

1. 体针

（1）急性期　主穴：委中、下髎、阴陵泉、束骨。配穴：热重者，加曲池；少腹坠胀者，加曲泉，寒热往来者，加内关；腰痛者，取肾俞、膀胱俞。

（2）慢性期　主穴：委中、阴谷、复溜、照海、太溪。配穴：腰背酸痛者，加关元、肾俞；多汗者，加复溜、合谷；尿频、尿急、尿痛者，加阴陵泉、中极；气阴两虚者，加中脘、照海；肾阳亏虚者，加关元、肾俞。

2. 耳针　取肾、膀胱、尿道、交感、艇角、内分泌等穴位，耳穴压丸，双耳交替，每日1次，10天为1个疗程。

3. 灸法　虚证者，以艾灸温灸肾俞、膀胱俞、脾俞、命门等穴位，每日1次，10天为1个疗程。

（五）推拿疗法

（1）清心经，清小肠，清天河水，下推七节骨，推箕门，按揉三阴交。用于尿频实证。

（2）补脾经与补肾经，揉外劳宫，摩丹田，擦七节骨，揉百会，揉涌泉。用于尿频虚证。

【预防与调护】

（1）加强锻炼，增强体质。

（2）注意个人卫生，防止外阴部感染。

（3）多饮水，及时排尿；少食辛辣刺激的食物。

执考要点

1. 水肿的概述、病因病机、诊断与鉴别诊断、辨证论治、西医治疗、预防与调护。

2. 遗尿的概述、病因病机、诊断与鉴别诊断、辨证论治、预防与调护。

3. 尿频的概述、病因病机、诊断与鉴别诊断、辨证论治。

答案解析

目标检测

A1型题

1. 小儿水肿的病变部位主要在（　　）
   A. 肺肝肾　　　　B. 肝脾肾　　　　C. 肺脾肾　　　　D. 心肝肺　　　　E. 心肺脾

2. 不属于肾病综合征主要特征的是（　　）
   A. 大量蛋白尿　　　　　B. 低蛋白血症　　　　　C. 高脂血症
   D. 不同程度水肿　　　　E. 高碳酸血症

3. 小儿水肿的主要病理产物是（　　）
   A. 水液　　　　B. 水湿　　　　C. 水饮　　　　D. 痰湿　　　　E. 痰饮

4. 关于急性肾小球肾炎不正确的是（　　）
   A. 2~8岁多见　　　　　B. 血尿　　　　　C. 上半身浮肿为主
   D. 伴高血压　　　　　　E. 非凹陷性水肿

5. 小儿水肿的基本治疗原则是（　　）
   A. 疏风利水　　　B. 清热化湿　　　C. 健脾益气　　　D. 扶正祛邪　　　E. 温补脾肾

6. 遗尿的治则中，最重要的是（　　）
   A. 泻肝清热　　　B. 养阴益气　　　C. 补气固虚　　　D. 温补下元　　　E. 顾护脾胃

A2型题

7. 患儿，男，7岁。浮肿4天。颜面眼睑为甚，尿少，伴发热恶风、咳嗽流涕，苔薄白，脉浮。其证候是（　　）
   A. 风水相搏　　　B. 疮毒内侵　　　C. 肺脾气虚　　　D. 脾肾阳虚　　　E. 风热犯肺

8. 患儿，男，5岁。皮肤疮疡3周后出现头面肢体浮肿，尿少尿血，烦热口渴，舌红，苔黄腻，脉滑数。治疗首选五味消毒饮合（　　）
   A. 银翘散　　　　　B. 四妙汤　　　　　C. 导赤散
   D. 黄连解毒汤　　　E. 仙方活命饮

9. 患儿，男，9岁。反复全身浮肿3个月。腰腹下肢为甚，按之凹陷，神倦肢冷，腰膝酸软，舌淡苔白，脉沉细。治疗首选（　　）
   A. 左归丸　　　　　B. 参苓白术散　　　　　C. 实脾饮
   D. 真武汤　　　　　E. 金匮肾气丸

10. 患儿，男，10岁。浮肿4天。现肢体肿甚，咳嗽气急，心悸胸闷，不能平卧，口唇青紫，指甲发绀，舌淡，苔白，脉细数无力。应辨证为（　　）
    A. 邪陷心肝　　　　B. 水凌心肺　　　　C. 水毒内闭
    D. 脾肾两虚　　　　E. 肺脾两虚

11. 患儿，男，8岁。全身浮肿较重，头晕，抽搐，神昏，尿少，舌红，苔黄糙，脉弦。若患儿恶心呕吐较重，用药可加（　　）
    A. 龙骨、牡蛎　　　　B. 附子、干姜　　　　C. 藿香、佩兰
    D. 钩藤、石决明　　　E. 法半夏、胆南星

12. 患儿，女，6岁。4天前出现双侧脚踝浮肿，后遍及全身，乏力倦怠，手足不温，舌淡，苔薄白，脉细弱。除哪项检查外，均需完善（　　）

    A. 尿常规　　　　　　　　B. 24h尿蛋白定量　　　　　　C. 血浆白蛋白

    D. 血脂　　　　　　　　　E. 抗链球菌溶血素O滴度

13. 患儿，男，11岁。全身轻度浮肿5日。乏力倦怠，面色少华，动则汗出，易感冒，大便溏薄，舌淡，苔薄白，脉细弱。其治法为（　　）

    A. 疏风解表，利水消肿　　　B. 清热利湿，凉血解毒　　　　C. 健脾补肺，益气行水

    D. 温补脾肾，行气利水　　　E. 泻肺温阳，攻逐水饮

14. 患儿，男，7岁。睡中经常遗尿，小便清长，神疲面白，下肢怕冷无力，腰膝酸软，成绩较差。治疗可选用（　　）

    A. 菟丝子散　　　　　　　B. 肾气丸　　　　　　　　　　C. 都气丸

    D. 理中汤　　　　　　　　E. 六味地黄汤

B1型题

    A. 下元虚寒证　　　　　　B. 肺脾气虚证　　　　　　　　C. 心肾不交证

    D. 脾肾气虚证　　　　　　E. 肝经湿热证

15. 小儿梦中遗尿，夜卧躁扰不宁，白天多动少静，辨证应为（　　）

16. 小儿夜间遗尿，日间尿频量多，经常感冒，辨证应为（　　）

    A. 表证　　　　B. 里证　　　　C. 实证　　　　D. 虚证　　　　E. 寒证

17. 小便频、小便短赤、尿液浑浊、尿道口灼热疼痛者，多为（　　）

18. 小便频、小便淋沥不尽、尿液清亮、无尿痛者，多为（　　）

    A. 参附汤　　　　B. 真武汤　　　　C. 实脾饮　　　　D. 疏凿饮子　　　　E. 都气丸

19. 治疗水肿脾肾阳虚证偏脾阳虚者首选（　　）

20. 治疗水肿脾肾阳虚证偏肾阳虚者首选（　　）

（权兴苗）

书网融合……

      知识回顾　　　　　　微课　　　　　　习题

时行疾病属于温病学范畴，是感受时行疫疠之气引起的一类疾病。具有传染性、流行性、季节性、地域性，且与发病年龄有密切关系。时疫之邪多由口鼻而入，而小儿脏腑娇嫩、肺脾不足，故发病率较高。由于现代卫生防疫制度的实行，特别是疫苗的广泛使用，时行疾病的发病率明显降低。但是，近年来仍有部分疾病造成一定区域内的传播流行，如手足口病、麻疹、水痘等，故对本类疾病应重视早期诊断、及时采取预防与隔离措施。

时行疾病的发病常有季节性特点，或多发于冬春，如麻疹、风痧、丹痧、幼儿急疹、水痘、痄腮等；或多发于夏秋，如暑温、疫毒痢、手足口病等。另外，儿科时行疾病多见皮疹，如麻疹、风痧、水痘、幼儿急疹、手足口病等，需注意与出疹性疾病的鉴别诊断。时行邪气从口鼻而入，内舍于肺脾，初期多有发热、咳嗽、流涕等类似感冒的症状；随后可见皮疹，应注意观察疹色、疹形、出疹顺序、分布规律等皮疹特点，以及发热与出疹的关系、特殊体征、病情顺逆等；后期随着疹点消退，可见脱皮脱屑、干咳低热等耗气伤阴之症。

时行疾病轻重不同，预后亦殊。轻证者，如风痧、幼儿急疹等病程较短，多可自愈；而麻疹、丹痧等病情较重，发热较高，病程较长，并发症多；暑温、疫毒痢等病情凶险，不及时救治则易致残致死，预后较差。现代医学认为，其病原体大多为病毒，少数为细菌感染。丹痧、疫毒痢、顿咳为细菌感染，可用抗生素治疗；而其余大部分均为病毒感染，中医中药可发挥较大治疗优势。

第一节 麻 疹

PPT

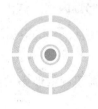

学习目标

知识要求：

1. 掌握麻疹的定义及临床特征，诊断要点，辨顺证与逆证，治疗原则，顺证的分期、症状特点、治则、代表方。

2. 熟悉麻疹的病因病机及鉴别诊断、逆证的分证论治。

3. 了解麻疹的流行病学概况、其他疗法及预防调护。

技能要求：

1. 熟练掌握早期诊断麻疹以及辨别顺证、逆证的技能。

2. 会运用辨证论治的方法治疗麻疹顺证。

岗位情景模拟29

　　王某，女，7岁。发热咳嗽3天。患儿发热流涕，气喘无汗，手足发凉，烦躁不安，唇红目赤，眼泪汪汪，耳后、面部已见疹点，小便短赤，大便溏薄。

　　检查：T（体温）40℃，血象白细胞计数为 6.8×10^9/L，舌红苔黄腻，脉浮数；口腔两颊黏膜见麻疹黏膜斑。

问题与思考

1. 该患儿中医病、证诊断是什么？
2. 请给出治法、方药。

答案解析

　　麻疹是感受麻毒时邪（麻疹病毒）引起的一种急性出疹性肺系时行疾病，临床以发热、咳嗽、流涕、目赤胞肿、羞明畏光、泪水汪汪、口腔麻疹黏膜斑、全身红色斑丘疹、疹退后有糠麸样脱屑和色素沉着为特征。因疹点细小，状如麻粒，故称为麻疹。本病又称为"痧证"，古代被列为儿科"四大要证"（痧、痘、惊、疳）之首，严重危害儿童健康。

课堂互动 9-1

麻疹为何曾经是古代儿科"四大要证"之首？

答案解析

　　本病一年四季都可发生，以冬春二季为多。好发年龄为6个月至5岁，但目前发病年龄推后，多见于7岁以上学龄期儿童。麻疹具有强烈的传染性，曾经每2~3年大流行一次。20世纪60年代以来，我国开始普及接种麻疹减毒活疫苗，本病发病率显著下降，有效控制了大流行。本病西医学亦称为麻疹，其病原体为麻疹病毒，传染源多为麻疹患者，多通过空气飞沫传播，自发病前5天至出疹后5天均具有传染性。易感人群为未患过麻疹，且未接种疫苗的学龄前期儿童、免疫失败的学龄期儿童和成年人。病后可获得终身免疫。

　　本病若能及时治疗、合理调护，大多出疹顺利，预后良好。若素体虚弱，或邪毒较重、调护失宜、治疗不当等可致疹出不畅、邪毒内陷而发生逆证，甚至危及生命。近年来，由于疫苗的接种，临床上非典型麻疹病例增多，症状较轻，病程较短，逆证少见。

【病因病机】

　　麻疹的病因，外因为感受麻毒时邪，内因为缺乏抗体。

　　邪毒从口鼻而入，肺开窍于鼻，脾开窍于口，故侵及肺脾。麻为阳毒，易化热化火，耗伤阴津，若正能胜邪，祛邪外达，则出疹顺利、邪随疹泄，是为顺证；反之，若正不胜邪，则邪毒内陷、疹出不畅，是为逆证。

　　1. 顺证　按病情进展，依次分为3期。

　　（1）疹前期（初热期）　邪毒从口鼻而入，首犯肺卫，见发热、咳嗽、喷嚏、流涕等类似感冒的症状。

　　（2）出疹期（见形期）　邪气由表入里，蕴于脾胃，气分热盛，出现高热、烦躁、口渴；正邪相争，正能胜邪而祛邪外出，邪毒由里达表，外发肌肤而出疹；肺主皮毛，脾主肌肉，故疹点隐隐于皮肤之下、肌肉之间。

（3）恢复期（收没期） 麻疹出齐之后，邪毒已随疹外泄，但因发热较久，肺胃阴伤，表现为低热干咳，舌红少津，口渴便干，皮肤糠麸样脱屑及色素沉着。

2. 逆证 若小儿素体虚弱，或邪毒炽盛，或治疗不当，或调护失宜，均可致正不胜邪，邪毒内陷而产生逆证。逆证多见于出疹期。

（1）麻毒闭肺 麻毒内陷，邪郁于肺，肺气闭塞而致肺炎喘嗽，以高热、咳嗽、呼吸急促、鼻翼扇动，甚至心阳虚衰为特征。麻毒闭肺为麻疹最常见的逆证和死因。

（2）麻毒攻喉 麻毒循经上攻咽喉，邪毒壅塞，咽喉不利而致喉痹，以咽喉肿痛、声音嘶哑、咳如犬吠为特征。重症可影响呼吸，危及生命。

（3）毒陷心肝 邪毒炽盛，内陷心包，引动肝风而出现神昏、抽搐。

此外，血分热毒炽盛，可见斑疹紫黑，密集而融合成片；少数患儿因麻毒内陷、阳气外脱，可见内闭外脱之险证；若损及心阳，可致心阳虚衰之危证。麻毒移于大肠，可见便溏；热结阳明，可见口舌生疮；迫血妄行，可致鼻衄、吐血等症。

总之，麻疹的基本病机为麻毒时邪侵犯肺脾，邪热炽盛，正气祛邪外达而出疹；正不胜邪，则邪毒内陷、疹出不畅，出现逆证。麻疹的主要病位在肺、脾，可累及心、肝。

【诊断与鉴别诊断】

（一）诊断要点

1. 病史 易感儿在流行季节有麻疹患者接触史。潜伏期大多6~18天（平均10天）。

2. 临床表现 一般病程10~14天，临床分为3期。

（1）疹前期 从发热到刚出皮疹，一般3~4天，传染性最强。表现为：①发热、流涕、喷嚏、咳嗽、倦怠思睡等；②特殊的麻疹面容（麻相）：目赤胞肿、羞明畏光、眼泪汪汪；③发热2~3天后，口腔内可见麻疹黏膜斑，是早期诊断麻疹的重要依据；④部分患儿可伴食欲不振、腹泻、呕吐等症状；⑤耳后、发际处可见3~5个疹点，称为"报标"。

（2）出疹期 从开始出疹到疹点出齐，持续3~4天。表现为麻疹"非热不透"：随着疹点的出现，体温升高，可达40℃；随后出疹，体温暂降。如此高热和出疹交替出现，咳嗽、烦躁、口渴等症状加重。

皮疹特点：①疹色：初为玫瑰红色斑丘疹，逐渐加深成暗红色，可融合成片，疹间可见正常皮肤。②疹形：状如麻粒，突出皮面，触之碍手，无痒感。③出疹顺序：最先见于耳后、发际，依次向颜面、颈部、躯干、四肢自上而下蔓延，2~3天内遍布全身，最后达手足心、鼻准。④分布规律：头面部最多，躯干部次之，手足心最少。

（3）恢复期 从疹点出齐至全部消退，3~4天。其特点为：①皮疹按出疹顺序依次收没。②体温逐渐降至正常，咳嗽减轻，纳食增加，全身情况好转。③肺胃阴伤：咳声低弱，声音嘶哑，舌红少苔、少津液等。④疹退后见糠麸样脱屑、棕褐色色素沉着，7~10天消失。

邪毒深重者，皮疹稠密，融合成片，疹色紫暗；邪毒内陷者，可见皮疹骤没，或疹稀色淡，甚至合并麻毒闭肺、麻毒攻喉、毒陷心肝等证。

麻疹黏膜斑

　　麻疹黏膜斑又称滑寿黏膜斑，是麻疹早期最有特征性的体征，一般在出皮疹前1~2天出现。发热2~3天后，患儿两侧颊黏膜粗糙、充血，近白齿处有针尖样大小（直径为0.5~1.0mm）、灰白色小点，高出黏膜表面，周围绕以红晕。初起仅几个，常在1~2天内迅速增多，出皮疹时可融合成较大的白斑，随后此斑迅速消失，可留有暗红色小点。近几十年来，由于麻疹减毒活疫苗的广泛运用，有半数以上患儿早期不出现麻疹黏膜斑。

　　3. 辅助检查

　　（1）血常规检查　　白细胞总数正常或降低，淋巴细胞相对增多；合并细菌感染者，白细胞和中性粒细胞计数升高。

　　（2）多核巨细胞检查　　出疹前2天至出疹后1天，取鼻咽分泌物，或尿沉渣涂片，可见多核巨细胞或包涵体细胞，有诊断价值。

　　（3）血清抗体检测　　血清麻疹IgM抗体在急性期发病后3天即可检出，5~20天阳性率最高。恢复期血清麻疹IgG抗体滴度比急性期有≥4倍升高，或急性期IgG抗体阴性而恢复期抗体转阳，亦可诊断。

　　（4）病毒抗原检测　　取鼻咽分泌物或尿沉渣脱落细胞，可检测到麻疹病毒抗原和麻疹病毒核酸阳性。

　　（5）病毒分离　　取疹前期或出疹初期患者的血、尿或鼻咽分泌物，可分离出麻疹病毒。

（二）鉴别诊断

　　主要与风痧、丹痧、幼儿急疹相鉴别。具体鉴别要点见本章第三节"丹痧"表9-3-1。

【辨证论治】

（一）辨证要点

　　辨顺证与逆证　　麻疹以外透为顺，内传为逆。顺证具有典型的发病经过，按"疹前期""出疹期""恢复期"3期依次转归，出疹有序，疹色红活，分布规律，预后良好。若正不胜邪，邪毒内陷，则发展为逆证，如：壮热不退，疹出不畅，或疹未出齐突然隐退，同时伴有咳喘气促、鼻翼扇动、口唇发绀等，为麻毒闭肺；或有咽喉肿痛、呛咳气急、声音嘶哑、咳如犬吠等为麻毒攻喉；或神昏谵语、抽搐惊风者为毒陷心肝。

（二）治疗原则

　　麻疹的治疗以透为顺、以清为要，故有"麻不厌透""麻喜清凉"之说。疹前期麻毒郁表，治以辛凉解表、透疹；出疹期麻毒炽盛，治以清热解毒、透疹；恢复期，邪随疹泄，正气亦伤，治以养阴清热。总之，麻疹的治疗以透疹达邪、清凉解毒为根本大法。同时须注意：透疹须防辛散伤阴，清解忌苦寒太过，养阴须防滋腻留邪。出现逆证，则以清热解毒、扶正透疹为主。麻毒闭肺者治以宣肺开闭、清热解毒；麻毒攻喉者治以清热解毒、利咽消肿；邪陷心肝者治以平肝息风、清营解毒。

（三）分证论治

　　1. 顺证

　　（1）疹前期（邪犯肺卫）

　　证候：发热（多38℃以上），微恶风寒，鼻塞流涕，喷嚏，咳嗽，目赤胞肿，羞明畏光，泪水汪汗，纳呆食少，倦怠思睡，小便短赤，大便稀溏；发热第2~3天出现麻疹黏膜斑，耳后、发际处可见少量疹点；舌边尖红，苔薄白或微黄，脉浮数，指纹淡紫。

分析：麻毒时邪从口鼻而入，肺卫失宣，故见发热、咳嗽、喷嚏、流涕等肺卫表证；麻毒上熏苗窍，则见目赤胞肿、羞明畏光，泪水汪汪；卫气御毒，则见麻疹黏膜斑；麻为阳邪，以热象为主，故见小便短赤、舌边尖红、苔薄微黄；肺热移于胃肠，见纳呆食少、大便稀溏。

证候要点：发热、咳嗽等肺卫表证，目赤、羞明、流泪等麻疹面容，口腔麻疹黏膜斑，耳后、发际处见少量疹点。

治法：辛凉透表，清宣肺卫。

方药：宣毒发表汤加减。

加减：咽痛蛾肿者，加射干、马勃利咽消肿；口渴津少者，加生地黄、玄参、石斛养阴生津；风寒外束，腠理开阖失司，影响透疹者，加麻黄、细辛发表透疹。

（2）出疹期（邪入肺胃）

证候：发病3~4天后发热、咳嗽等症状加重，体温可达40~40.5℃。壮热不退，起伏如潮，每潮一次，疹随外出；疹点先见于耳后、发际，渐及颜面、颈部、躯干、四肢，最后手足心和鼻尖见到疹点即为出齐；疹色红活，由鲜艳的玫瑰红色转为暗红色；疹点细小，突出皮面，触之碍手，无痒感；疹点初起稀疏，渐次稠密，颜面部最多，手足心最少；可伴烦躁或嗜睡、口渴引饮、小便短赤、大便溏薄，舌红苔黄，脉数，指纹紫滞。

分析：麻为阳邪，非热不透，故此期热势最高；正气与麻毒交争，而见身热起伏如潮、壮热不退；正气祛邪，外发肌肤而见出疹有序、疹色红活、分布规律；肺胃热盛，故见咳嗽加重、烦躁口渴、小便短赤、舌红苔黄、脉数、指纹紫滞。

证候要点：高热、咳嗽加重，潮热与出疹相交替，疹出有序、疹色红活、分布规律，伴肺胃热证。

治法：清凉解毒，佐以透发。

方药：清解透表汤加减。

加减：疹点深红、紫暗，融合成片者、加牡丹皮、紫草清热凉血；口干者、加生地黄、玄参养阴生津；咳嗽盛者，加桔梗、桑白皮、杏仁宣肺止咳；壮热、面赤、烦躁者，加栀子、黄连、石膏泻火解毒；齿衄、鼻衄者，加藕节炭、白茅根凉血止血。

（3）恢复期（肺胃阴伤）

证候：疹点出齐后，发热渐退，咳嗽渐减，声音稍哑；疹点依次消退，皮肤呈糠麸样脱屑，伴有棕褐色色素沉着；胃纳增加，精神好转，舌红少苔，脉细数，指纹淡紫。

分析：麻毒随疹外泄，故发热渐退，咳嗽减轻，疹点依次消退；正气渐复，故胃纳增加，精神好转；热邪耗伤肺胃之阴，故见皮肤脱屑、舌红少苔、脉细数、指纹淡紫。

证候要点：发热、咳嗽减轻，疹点依次消退，皮肤糠麸样脱屑，色素沉着。

治法：养阴益气，清解余热。

方药：沙参麦冬汤加减。

加减：低热不退者，加地骨皮、银柴胡清退虚热；纳谷不香者，加谷芽、麦芽健脾醒胃；大便干结者，加全瓜蒌、火麻仁润肠通便。

2. 逆证

（1）麻毒闭肺

证候：疹点密集紫暗或疹出骤没，高热烦躁，咳嗽气促，鼻翼扇动，喉间痰鸣，甚则面色青灰、口唇紫绀，大便秘结，小便短赤，舌红，苔黄腻，脉数，指纹紫滞。

分析：本证为麻疹最常见的逆证，占患儿死因的90％以上，多见于出疹期和5岁以下小儿。热毒炽盛，入于营血，则疹色密集紫暗；疹出骤没，多为调护失宜，复感风寒，或治疗不当，妄用苦寒、攻下致麻毒内陷；邪盛正虚，正气不能透邪外出，邪毒内陷于肺，肺气郁闭，可见高热、咳嗽、气促、鼻扇；气滞血瘀，则见面青唇紫；痰热内盛，见喉间痰鸣、舌苔黄腻。

证候要点：疹点密集紫暗，疹出不畅，或疹出骤没，高热咳嗽，气促鼻扇。

治法：宣肺开闭，清热解毒。

方药：麻杏石甘汤加减。

加减：咳剧痰多者，加浙贝母、竹沥、天竺黄清热化痰；口唇紫绀者，加丹参、红花活血化瘀；大便干结、苔黄舌红起刺者，可加黄连、大黄、栀子泄热通便。

（2）麻毒攻喉

证候：身热不退，咽喉肿痛，声音嘶哑，咳声重浊，声如犬吠，喉间痰鸣，甚则吸气困难，胸高胁陷，口唇紫绀，烦躁不安，舌质红，苔黄腻，脉滑数，指纹紫滞。

分析：麻毒炽盛，循经上攻咽喉，故见咽喉肿痛、声音嘶哑；热盛炼液为痰，痰阻气道，则咳如犬吠、吸气困难；气滞血瘀，则口唇紫绀；痰热内盛，则舌红、苔黄腻、脉滑数。

证候要点：高热，咽喉肿痛，声音嘶哑，咳如犬吠，吸气困难。

治法：清热解毒，利咽消肿。

方药：清咽下痰汤加减。

加减：大便干结者，可加大黄、玄明粉泄热通便；咽喉肿痛者，加六神丸利咽消肿。若出现吸气困难、面色发绀等喉梗阻征象时，应采取中西医结合治疗措施，必要时行气管切开术。

（3）毒陷心肝

证候：皮肤疹点密集成片，色紫暗，高热不退，烦躁谵妄，甚则神昏、抽搐，舌质红绛起刺，苔黄糙，脉数，指纹紫滞。

分析：麻毒炽盛，内陷厥阴，蒙蔽心神，引动肝风，则见高热、烦躁、谵妄，甚则神昏、抽搐；热毒炽盛，入于营血，则疹点密集、紫暗，舌质红绛起刺，苔黄糙，脉数，指纹紫滞。

证候要点：疹点密集、紫暗，高热、烦躁、谵妄，甚至神昏、抽搐。

治法：平肝息风，清营解毒。

方药：羚角钩藤汤加减。

加减：痰涎壅盛者，加石菖蒲、陈胆南星、矾水郁金、鲜竹沥化痰开窍；大便干结者，加大黄、芒硝泄热通便；高热、神昏、抽搐者，可选用紫雪丹、安宫牛黄丸开窍、息风。

【其他疗法】

（一）中成药

1. **小儿紫草丸**　用于出疹期。
2. **安宫牛黄丸**　用于毒陷心肝证。
3. **炎琥宁粉针剂**　用于疹前期和出疹期。
4. **醒脑静注射液**　静脉滴注，5ml/（kg·d），最大剂量不超过20ml，加入5%~10%葡萄糖注射液或0.9%氯化钠注射液50~250ml中稀释。用于麻毒攻喉证、邪陷心肝证。

（二）药物外治法

（1）麻黄、芫荽、浮萍各15g，黄酒60ml，加水适量煮沸。让水蒸气满布室内，再用热毛巾取温药液，包敷患儿头部、胸背。用于皮疹透发不畅者。

（2）西河柳30g，荆芥穗、樱桃叶各15g，煎汤熏洗。用于麻疹透发不畅者。

【预防与调护】

1. 预防

（1）对麻疹患儿要早发现、早报告、早隔离、早治疗。发现麻疹患儿，要严格执行呼吸道隔离至出疹后5天，一般第6天即无传染性；有并发症者，隔离时间延长至疹后10天。

（2）按计划接种麻疹减毒活疫苗。麻疹流行期间，不去公共场所和流行区域，减少感染机会。若接触传染源，可注射胎盘球蛋白、丙种球蛋白等。

2. 调护

（1）患儿的卧室要空气流通，温度、湿度适宜，避免直接吹风受寒和过强阳光刺激。

（2）注意补足水分，饮食应清淡、易消化，忌油腻辛辣之品。

（3）保持眼睛、鼻腔、口腔、皮肤的清洁卫生。

第二节 风　疹

PPT

学习目标

知识要求：

1. 掌握风疹的定义、临床特征、诊断要点及辨证论治。
2. 熟悉风疹的病因病机及鉴别诊断。
3. 了解风疹的流行病学概况、其他疗法及预防调护。

技能要求：

1. 熟练掌握诊断风疹与鉴别诊断的技能。
2. 会运用辨证论治的方法治疗风疹。

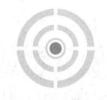 岗位情景模拟30

　　刘某，男，4岁。发热1天，出疹半天。患儿发热恶风、鼻塞、喷嚏、咳嗽，于今晨发现头面、颈部出现红色丘疹，色淡红，有痒感。

　　检查：耳后、枕部淋巴结肿大，轻压痛；舌红、苔黄，脉浮数。

　　问题与思考

1. 该患儿中医病、证诊断是什么？
2. 请给出治法、方药。

答案解析

风疹是感受风疹时邪（风疹病毒）引起的一种急性出疹性肺系时行疾病，临床以轻度发热，咳嗽，全身皮肤出现细小如沙的淡红色斑丘疹，耳后、颈部、枕部瘰核（淋巴结）肿大为特征。因其皮疹细小如沙，故称"风疹"。

本病好发于冬春季节，可造成流行。多见于1~5岁小儿，除1岁内婴儿外，年龄越小，发病率越高。一般病情较轻，病程短，少见并发症，预后良好，被称为"皮肤小疾""不在正麻之列"，病后可获得较持久的免疫力。

👥 课堂互动 9-2 ————————————————————

古人为何说风疹是"皮肤小疾""不必用药而自散"？

答案解析

本病相当于西医学的风疹，其病原体为风疹病毒，传染源为风疹患者，主要经空气飞沫传播。孕妇在妊娠初3个月内感染风疹病毒后，病毒可通过胎盘传给胎儿，而致各种先天性缺陷，称为"先天性风疹综合征"。

✍️ 知识拓展

先天性风疹综合征

孕妇在妊娠早期患风疹，病毒可通过胎盘感染胎儿，导致胎儿的先天性畸形，如先天性心脏病、耳聋、白内障、脑发育障碍等，或引起流产、死胎，称为"先天性风疹"或"先天性风疹综合征"。有资料显示，妊娠3个月内感染者致畸率为60%~80%，应予高度重视。接种风疹疫苗，对于预防先天性风疹、保证优生优育有着积极的意义。

【病因病机】

风疹的病因为感受风疹时邪；主要病机为邪毒与气血相搏，外泄肌肤。

风疹时邪从口鼻而入，犯于肺卫，则见恶风、发热、咳嗽等症；邪毒与气血相搏，外泄肌肤则皮疹泛发；邪毒阻滞少阳经络，则耳后、颈部、枕部瘰核肿大。邪轻病浅者，一般只伤及肺卫，见疹色淡红、疹点细小稀疏、疹出热退，病程较短，预后良好。少数患儿邪毒炽盛，内传气营，燔灼肺胃，可见疹点密集、色鲜红或紫暗，伴壮热、烦渴、便秘、尿赤等症。

【诊断与鉴别诊断】

（一）诊断要点

1. **病史**　冬春季节多见，患儿有风疹接触史。

2. **临床表现**　一般病程为3~7天。

（1）初期　可有轻度发热、咳嗽、流涕、咽痛等类似感冒的症状，耳后、颈部、枕部淋巴结肿大、有触痛。发热1~2天后开始出疹。

（2）出疹期　皮疹特点：①出疹顺序：多先见于面部、颈部，迅速扩展至躯干、四肢，1天内遍布全身，分布均匀、稀疏，但手足心较少或无疹。②疹色：多为淡红色。③疹形：疹点细小如沙，稍微隆起。④有痒感。

（3）恢复期 出疹2~3天后，发热渐退，疹点收没，无皮肤脱屑和色素沉着。

3. 辅助检查

（1）血常规检查 白细胞总数减少，淋巴细胞相对增多。

（2）血清学检测风疹病毒抗体 患儿恢复期较发病初期血清抗体增加4倍以上可确诊。

（二）鉴别诊断

1. 麻疹、丹痧、幼儿急疹 具体鉴别要点见本章第三节"丹痧"表9-3-1。

2. 药物疹 有用药易致药物过敏史，皮疹形态不一，无淋巴结肿大。

【辨证论治】

（一）辨证要点

辨轻重 轻度发热，疹色淡红，疹点细小稀疏，分布均匀，精神、食欲正常，病程3~4天，证属邪犯肺卫，为轻证；壮热烦渴，疹色鲜红或紫暗，分布密集，病程5~7天，证属邪犯气营，属重证。

（二）治疗原则

风疹的治疗以疏风清热、透疹为原则。邪在肺卫，病情较轻者，治以疏风清热，佐以透疹；邪在气营，病情较重者，治以清热凉营、解毒透疹。

（三）分证论治

1. 邪犯肺卫

证候：发热恶风，喷嚏流涕，伴有轻微咳嗽；发热1~2天出疹，先起于头面，随后躯干、四肢，1天内遍及全身；疹色淡红，细小稀疏，分布均匀，有痒感，2~3日消退；耳后、颈部及枕部淋巴结肿大、触痛；舌质偏红，苔薄白或薄黄，脉浮数，指纹浮紫。

分析：风疹时邪犯于肺卫，则见发热、咳嗽、流涕等；邪气与气血相搏，外发肌肤，则见出疹；邪毒阻滞少阳经络，则臖核肿大、触痛。

证候要点：轻度发热，疹色淡红，疹点细小稀疏，耳后、颈部及枕部淋巴结肿大，病程较短，3~4天。

治法：疏风解表，清热透疹。

方药：银翘散加减。

加减：淋巴结肿大、疼痛者，加蒲公英、夏枯草、玄参解毒散结；咽喉肿痛者，加僵蚕、木蝴蝶、板蓝根利咽止痛；皮肤瘙痒者，加蝉蜕、僵蚕透疹止痒。

2. 气营两燔

证候：壮热口渴，烦躁哭闹；疹点密集，疹色鲜红或紫暗，甚则融合成片；耳后、颈部及枕部淋巴结肿大，压痛明显；小便黄少，大便秘结，舌质红，苔黄糙，脉洪数，指纹紫滞。

分析：邪热炽盛，内犯气营，则高热烦躁，疹点密集、鲜红或紫暗；邪毒郁滞少阳经络，则臖核肿大、压痛明显；肺胃郁热，则尿赤秘结、舌质红、苔黄糙、脉洪数、指纹紫滞。

证候要点：壮热烦躁，疹点密集，疹色鲜红或紫暗，病程较长，5~7天。

治法：清热解毒，凉营透疹。

方药：透疹凉解汤加减。

加减：口渴甚者，加天花粉、鲜芦根生津止渴；大便干结者，加大黄、芒硝泄热通便；疹色紫暗而密者，加生地黄、牡丹皮、紫草凉血止血。

【其他疗法】

（一）单方验方

板蓝根15g，蝉蜕6g，甘草4g，水煎代茶饮。用于风痧肌肤瘙痒者。

（二）中成药

1. 小儿紫草丸　用于邪郁肺卫证。
2. 炉甘石洗剂　用于皮肤瘙痒甚者。

【预防与调护】

1. 预防

（1）风痧流行季节，易感儿和孕妇少去公共场所，避免与风痧患者接触。

（2）对患儿采取隔离措施，一般隔离至出疹后5天。

（3）对1岁以上小儿及育龄妇女进行风疹疫苗接种，具有预防效果。

2. 调护

（1）注意休息与保暖；多饮开水；对体温较高者可作物理降温。

（2）衣服宜柔软宽松；皮肤瘙痒者，不要用手挠抓，防止损伤皮肤导致感染。

（3）饮食需清淡而易于消化，不宜吃辛辣、煎炸等食物。

第三节　丹　痧

PPT

学习目标

知识要求：

1. 掌握丹痧的定义及临床特征、诊断与鉴别诊断、辨证论治、西医治疗。
2. 熟悉丹痧的病因病机和流行病学概况。
3. 了解丹痧的其他疗法及预防调护。

技能要求：

1. 熟练掌握诊断丹痧及其与其他出疹性疾病鉴别诊断的技能。
2. 会运用辨证论治和西医疗法治疗丹痧。

 岗位情景模拟31

　　张某某，男，6岁。因"发热、咽痛3天，出疹1天"于2009年12月4日初诊。患儿于12月1日下午突然发热，体温38.8℃，咽痛，头痛，呕吐。3日上午身上出现皮疹，自颈、胸及腋下起始，数小时内蔓延至全身，在镇医院疑为"猩红热"，遂转来我院住院治疗。现症：高热恶寒，头痛，恶心欲吐，咽痛，全身弥漫性鲜红色皮疹，有瘙痒感，大便干燥，小便短赤。

检查：体温39.2℃，面部发红，口唇周围苍白，咽部充血，扁桃体肿大；舌尖红赤起刺，苔薄白，脉浮数；颌下淋巴结肿大，有压痛；全身遍布弥漫性鲜红色皮疹，压之褪色；心、肺、腹未见异常。血象化验：白细胞18×10^9/L，中性粒细胞0.86，淋巴细胞0.12，嗜酸性粒细胞0.02。取咽拭渗出液培养有乙型溶血性链球菌生长。

问题与思考

1. 该患儿中医病、证诊断是什么？
2. 请给出治法、方药。

答案解析

丹痧是外感痧毒疫疠之邪，引起的一种急性出疹性肺系时行疾病。临床以发热，咽喉肿痛或伴腐烂，全身布发弥漫性猩红色皮疹，疹后脱皮、脱屑为特征。因皮疹色红如丹、细小如沙，故称"丹痧"；因有明显咽喉肿痛或腐烂，又称为"烂喉痧""烂喉丹痧"；因其传染性极强，又称"疫喉痧""疫痧""疫疹"等。

本病全年均可发病，以冬春季节最多，北方发病率高于南方。任何年龄都可发病，3~8岁儿童发病率较高。本病西医学称为猩红热，主要传染源为患者和带菌者。病原体为A组B溶血型链球菌，主要通过呼吸道飞沫传播，亦可经皮肤伤口或产道感染。人群普遍易感，感染后可获得较持久的免疫力。在抗生素使用前，本病常呈周期性流行，病死率很高；随着抗生素的普及，发病率逐渐下降，重症病例明显减少，但临床轻型和不典型病例仍较多，区域性小流行时有发生，少数还可引起心悸、水肿、痹证等变证。

【病因病机】

本病病因为感受痧毒疫疠之邪。疫毒疫邪从口鼻侵入人体，首犯肺卫，故初起见恶寒、发热等肺卫表证。疫毒炽盛，迅速化火入里，肺胃气分热盛，表现为壮热烦躁、唇干口渴等症；咽喉为肺胃之门户，肺胃疫火上攻，熏灼咽喉，则咽喉肿痛，甚则热毒灼伤肌膜而见白腐糜烂；痧毒蕴于肺胃，肺主皮毛，胃主肌肉，邪毒循经流窜于肌表，则发为痧疹、色红如丹。若邪毒进一步传入气营，或内迫营血，可见痧疹密布、融合成片，其色泽紫暗或有瘀点，可伴见壮热烦渴、嗜睡萎靡；火易归心，舌为心之苗，心火燔灼，阴津受损，可见舌光无苔、舌生芒刺，状如杨梅。若痧毒内陷厥阴，邪闭心包，热盛动风，则神昏谵语、壮热抽搐。阳毒多从火化，最易伤阴，故后期见肺胃阴伤证，如皮肤干燥、脱皮脱屑，干咳少痰或痰中带血，食欲不振，神疲乏力，唇干口燥，大便干燥，舌红苔剥少津液等。

本病若失治误治，可导致变证的发生。如热毒留滞心络，耗伤气阴，心失所养，致胸闷、心悸、脉结代；热毒流窜筋脉关节，则致骨节痹痛、红肿灼热；余邪未清，内归肺、脾、肾，气化不利，水湿内停，外溢肌肤，可致水肿、尿少等症。

本病的病位主要在肺、胃，可累及心、肝、肾。基本病机为外感痧毒疫邪，肺胃热盛，上蒸咽喉；毒炽气营，循经流窜肌肤，发为痧疹。

【诊断与鉴别诊断】

（一）诊断要点

1. **病史**　冬春季节多见，近期有与丹痧患者或其他链球菌感染患者接触史。

2. 临床表现　潜伏期1~7天，平均3天。起病急骤，突发高热，轻者体温38~39℃，重者可达40℃，伴咽喉红肿疼痛甚至腐烂。多在起病1~2天内出疹，热势更高，皮疹最先见于颈部、腋下和腹股沟处，通常24小时内布满全身，有痒感。其特点为全身皮肤弥漫性潮红，遍布猩红色针尖样密集的小丘疹，压之褪色，触之碍手，似砂纸感。皮疹在腋窝、肘窝、腹股沟等皮肤皱褶处最为密集，伴皮下出血，形成紫红色线条，称"线状疹"或"帕氏线"。面部潮红无疹，口鼻周围不红，故显得苍白，称"口周苍白圈"或"环口苍白圈"。病初舌苔厚，舌尖及边缘处舌乳头红肿，突出于白苔之外，称"草莓舌"；4~5天后舌苔剥落，舌质红绛，舌乳头肿大如芒刺，称"杨梅舌"。出疹后3~5天内，皮疹按出现顺序消退，咽痛渐轻，身热渐退，伴见唇干口渴、干咳少痰、大便干燥、纳呆乏力等症。疹退1周后见脱皮脱屑，疹少者呈糠麸样脱屑，疹多者呈大片状脱皮，持续1~2周，无色素沉着。部分患儿发病2~3周后，可发生心悸（风湿热）、水肿（肾炎）、痹证（关节炎）。

3. 辅助检查

（1）血常规　白细胞增多，可高于$12×10^9$/L；中性粒细胞增高，达0.7~0.9。

（2）细菌分离　取鼻咽拭子或伤口脓液培养，可分离出致病菌。

（二）鉴别诊断

主要与麻疹、风痧、幼儿急疹相鉴别，见表9-3-1。

表9-3-1　小儿常见出疹性疾病鉴别诊断表

	发热与出疹关系	初期症状	皮疹特点	特殊体征	恢复期
麻疹	发热3~4天出疹，出疹时体温更高	发热、咳嗽、流涕、羞明畏光、泪水汪汪	由鲜红到暗红色斑丘疹，疹间有正常皮肤，出疹有序（耳后、发际→头面→躯干→四肢→手足心），3~4天出齐，3~4天消退	麻疹黏膜斑	疹退糠麸样脱屑，棕褐色色素沉着
风痧	发热1~2天出疹，出疹时热度不高	轻度发热、咳嗽、流涕	淡红色斑丘疹，较麻疹稀疏细小，不融合，皮疹（自面部开始→躯干→四肢）多在1日内出齐，2~3天消退	耳后及枕部淋巴结肿大	疹退无脱屑及色素沉着
幼儿急疹	发热3~4天，热退疹出	突然高热，一般情况较好	玫瑰红色小丘疹，皮疹（自颈部与躯干开始→腰臀部）多在1日内出齐，1~2天消退	无	疹后无脱屑及色素沉着
丹痧	发热1~2天出疹，出疹时高热	高热、咽喉肿痛腐烂	皮肤弥漫性潮红，满布猩红色针尖样皮疹，密集成片，先见于颈、腋下、腹股沟，24小时遍及全身，颜面部潮红无疹，3~4天消退	口周苍白圈，杨梅舌，线状疹	疹后可有大片状脱皮，无色素沉着

【辨证论治】

（一）辨证要点

1. 辨病位　本病属温病，可以按卫气营血辨证。初起邪在肺卫，见发热恶寒、咽喉肿痛、痧疹隐隐；邪入气分，则恶寒已罢、热势增高、疹色红赤、咽喉肿烂、烦躁口渴；疫毒化火，气营（血）两燔，迫血外出肌肤，则疹色猩红如丹，或色紫如斑，伴神昏嗜睡；病之后期，邪去正虚，气阴耗损，症见干咳低热、唇干口渴、皮肤脱屑、舌红少津等。

2. 辨轻重、常证变证　发热有汗，疹色鲜红，疹点外达、稀疏，为轻证、常证。若疹隐不透，高热无汗，咽喉肿痛剧烈，烂喉气秒；或疹虽透，疹点密集或融合成片，疹色紫滞夹有瘀点，伴神昏谵语者，为重证。若见心悸不宁、乏力多汗、胸闷、脉结代，为心悸变证；若见肢体浮肿、小便不利，为水肿变证；若见四肢关节红肿疼痛，为痹证变证。

（二）治疗原则

本病治疗以清热解毒、凉血利咽为基本原则。病初邪在肺卫，宜辛凉解表、透疹利咽；毒在气营，宜清气凉营、解毒利咽；病后邪退阴伤，宜养阴清热、生津润喉。若并发心悸、痹证、水肿等变证，则参照相关病证辨证论治。

（三）分证论治

1. 邪侵肺卫

证候：骤起发热，恶寒无汗，头痛，咽喉红肿疼痛或有白腐糜烂，常影响吞咽，皮肤潮红，可见痧疹隐隐。舌质红，苔薄白或薄黄，脉浮数有力。

分析：邪犯肺卫，故见发热恶寒、无汗头痛；疫毒内侵，首犯咽喉，故见咽喉红肿疼痛或白腐糜烂；邪毒循经流窜肌表，见皮肤潮红、痧疹隐隐；舌红苔薄黄，脉浮数，为邪郁肺卫。

证候要点：骤起发热，咽喉红肿疼痛或有白腐糜烂，皮肤潮红，痧疹隐隐。

治法：辛凉解表，透疹利咽。

方药：解肌透痧汤加减。

加减：乳蛾红肿者，加土牛膝、板蓝根清热利咽；颈部淋巴结肿痛者，加夏枯草、紫花地丁解毒散结；汗出不畅者，加防风、薄荷祛风发汗解表。

2. 气营两燔

证候：壮热不退，烦躁口渴，面部潮红无疹，环口苍白，咽喉肿痛或伴有白腐糜烂，全身皮肤潮红，皮疹密布，色红如丹或色紫夹有瘀点。出疹后1~2天，舌红起芒刺，舌苔黄糙；3~4天后舌苔剥脱，舌面光红起刺，状如杨梅。脉数有力。

分析：邪在气营，热毒炽盛，熏灼咽喉，外泄肌肤，则见壮热不退、咽喉肿痛腐烂、遍身皮肤潮红、皮疹密布；热毒伤阴，则见舌苔剥落、舌质红绛起芒刺。

证候要点：壮热不退，咽喉肿痛腐烂，皮疹密布，杨梅舌。

治法：清气凉营，泻火解毒。

方药：凉营清气汤加减。

加减：疹出不透、壮热无汗者，加淡豆豉、浮萍发表透疹；苔糙便秘、咽喉腐烂者，加生大黄、芒硝导热下行；邪毒内陷心肝，出现神昏、抽搐者，可选紫雪丹、安宫牛黄丸开窍定惊。

3. 肺胃阴伤

证候：皮疹出齐1~2天后，疹点按出现顺序消退，体温渐降，咽痛腐烂减轻，伴有唇干口燥、食欲不振、大便干结，约1周后可见皮肤脱屑、脱皮。舌红少津，苔剥脱，脉细数。

分析：疹出热泄，则体温渐降、咽痛腐烂减轻；唇干口燥，食欲不振，大便干结，皮肤脱屑、脱皮，舌红少津，苔剥脱，脉细数，均为热毒耗伤肺胃之阴所致。

证候要点：皮疹消退，体温渐降，咽痛腐烂减轻，伴肺胃阴伤证。

治法：养阴清热，生津润喉。

方药：沙参麦冬汤加减。

加减：口干、舌红少津明显者，加玄参、桔梗、芦根养阴清热、生津润喉；大便秘结难解者，加知母、火麻仁清肠润燥；低热不清者，加地骨皮、银柴胡、生地黄以清虚热。

【其他疗法】

（一）单方验方

（1）大青叶、板蓝根、土牛膝各15g。每日1剂，水煎服。用于邪侵肺卫证。

（2）紫草、车前草各15~30g。水煎，连服7日。用于气营两燔证，也可用于预防。

（二）药物外治法

锡类散、冰硼散、珠黄散、双料喉风散、金不换散等。任选一种吹喉，每日2~3次。用于咽喉肿痛腐烂。

（三）中成药

1. 银黄口服液、双黄连口服液　用于邪侵肺卫，咽喉肿痛。

2. 三黄片、五福化毒丸　用于气营两燔证。

【西医治疗】

首选青霉素，5万~10万U/（kg·d），分2次肌内注射，疗程7~10天。重症患者加大剂量，给予静脉滴注。如青霉素过敏，可用红霉素或头孢硫脒。

【预防与调护】

1. 预防

（1）控制传染源　对患儿及时隔离治疗7日，至临床症状消失、咽拭子培养链球菌阴性3次，方可解除隔离；对密切接触的易感人员，应隔离观察7~12天。

（2）切断传播途径　对患儿的衣物以及分泌物、排泄物要及时消毒处理；接触患者应戴口罩、手套。

（3）保护易感儿童　疾病流行期间，小儿应避免去公共场所；对儿童集中场所经常进行消毒处理；避免小儿接触猩红热、扁桃体炎、咽峡炎、中耳炎等链球菌感染的患者。

2. 调护

（1）急性期卧床休息，注意居室空气流通。

（2）供给充足的营养和水分，饮食应以清淡、易消化的流质或半流质为主。

（3）注意皮肤与口腔的清洁卫生，可用淡盐水漱口；皮肤瘙痒者不可抓挠，脱皮时不可撕扯，以免皮肤破损感染。

PPT

第四节 幼儿急疹

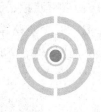

学习目标

知识要求：

1. 掌握幼儿急疹的定义及临床特征、诊断要点、辨证论治。
2. 熟悉幼儿急疹的病因病机及鉴别诊断。
3. 了解幼儿急疹的流行病学概况、其他疗法及预防调护。

技能要求：

1. 熟练掌握诊断幼儿急疹的技能。
2. 会运用辨证论治的方法治疗幼儿急疹。

岗位情景模拟32

　　王某，女，8个月。持续高热3天，出疹4小时。患儿3天前无明显诱因出现高热，体温39.5℃左右，烦躁不安，咳嗽流涕，经小儿推拿、温水擦浴、贴退热贴、服退热药等治疗，体温在38.5~39.5℃。今晨发现全身红色皮疹，遂来就诊。现症：体温37.5℃，全身玫瑰色丘疹，以躯干、腰臀部为多，不痒，手足心无疹，两颊黏膜正常，咽部稍充血，耳后、颈部淋巴结轻度肿大；咳嗽少痰，便秘，精神、饮食如常；舌质红，苔黄腻，指纹色紫。血常规：白细胞4.8×10^9/L，中性粒细胞0.3，淋巴细胞0.67，单核细胞0.03。

问题与思考

1. 该患儿中医病、证诊断是什么？
2. 请给出治法、方药。

答案解析

　　幼儿急疹是一种发生于婴幼儿时期的急性出疹性传染病。临床以突然发热、3~4天后体温骤降，同时全身出现玫瑰红色小丘疹为主要特征。本病多见于6~18个月的小儿，尤以1岁以下发病率最高。因此时正为哺乳期间，其形又似麻疹，故中医学称为"奶麻""假麻"，多认为由"风热客于肺脾二经所致"。

　　本病一年四季均可发生，冬春季节发病率较高。本病由人类疱疹病毒6、7型感染引起，多为散发，传染性不强，偶见流行。本病邪气较轻，患儿多能顺利出疹，一般预后良好，可获得持久免疫力。

【病因病机】

　　本病因感受风热时邪所致。邪气由口鼻而入，侵袭肺卫，故初起见风热表证，但为时短暂；邪易化热，热郁肌表，肺卫气分热盛，故起病后迅速见到高热；热郁脾胃，胃失和降，脾失健运，可见呕吐、纳呆、泄泻或便秘；发热数日，时邪与气血相搏，邪轻而正气充沛，正气托毒外出，发于肌肤，邪热得以外泄，故疹出热退。

其病位主要在肺、脾。基本病机为外感风热时邪，侵犯肺脾，与气血相搏，外发肌肤。

【诊断与鉴别诊断】

（一）诊断要点

1. 病史　冬春季节高发，多见于2岁以下的婴幼儿。可有幼儿急疹接触史。

2. 临床表现

（1）发热　起病急骤，突然高热，数小时内即可达39~41℃，但患儿精神良好。病初常有咳嗽、流涕、咽红、目赤等风热表证；或有呕吐、纳呆、泄泻等脾胃症状；高热期可有烦躁口渴、尿少便秘等。枕部、颈部及耳后淋巴结可轻度肿大。大部分患儿全身症状轻微，少数有烦躁、睡眠不宁或惊厥。高热持续3~4天，多数患儿体温骤降，热退疹出。

🔲 课堂互动 9-3 ————————————————————————

幼儿急疹为何高热3天，突然热退出疹？

————————————————————— 答案解析

（2）皮疹特点　皮疹最初见于颈部与躯干，很快波及全身，24小时内出齐，1~2天内全部消退。疹点为不规则的玫瑰红色皮疹，直径为2~3mm，周围有红晕，压之褪色，呈散在性分布，也可融合成片。疹点以躯干、腰部、臀部较多，面部以及肘、膝较少，疹退后无脱屑和色素沉着。

3. 辅助检查　血常规：白细胞总数减少，分类以淋巴细胞增多为主。

（二）鉴别诊断

主要与麻疹、风痧、丹痧等鉴别。具体鉴别要点见本章第三节"丹痧"表9-3-1。

【辨证论治】

（一）辨证要点

辨轻重　本病以卫气营血辨证为纲，病位以卫气为主，一般不深入营血，多为轻证。轻证除发热外，患儿精神如常，全身症状轻微；3~4天后，热退疹出，迅速好转。重证多因邪毒过盛，或小儿正气不足所致，如：热扰心神致烦躁不宁；邪郁脾胃致呕吐、泄泻、纳呆；邪陷心肝，则神昏、抽搐。

（二）治疗原则

本病以清热解毒透疹为主要治则。热郁肌表治宜疏风清热、解毒透疹；热退疹出治宜清热养阴、解毒透疹。若热扰心神，佐以清心除烦；热郁脾胃，胃失和降，佐以和胃降逆；脾失健运，佐以健脾止泻；热盛动风，佐以清热止惊。本病虽有高热，若患儿精神、饮食如常，亦可不必用药而自愈。

（三）分证论治

1. 热郁肌表

证候：骤发高热，持续3~4天，精神如常或稍有烦躁，咽红目赤，轻咳，饮食减少，舌质偏红，舌苔薄黄，脉象浮数，指纹浮紫。

分析：风热时邪侵袭肺卫，蕴于肌表，郁而化热，肺胃气分热盛。

证候要点：骤发高热，持续3~4天，精神如常。

治法：疏风清热，解毒透疹。

方药：银翘散加减。

加减：呕吐较剧者，加竹茹、姜汁止呕；高热烦渴、唇红面赤、尿短赤者，加生石膏（先煎）、知母清热生津；咽部红肿、颈及耳后淋巴结肿大明显者，加大青叶、板蓝根、蒲公英、青黛、浙贝母解毒散结；伴惊厥者，加钩藤、蝉蜕、僵蚕息风止痉。

2. 疹出热退

证候：身热骤降，全身皮肤出现玫瑰红色小丘疹，始见于颈部、躯干，很快遍及全身，1~2天后皮疹消退，无脱屑，无痒感。舌质偏红，苔薄少津，脉细数，指纹淡紫。

分析：正气祛邪，邪毒外泄，热退疹出，肺胃阴伤。

证候要点：身热骤降，全身皮肤出现玫瑰红色小丘疹，伴肺胃阴伤证。

治法：清热养阴，解毒透疹。

方药：银翘散合养阴清肺汤加减。

加减：大便秘结者，加生大黄（后下）或玄明粉（兑服）泄热通便；大便干结如羊粪者，加火麻仁、蜂蜜润肠通便；口渴明显者，加天花粉生津止渴。

【其他疗法】

（一）单方验方

（1）金银花、连翘各10g，夏枯草15g，蝉蜕6g，加水煎煮，去渣取液，以汤代茶饮。用于热郁肌表，高热口渴者。

（2）牡丹皮、紫草各6g，红花、蝉蜕各3g，加水煎煮，去渣取液，以汤代茶饮。用于疹出稠密者。

（二）中成药

1. 小儿热速清口服液　用于邪郁肌表证。
2. 板蓝根颗粒　用于邪郁肌表证。
3. 小儿金丹片　用于邪郁肌表及见抽搐者。
4. 银黄口服液　用于邪郁肌表及见咽喉红肿疼痛者。

【预防与调护】

1. 预防　隔离患儿至出疹后5天，在托儿所、幼儿园发现可疑患儿，应隔离观察7~10天。

2. 调护

（1）患病期间宜安静休息，注意避风寒、防感冒。

（2）饮食宜清淡、易消化，多饮水。

（3）持续高热者，可行物理降温。用湿毛巾敷头部，或用温水擦浴，防止惊厥发生。

第五节 水 痘

PPT

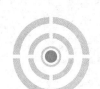

学习目标

知识要求：

1. 掌握水痘的定义及临床特征、诊断要点、辨证论治。
2. 熟悉水痘的病因病机及鉴别诊断。
3. 了解水痘的流行病学概况、其他疗法及预防调护。

技能要求：

1. 熟练掌握诊断水痘的技能。
2. 会运用辨证论治的方法治疗水痘。

岗位情景模拟33

赵某某，男，6岁。1996年5月28日初诊。

主诉：发热3天，出疹1天。

患儿5月23日开始发热，体温曾高达39.2℃，伴鼻流黄涕、喷嚏、咳嗽，自服"维C银翘片""扑热息痛"，体温时高时低。自昨日起，全身出现斑丘疹，疹点密布，身热不退，遂于今日来院就诊。现症：壮热口渴，烦躁不安，痘疹密布，疹色紫暗，大便3天未行，小便黄赤。

检查：体温38.8℃，面赤唇红，躯干部斑丘疹、疱疹密布，呈椭圆形，大小不一，疱浆浑浊，疹色紫暗，四肢皮疹较少。舌红，苔黄燥，脉滑数。血化验：白细胞7.8×10^9/L，中性粒细胞0.46，淋巴细胞0.54。

问题与思考

1. 该患儿中医病、证诊断是什么？
2. 请给出治法、方药。

答案解析

水痘是感受水痘时邪引起的急性出疹性时行疾病。临床以发热，皮肤、黏膜分批出现斑丘疹、疱疹、结痂，呈向心性分布为特征。因其疱疹椭圆如豆，疱浆清亮如水，故名"水痘"。亦称"水花""水疱""水疮""水喜"等。

本病一年四季都有发生，但以冬春为多。本病西医学亦称为"水痘"，其病原体为水痘–带状疱疹病毒，传染源为水痘患者和带状疱疹患者。水痘传染性极强，多通过直接接触或呼吸道飞沫传播，容易引起流行。发病前1日到结痂为止都有传染性，尤以早期传染性更强。人群普遍易感，以1~6岁小儿较为多见，但现在发病年龄有后移的趋势，如5~9岁患儿约占50%，甚至向10~14岁青少年转移。本病一般预后较好，10日左右可自愈，愈后不留瘢痕，但抓破真皮层并发感染会遗留瘢痕。病后可获终身免疫。少数患儿可见重症，如免疫缺陷症、长期应用肾上腺糖皮质激素或免疫抑制剂的患儿，病情严重，可危及生命。

【病因病机】

本病是感受水痘时邪所致。邪毒从口鼻而入，肺开窍于鼻，脾开窍于口，故邪毒循经蕴于肺脾。病初邪犯肺卫，见发热、流涕、咳嗽等症；邪毒入里与内湿相搏，正气祛邪夹湿外泄，肺合皮毛，脾主肌肉，邪毒夹湿达于肌表，发为水痘。

本病多属轻证，疱疹稀疏，疱浆清亮，全身症状轻微，预后良好。少数患儿素体虚弱，或经误治，致正不胜邪，邪毒炽盛，内犯气营，可见疱疹稠密，色泽红赤、紫暗，伴壮热口渴，甚至神昏抽搐等，属重证，预后不良。

本病的病位主要在肺、脾，重证可涉及心、肝二脏。基本病机为外感水痘时邪，蕴于肺脾，邪毒与内湿相搏，正气祛邪，发于肌表。

【诊断与鉴别诊断】

（一）诊断要点

1. **病史** 多见于冬春季节，起病前2~3周多有与水痘患者或带状疱疹患者接触史。

2. **临床表现**

（1）全身症状：起病急，初起有发热、咳嗽、鼻塞、流涕等类似感冒的症状，多为低热或中度发热，体温一般不超过39℃，可伴见烦躁、不思饮食。

（2）皮疹特点：发热1~2天内开始出疹，先于头面、发际等处渐次出现疹点，初起为红色斑丘疹，1天内迅速变为疱疹。疱疹特点：①呈椭圆形，状如水珠；②大小不一，大者如豌豆，小者如米粒；③皮薄而软，易破溃；④内含澄清水液，24小时后变浑浊；⑤根脚有红晕，伴瘙痒；⑥3~4天干燥结痂，不留瘢痕。起病后皮疹分批出现，此起彼落，先后不一。在同一部位，斑丘疹、疱疹、结痂往往同时并现。皮疹以躯干部较多，头面部次之，四肢较少，呈向心性分布。鼻、咽、口腔、外阴等部位的黏膜也可出现类似的疱疹，易破溃形成溃疡。从起病至疱疹全部结痂，病程1~2周。

课堂互动 9-4

水痘疱疹中的澄清水液，是素体有湿邪，还是外邪夹湿？

答案解析

3. **辅助检查**

（1）血常规检查 白细胞计数多正常或降低，淋巴细胞可增高。

（2）多核巨细胞检查 刮取新鲜疱疹基底组织涂片，找到多核巨细胞，可供快速诊断。

（3）病原学检测 用直接免疫荧光法检测病毒抗原，敏感性较高。病原学检查可分离病毒。

（4）核酸的检测 对患者呼吸道上皮细胞和外周血白细胞中病毒DNA进行检测，是敏感、快速的早期诊断方法。

（二）鉴别诊断

1. **脓疱疮** 好发于夏季，多无发热等全身症状。头面部及四肢暴露部位多见，疱疹较大，内含脓液，壁薄容易破溃，随脓液流溢、蔓延至附近皮肤而发。脓疱疮与水痘的鉴别见表9-5-1。

表9-5-1   水痘与脓疱疮的鉴别

疾病	水痘	脓疱疮
季节	冬春	夏季
病因	外感水痘时邪（水痘-带状疱疹病毒）	外感暑湿热毒（葡萄球菌或链球菌）
部位	躯干多，四肢较少（向心性分布）	头面及四肢暴露部位多（离心性分布）
皮疹特点	斑丘疹、疱疹、结痂分批出现同时存在，疱疹内含透明液体	疱疹为主，疱疹较大壁薄，含有脓液
治法	清热解毒利湿	清暑利湿解毒
方剂	银翘散	清暑汤

2. **丘疹样荨麻疹**   好发于婴幼儿，多有过敏史，无发热。皮疹多见于下肢伸面，呈风团样丘疹，中心有针尖大小的水疱，扪之坚实，不易破损，不结痂，瘙痒明显，易反复发作。

3. **手足口病**   由肠道病毒引起的急性出疹性传染病，夏秋季多见。以发热、口腔溃疡和手足部疱疹为特征。发热1~2天后，口腔内出现疱疹，破溃后形成溃疡，疼痛明显。同时，手掌、足底及臀部可见斑丘疹，很快变为疱疹，呈离心性分布。疱疹呈圆形或椭圆形，扁平突起，如米粒或小豆粒，质地较硬，多不破溃，内有浑浊液体。多见于学龄前儿童，以3岁以下发病率最高。一般预后良好，但少数重症患儿可并发脑炎、心肌炎等，可危及生命。

【辨证论治】

（一）辨证要点

辨轻重   轻证发热不高，痘疹形小而稀疏，疹色红润，疱浆清亮，红晕不著，轻度瘙痒，疹出1~2批即愈，伴流涕、轻咳、纳少等症，舌偏红，苔薄，脉浮数，为邪在卫气，病程较短，预后良好；重证壮热不退，痘疹形大而稠密，疹色紫暗，疱浆浑浊，红晕显著，瘙痒难忍，疹出5~6批，口、眼、鼻等黏膜上也有疱疹出现，伴面赤心烦、口渴引饮，甚至喘促气急、神昏抽搐，舌质红绛，苔黄而干，脉洪数，为邪在气营，病程较长，预后较差。

（二）治疗原则

本病的基本治则为清热解毒祛湿。轻证以疏风清热、解毒祛湿为主；重证以清气凉营、解毒祛湿为主；变证以清热解毒、镇惊开窍为主。

（三）分证论治

1. 风热轻证

证候：发热较轻，伴鼻塞、流涕、咳嗽、喷嚏；起病1~2天出疹，疹色红润，疱浆清亮，周围红晕不明显，疹点稀疏，以躯干为多，伴瘙痒。舌苔薄白，脉浮数。

分析：外感水痘时邪，伤及肺卫，邪正相争，故见发热；邪气较轻而正气不虚，故热不甚；伴有流涕、咳嗽、喷嚏、鼻塞，舌苔薄白，脉浮数，为邪在肺卫；正气祛邪，时邪夹湿透于肌表，故水痘布露；因热毒不盛，邪轻表浅，故疹点稀疏，疹色红润，疱浆清亮。

证候要点：皮疹稀疏，疹色红润，疱浆清亮，伴风热表证。

治法：疏风清热，解毒利湿。

方药：银翘散合六一散加减。

加减：咳嗽有痰，加杏仁、浙贝母宣肺化痰；咽喉疼痛，加板蓝根、僵蚕清热解毒利咽；头痛，加菊花、蔓荆子疏风清热止痛；皮肤瘙痒，加地肤子、白鲜皮、蝉蜕祛风止痒。

2. 毒热重证

证候：壮热烦躁，口渴欲饮，面红目赤，口舌生疮；痘疹密集，周围红晕明显，疹色紫暗，疱浆浑浊；或伴牙龈肿痛、纳呆食少、大便干结、小便短赤，甚则神昏、抽搐。舌质红绛，苔黄糙而干，脉洪数有力。

分析：邪毒炽盛，气营两燔，可见壮热烦躁、面红目赤、口舌生疮、牙龈肿痛、大便干结、小便短赤；邪毒侵入营血，可见痘疹密集、疹色紫暗、疱浆浑浊、周围红晕明显；邪毒炽盛，内陷心肝，可见神昏、抽搐；舌质红绛，苔黄糙而干，脉洪数有力，乃热毒伤阴之象。

证候要点：痘疹密集，疹色紫暗，疱浆浑浊，周围红晕明显，伴里热炽盛证。

治法：清热凉营，解毒渗湿。

方药：清胃解毒汤加减。

加减：疹色紫暗者，加紫草、栀子凉血解毒；唇干口燥者，加麦冬、芦根；牙龈肿痛、口疮、大便干结者，加大黄、枳实；邪入心肝，见神昏、抽搐者，另加服安宫牛黄丸、紫雪丹等。

【其他疗法】

（一）中成药

1. **板蓝根颗粒** 用于风热轻证。
2. **清开灵颗粒** 用于毒热重证。
3. **至宝丹** 用于邪陷心肝证。

（二）药物外治法

1. **皮肤瘙痒** 可涂炉甘石洗剂；或用苦参30g、芒硝30g、浮萍15g，煎水外洗。
2. **疱疹破溃** 可涂龙胆紫溶液。化脓者，可用加味青黛散，麻油调敷。

【预防与调护】

1. 预防

（1）本病流行期间，易感儿应少去公共场所，避免接触水痘患者或带状疱疹患者。

（2）发现患儿应立即隔离，至皮疹全部结痂；对患者污染的被服，严格消毒处理。

（3）勿使抓破皮肤，婴幼儿可戴并指手套，以防继发感染、遗留瘢痕。

（4）忌用肾上腺糖皮质激素类药物；对细胞免疫缺陷者、应用肾上腺糖皮质激素者、免疫抑制剂治疗者等，在接触患者72小时内，给予水痘–带状疱疹免疫球蛋白肌内注射。

2. 调护

（1）患儿饮食宜清淡、易消化，供给充足的水分。忌油腻、辛辣之品。

（2）患儿应充分休息，保持室内空气新鲜；注意避风寒。

（3）保持皮肤、眼、口、鼻的清洁；勤剪指甲；内衣要柔软，以防擦破皮肤。

第六节 痄 腮

PPT

学习目标

知识要求：

1. 掌握小儿痄腮的特点、诊断要点以及各证型的证候要点、治法、代表方剂。

2. 熟悉小儿痄腮的定义、病因病机及鉴别诊断。

3. 了解小儿痄腮的药物外治及预防调护。

技能要求：

1. 熟练掌握辨析痄腮各证型、处方用药及适当调护的技能。

2. 会运用辨证论治的方法解决痄腮这一常见病证。

痄腮是感受痄腮时邪，壅阻少阳经脉引起的一种时行疾病。临床以发热、耳下腮部漫肿疼痛为特征。临床按症状特征，有"大头瘟""大头风""蛤蟆瘟"等别名。本病一年四季均可发生，多见于冬春季节。其传染性很强，患者及隐性感染者是传染源，通过直接接触，飞沫、唾液污染玩具和食具等传播。人群普遍易感，学龄期儿童发病率最高。

本病预后良好，患病后可获得终身免疫，个别抗体水平低下者可再次感染。年长儿童可并发睾丸肿痛、少腹疼痛之变证；年幼体弱儿童，可出现神昏、抽搐等危重变证。

本病相当于西医学的流行性腮腺炎。其主要病原体是腮腺炎病毒。

【病因病机】

痄腮的主要病因为感受痄腮时邪。痄腮时邪从口鼻而入，壅阻足少阳胆经，与气血相搏，凝滞耳下腮部而发病。

小儿肺常娇嫩，卫外不足，极易遭受外邪侵袭，痄腮时邪从口鼻而入，邪犯卫表，卫表不和，则见发热、微恶风寒、头痛等；邪毒循经上扰，壅阻少阳经脉，凝滞耳下腮部，与气血相搏，气血郁滞，则见腮部漫肿疼痛；邪毒阻滞经脉，关节不利，则出现咀嚼不便；邪毒内扰脾胃，则见纳少、恶心、呕吐；邪毒上扰清阳，则见头痛；若邪毒入里化热，热毒炽盛，则高热不退，烦躁不安，口渴欲饮，腮肿肿胀疼痛、坚硬拒按。足少阳胆经与足厥阴肝经互为表里，热毒炽盛，引动肝风，蒙蔽心窍，可出现高热不退、抽搐、昏迷等邪陷心肝之变证；足厥阴肝经循少腹络阴器，邪毒循经内传，窜睾入腹，可出现睾丸肿痛、少腹疼痛等毒窜睾腹之变证。

总之，本病的病机为痄腮时邪壅阻少阳经脉，凝滞耳下腮部。邪毒炽盛，邪传他脏，主要有毒窜睾腹、邪陷心肝之变证。

【诊断与鉴别诊断】

（一）诊断要点

1. **病史** 发病前2~3周有痄腮患者接触史。

2. **临床表现** 本病潜伏期14~25天，平均18天。发病初期可有发热，继之出现腮部肿大，表现以耳垂为中心漫肿，向前、后、下发展，边缘不清，皮色不红，压之局部疼痛及有弹性感，开口咀嚼或食用酸性食物肿痛加剧。常先见于一侧先肿，1~2天后，对侧腮腺也出现肿大。腮腺肿胀时，可波及邻近的颌下腺和舌下腺，可出现颈前下颌处及舌下明显肿胀。腮腺管口（位于上颌第二磨牙对面的黏膜上）可见红肿，挤压腺体时无脓液流出。可伴有头痛、乏力、食欲减退等表现。腮肿经3~4天达高峰，腮腺肿胀疼痛持续4~5天开始消退。整个病程1~2周。

3. **辅助检查**

（1）**血常规** 白细胞计数一般正常或降低，淋巴细胞相对增多。有睾丸炎者白细胞可增高。

（2）**淀粉酶** 血清及尿中淀粉酶可升高，其活力与腮肿程度平行，2周左右恢复正常。

（3）**病毒分离** 患者唾液、脑脊液、尿或血中可分离出病毒。

> ✍ **知识拓展**
>
> ### 腮腺炎常见的并发症
>
> 腮腺炎病毒对腺体组织和神经组织的亲和性，常侵入中枢神经系统和其他腺体、器官而出现并发症。
>
> 1. **脑膜脑炎** 是儿童期最常见的并发症。常在腮腺炎高峰时出现，表现为发热、头痛、呕吐、颈项强直、克氏征阳性等。预后大多良好，常在2周内恢复正常。
>
> 2. **睾丸炎** 男孩最常见的并发症，多为单侧。常发生在腮腺炎起病后的4~5天、肿大的腮腺开始消退时。开始为睾丸疼痛，随之肿胀伴剧烈触痛，可并发附睾炎、鞘膜积液和阴囊水肿。
>
> 3. **卵巢炎** 5%~7%的青春期女性患者可并发卵巢炎，症状多较轻，可出现下腹疼痛及压痛、月经不调等，一般不影响受孕。
>
> 4. **胰腺炎** 严重的急性胰腺炎较少见。常发生在腮腺肿大数日后，表现为上腹部剧痛和触痛，伴发热、寒战、恶心、反复呕吐等。

（二）鉴别诊断

1. **化脓性腮腺炎** 常继发于热病之后，无传染性，临床表现多为单侧腮部肿痛，腮部红肿热痛，腮腺化脓后按压有波动感，按压腮部可见口腔内腮腺管口有脓液溢出。

2. **急性淋巴结炎** 本病常继发于急性扁桃体炎、急性咽喉炎等疾病过程中，肿物多局限于颈部或耳前区，局部边缘清楚，质地坚硬，压痛明显，有红、肿、热、痛感，表浅者活动良好，无传染性。

【辨证论治】

（一）辨证要点

1. **辨表里** 痄腮表证，疾病初起，可无发热，或轻微发热，兼有恶寒，腮部肿胀，咀嚼不舒，张口时疼痛加重，一侧或两侧腮部漫肿，边缘不清，肿胀而不坚硬。痄腮里证，可因温毒由表传入或热毒炽盛、蕴结于内所致，故症见高热不退、头痛呕吐、口渴引饮、腮部肿胀且较坚硬、咀嚼困难。

2. **辨常证、变证**　以耳下腮部肿痛为主者，属常证；若兼见睾丸肿痛、少腹或上腹疼痛、恶心呕吐、神昏、抽搐者，为变证。

（二）治疗原则

痄腮的治疗原则为清热解毒、软坚散结。邪犯少阳，治以疏风清热、散结消肿；热毒蕴结，治以清热解毒、软坚散结；邪陷心肝，治以清热解毒、息风镇痉；毒窜睾腹，治以清肝泻火、活血镇痛。内服药物与外治疗法配合应用，可以提高疗效。

（三）分证论治

1. **常证**

（1）邪犯少阳

证候：发热，微恶风寒，一侧或两侧耳下腮部漫肿疼痛，张口不利，咀嚼不舒，或伴头痛、咽痛，舌红，苔薄白或薄黄，脉浮数。

分析：邪毒侵袭，卫表失和，则见发热、微恶风；时邪上扰，则见头痛、咽痛；邪毒侵犯足少阳胆经，凝滞耳下腮部，气血郁滞，则见耳下腮部漫肿疼痛、张口咀嚼不便；舌红，苔薄黄，脉浮数，为温毒在表之象。

证候要点：发热，微恶风寒，腮部漫肿疼痛较轻。

治法：疏风清热，消肿散结。

方药：银翘散加味。

加减：咽喉肿痛明显，加马勃、玄参解毒利咽；腮部肿痛明显，加板蓝根、夏枯草清热解毒、散结消肿；恶心呕吐者，加竹茹、生姜降逆止呕。

（2）热毒蕴结

证候：壮热不退，腮部漫肿疼痛明显，坚硬拒按，张口咀嚼困难，烦躁口渴，或伴咽痛、头痛、呕吐，舌红，苔黄，脉洪数。

分析：热毒炽盛，内扰心神，则见壮热烦躁、咽痛头痛；热毒犯胃，胃气上逆，则见呕吐；热毒炽盛，壅阻少阳经脉，气血凝滞不通，则腮部肿胀疼痛拒按、张口咀嚼困难；舌红，苔黄，脉洪数，为热毒炽盛之象。

证候要点：壮热，烦渴，耳下腮部漫肿疼痛拒按，咀嚼困难。

治法：清热解毒，软坚散结。

方药：普济消毒饮加味。

加减：壮热、口渴，加生石膏、知母清热泻火；腮部肿痛甚，加海藻、昆布、夏枯草软坚散结；大便秘结，加大黄、芒硝通腑泄热。

2. **变证**

（1）邪窜睾腹

证候：腮肿渐消，发热不退，一侧或两侧睾丸肿痛，或见少腹疼痛，舌红，苔黄，脉弦数。

分析：邪毒未清，则见发热不退；余邪内传厥阴肝经，蕴结睾腹，则见睾丸肿痛、少腹疼痛；舌红苔黄，脉弦数，为邪毒未清之象。

证候要点：腮肿，兼睾丸肿痛或少腹疼痛。

治法：清肝泻火，活血消肿。

方药：龙胆泻肝汤加味。

加减：睾丸肿痛明显者，加荔枝核、橘核行气消肿；少腹疼痛明显，伴腹胀便秘，加大黄、枳壳、木香通腑行气。

（2）邪陷心肝

证候：腮部肿胀疼痛，坚硬拒按，壮热不退，烦躁不安，头痛项强，呕吐，嗜睡神昏，四肢抽搐，舌红，苔黄，脉弦数。

分析：邪毒炽盛，内扰心神，故见高热烦躁、头痛项强，甚则嗜睡神昏；热扰胃腑，胃气上逆，则见呕吐；邪热内陷，引动肝风，则四肢抽搐。

证候要点：腮肿，兼壮热、神昏抽搐。

治法：清热解毒，息风开窍。

方药：清瘟败毒饮加味。

加减：四肢抽搐者，加服安宫牛黄丸镇惊开窍；神昏不醒者，加菖蒲、郁金祛湿开窍；热甚者，加清开灵注射液或双黄连注射液清热解毒。

【其他治疗】

（一）中成药

1. 板蓝根颗粒　用于温毒在表证。
2. 清热解毒口服液　用于热毒蕴结证。
3. 龙胆泻肝丸　用于邪窜睾腹证。
4. 安宫牛黄丸　用于邪陷心肝证。

（二）药物外治法

（1）青黛散、紫金锭、如意金黄散，任选一种，以食醋或清水调匀，外敷患处，每日2次。

（2）鲜蒲公英、鲜马齿苋、鲜芙蓉叶或花、鲜仙人掌（去刺），任选一种，捣烂外敷患处，每日2次。

（3）青黛10g，赤小豆10g，大黄20g，蒲公英20g，共研为细末，用仙人掌汁调成糊状，贴敷于患处，每日1次。

（三）针灸疗法

取大椎、翳风、颊车、曲池、合谷穴，针刺，强刺激，不留针，每日1次。

（四）推拿疗法

揉小天心300次，揉一窝风200次，推补肾水300次，推清天河水200次，推清板门300次，揉阳池100次，分阴阳100次，推上三关100次，退六腑300次，揉二人上马200次。每日1次，重者可1日2次。

【西医治疗】

西医无特殊治疗，以对症处理为主。注意保持口腔清洁，清淡饮食，忌酸性食物，多饮水。对高热、头痛和并发睾丸炎者给予解热止痛药物。发病早期可使用利巴韦林15mg/（kg·d）静脉滴注，疗程5~7天，也可使用干扰素治疗，有加速消肿、缩短病程的效果。对重症患者可短期使用肾上腺皮质激素治疗，疗程3~5天。

【预防与调护】

1. 预防

（1）应用流行性腮腺炎减毒活疫苗或麻疹、流行性腮腺炎和风疹的三联疫苗进行预防。

（2）流行期间，易感者应少去公共场所，避免感染。

（3）有接触史的易感儿应隔离观察3周。可用板蓝根15~30g水煎服，每日1次，连续3天。

2. 调护

（1）发现患儿应及时隔离，隔离至腮肿完全消退后3天。

（2）饮食宜清淡而富有营养，忌油腻、辛辣、坚硬及酸性食物。

（3）睾丸肿痛者，可局部冷湿敷，并用丁字带将睾丸托起，以减轻疼痛。

（4）患儿的衣被、用具应煮沸消毒。居室进行空气消毒。

第七节　顿　咳

PPT

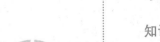
学习目标

知识要求：

1. 掌握小儿顿咳的特点、诊断要点以及各证型的证候要点、治法、代表方剂。

2. 熟悉小儿顿咳的定义、病因病机及鉴别诊断。

3. 了解小儿顿咳的预防与调护。

技能要求：

1. 熟练掌握辨析顿咳各证型、处方用药及适当调护的技能。

2. 会运用辨证论治的方法治疗顿咳。

顿咳是小儿时期感受顿咳时邪引起的肺系时行疾病，临床以阵发性痉挛咳嗽、咳后有特殊的鸡啼样吸气性回声为特征。本病因其咳嗽特征又名"顿呛""顿嗽""鹭鸶咳"；因其具有传染性，故又称"天哮呛""疫咳"。

顿咳一年四季均可发病，以冬春季节多见。本病传染性强，患儿是主要的传染源，发病前1~2天至病初3周内传染性最强，带菌者与不典型患者均有传染性。本病主要通过空气飞沫传播。病后可获得较持久的免疫力。近年来，由于百日咳菌苗的预防接种，顿咳发病率已有明显降低。

本病以5岁以下小儿最易发病，年龄愈小，则病情大多愈重，10岁以上儿童则较少发病。病程愈长，对小儿身体健康影响愈大，若不及时治疗，可持续2~3个月以上。若无并发症，预后多良好，重证或年幼体弱儿因禀赋不足、正气亏虚容易并发肺炎喘嗽、惊厥等变证，甚至危及生命。

顿咳相当于西医学中的百日咳。其病原体是百日咳杆菌。

【病因病机】

本病病因是感受顿咳时邪所致。顿咳时邪从口鼻而入，侵袭肺卫，化火生痰，痰热互结，阻于气道，肺失肃降，肺气上逆为其主要病因病机。其病变脏腑以肺为主，继而由肺影响肝、胃、大肠、膀胱，严重者可内陷心肝。

小儿时期肺常不足，易感时行外邪，年龄越小，肺越娇弱，感邪机会越多。疾病初起，顿咳时邪从口鼻而入，侵袭肺卫，肺卫失宣，肺气上逆，出现咳嗽、流涕，或有发热之卫表症状，但有寒热之不同。邪毒不解，郁而化火，痰火胶结，气道阻塞，肺失清肃，气逆上冲，出现咳嗽加剧、痉咳阵作；痰涎壅盛，痰随气升，待痰涎吐出后，气道稍得通畅，咳嗽暂得缓解。痰火阻肺日久，常累及他脏，痰火犯胃则胃气上逆而致呕吐；气逆犯肝则肝气横逆而见两胁作痛；心火上炎，咳则引动舌本，则舌下生疮；肺与大肠相表里，又为水之上源，肺气宣降失司，大肠、膀胱随之失约，故痉咳则二便失禁、面目浮肿；若气火上炎，肺火旺盛，引动心肝之火，损伤经络血脉，则咯血、衄血、目睛出血等。病至后期，邪气渐退，正气耗损，肺脾亏虚，多见气阴不足证候。

年幼或体弱小儿体禀不足，正气亏虚，不耐时邪痰热之侵，在病之极期可导致邪热内陷的变证。若痰热壅盛，闭阻于肺，则出现壮热咳喘、痰涌气急，并发肺炎喘嗽；若痰热内陷心肝，则可致昏迷、抽搐之变证。

总之，顿咳在疾病不同阶段有邪犯肺卫、痰火阻肺、气阴耗伤等不同病机变化。以痰火阻肺为病机演变中心。

【诊断与鉴别诊断】

（一）诊断要点

1. **病史**　未接种百日咳疫苗，发病前1~3周有百日咳患者接触史。

2. **临床表现**　本病的临床诊断应注意观察几个特殊的症状表现：痉挛性咳嗽，咳嗽末有鸡鸣样吸气性回声，面目浮肿，目睛出血，舌系带溃疡。对于发病初期感冒症状逐渐减轻，而咳嗽反增、日轻夜重者，应高度怀疑本病。

（1）初咳期　从起病至发生痉咳，7~10天。症状类似感冒，可有发热、咳嗽、流涕及喷嚏等。2~3天后热退，鼻塞流涕渐减，而咳嗽日渐加重，由声咳渐转阵发性连续咳嗽，夜间为重。

（2）痉咳期　持续2~4周或更长。以阵发性、痉挛性剧烈咳嗽为特征，每次咳嗽十数声或数十声不止，咳嗽末伴鸡鸣样吸气性回声。如此反复，直至咳出大量黏痰并吐出胃内容物，咳嗽暂缓。痉咳日久常伴有面目浮肿、目睛出血，或痰中带血、舌下系带溃疡等。痉咳日轻夜重，常因情绪激动、进食、气味刺激等因素而诱发。新生儿和婴儿常无典型痉咳，而表现为呛咳憋气、面唇青紫、二便失禁，甚则惊厥抽搐等危症。

（3）恢复期　痉咳消失至咳嗽止，2~3周。痉咳次数减少，咳嗽减轻，吸气末回声消失，逐渐痊愈。

3. **辅助检查**

（1）血常规　初咳期及痉咳期白细胞总数升高，可高达（20~40）×10^9/L；淋巴细胞升高，可达0.6~0.8。

（2）细菌培养　鼻咽拭子培养法和咳碟法做细菌培养，有百日咳嗜血杆菌生长。

【鉴别诊断】

1. 感冒　感冒的咳嗽类似顿咳初咳期，但无逐渐加重及日轻夜重的症状。

2. 支气管炎、肺炎　支气管炎、肺炎有时也可有痉挛性咳嗽，但咳嗽末无鸡鸣样吸气性回声；肺炎患儿肺部听诊可闻及固定湿性啰音，胸片可见肺部有点片状阴影改变。

3. 气管、支气管异物　起病突然，有异物吸入史，可见阵发性剧烈痉咳，但无鸡鸣样吸气性回声，可伴有气喘、声音嘶哑、紫绀和呼吸困难等表现。

【辨证论治】

（一）辨证要点

顿咳辨证可按初咳期、痉咳期及恢复期三期分证。初咳期邪在肺卫，属表证，咳嗽痰白者为风寒；咳嗽痰黄者为风热。痉咳期邪郁肺经，属里证，痉咳痰稀为痰湿阻肺；痉咳痰稠为痰火伏肺。恢复期邪去正伤，多虚证，呛咳痰少黏稠为肺阴不足；咳而无力、痰液稀薄为肺脾气虚。

（二）治疗原则

本病主要病机为痰气交阻、肺气上逆，故其治法重在化痰清火、泻肺降逆。初咳期以辛温散寒宣肺、疏风清热宜肺为治法；痉咳期以化痰降气、泻肺清热为治法；恢复期以养阴润肺、益气健脾为治法。本病主症虽呛咳不已，但不可妄用止涩之药，以防留邪为患。痉咳期不可早用滋阴润肺之品，以防痰火不清，病程迁延难愈。

（三）分证论治

1. 邪犯肺卫（初咳期）

证候：鼻塞流涕，发热，或有咽红，咳嗽阵作，2~3天后咳嗽逐渐加重，日轻夜重，痰稀白，量不多，或痰稠不易咯出，舌红，苔薄白或薄黄，脉浮。

分析：邪犯肺卫，肺失宣肃。时行邪毒由口鼻入侵，郁于肺卫，肺气不宣，故鼻塞流涕，咳嗽阵作；2~3天后邪气内侵肺络，与痰浊郁结气道，肺气不利，上逆而咳，故见咳嗽日渐加剧；痰属阴邪，夜归阴分，故咳嗽日轻夜重。时邪有兼夹风寒、风热之别，夹风寒者，则痰稀白、苔薄白；夹风热者，则痰稠不易咯出、苔薄黄。邪在卫表，故脉浮。

证候要点：表证兼见咳嗽逐渐加重、日轻夜重。

治法：疏风祛邪，宣肺止咳。

方药：三拗汤加味。

加减：偏风寒者，加紫苏叶、百部、陈皮辛温发散、理气化痰；痰多色白者，加半夏、胆南星、枳壳燥湿化痰、理气止咳；偏风热者，加桑叶、黄芩、生石膏清热宣肺、化痰止咳；痰黄而黏稠者，加葶苈子、鲜竹沥、黛蛤散清化痰热。

2. 痰火阻肺（痉咳期）

证候：阵发性痉挛性咳嗽，日轻夜重，咳后伴有深吸气样鸡鸣声，吐出痰涎及食物后，痉咳得以暂时缓解。常伴有呕吐、目睛红出血、两胁作痛、舌系带溃疡、二便失禁等。舌红，苔薄黄或黄腻，脉滑数。年幼及体弱的婴幼儿可发生肺炎喘嗽之变证，出现咳嗽气急、痰鸣鼻扇、憋气窒息、面唇青紫；或发生邪陷心肝之变证，出现神识昏迷、四肢抽搐、口吐涎沫。

分析：邪郁化火，阻塞肺气。时邪郁而化火，火热熏肺，炼液为痰，阻塞气道，肺气失肃，痰气交阻，气火上逆，故痉咳频作；痉咳后骤然吸气，大量气体激动声门而发声，故咳后伴深吸气样鸡鸣声；痰涎咯出，气道暂得以通畅，故咳嗽暂得以缓解；邪痰阻肺，肺气上逆，胃失和降，故呕吐食物；肺病及肝，肝火随之上逆，故目睛出血；肝气横逆，则胁痛呕吐；肺病及心，心火上炎，故舌系带溃疡；舌红，苔黄，脉数，为痰热之征。年幼体弱小儿肺脏娇弱，痰热犯肺，气道壅阻，肺气郁闭，故可见咳嗽、气急、痰鸣、鼻扇；痰堵气道，呼吸不利，气滞血瘀，故见憋气、窒息、紫绀。如邪热过盛，内陷厥阴，痰热蒙心，肝风内动，则见神昏、抽搐、口吐涎沫。

证候要点：痉咳阵作伴吸气性鸡鸣样回声。

治法：泻肺清热，涤痰镇咳。

方药：桑白皮汤合葶苈大枣泻肺汤加减。

加减：痉咳频作者，加僵蚕、地龙、蝉蜕解痉镇咳；两目红赤者，加龙胆草、菊花清肝泻火；呕吐频繁，加代赭石、旋覆花、淡竹茹降逆止呕；胁痛者，加柴胡、郁金、桃仁疏肝活血；咳血、衄血者，加白茅根、侧柏叶、三七凉血止血；呛咳少痰、舌红少苔者，加沙参、麦冬润肺止咳；面目浮肿者，加茯苓、车前子利水渗湿。

邪盛正虚，发生变证时，则随证论治。肺炎喘嗽之痰热闭肺证，治宜开肺清热、涤痰定喘，选用麻杏石甘汤加味，窒息紫绀严重时予以吸痰、吸氧；邪陷心肝证，治宜泻火化痰、息风开窍，选用安宫牛黄丸、羚角钩藤汤等方，待神清搐止再继续治疗顿咳。

3. 气阴耗伤（恢复期）

证候：痉咳缓解，鸡鸣样回声消失，仍有干咳无痰或痰少而稠，声音嘶哑，伴低热、手足心热、烦躁盗汗、夜寐不宁，舌红，苔少或无苔，脉细数；或咳声无力，痰白清稀，神倦乏力，气短懒言，汗多，食少，大便溏薄，舌淡，苔薄白，脉细弱。

分析：邪退正虚，气阴耗伤。肺阴亏损者，多由痉咳期邪热痰火熏肺，肺之阴津耗伤，阴虚则肺燥，咽喉失于津液濡养，故干咳少痰，声音嘶哑；阴虚则内热，故午后颧红，盗汗；阴虚火旺，虚火扰心，故烦躁，夜寐不宁；舌红，苔少，脉细数，为肺阴不足之象。肺气不足者，多由脾气素虚，痰浊阻肺，痉咳日久，耗散正气，导致肺脾两虚。肺气亏虚，气不布津，停聚成痰，故咳嗽无力，痰白清稀；肺气不足，营虚卫弱，津液不固，故自汗盗汗；脾气亏虚，运化无权，故神倦乏力，食少便溏；舌淡，苔薄白，脉细弱，为脾肺气虚之象。

证候要点：咳声无力，痰白清清稀，舌淡，苔薄白，脉细弱；或干咳无痰，低热盗汗，舌红少苔，脉细数。

治法：养阴润肺，益气健脾。

方药：沙参麦冬汤或人参五味子汤加味。

沙参麦冬汤适用于肺阴耗损证；人参五味子汤适用于脾肺气虚证。

加减：咳嗽重者，加桔梗、杏仁清肃肺气、化痰止咳；干咳无痰者，加百合、款冬花、生地黄润肺止咳；盗汗者，加地骨皮、浮小麦、牡蛎清热敛汗；声音嘶哑者，加木蝴蝶、胖大海、玄参清咽开音；咳嗽痰多者，加半夏、川贝母、款冬花、紫菀化痰止咳；大便干结者，加麻子仁、全瓜蒌润燥通便；不思饮食者，加山楂、神曲、鸡内金助运开胃；便溏者，加薏苡仁、扁豆健运脾气。

【其他疗法】

（一）中成药

1. 鹭鸶咳丸　用于邪犯肺卫及痰火阻肺证。
2. 二冬膏　用于恢复期肺阴不足证。

（二）针灸疗法

1. 刺四缝　常规消毒后点刺出黏液，左右手交替，每日1次，治疗7~14日。用于痉咳期及恢复期。
2. 体针　主穴取定喘、天突，配穴取大椎、丰隆，中强刺激，每日1次，5次为1个疗程；或主穴取肺俞、大椎、合谷，配穴取风池、风门，左右捻转，每穴捻转约1分钟即起针，5次为1个疗程。用于痉咳期。

（三）推拿疗法

逆运八卦、退六腑各10分钟，推脾经5分钟。1日1次，10次为1个疗程。用于痉咳期。

【西医治疗】

1. 病因治疗　早期应用足量敏感的抗生素可有效抑制百日咳杆菌，减轻临床症状。若病程超4周则效果不显。首选红霉素，其他如氨苄青霉素、庆大霉素等也可选用。
2. 对症治疗　痉咳频繁、痰液黏稠不易咳出时，可用氨溴索等祛痰剂做雾化吸入；睡眠不安，可用苯巴比妥、异丙嗪等镇静药；痉咳剧烈，见青紫窒息时，除一般抢救外，可用普鲁卡因静脉封闭，能够解除支气管痉挛并镇静；惊厥者，必要时可用地西泮，重症患者可酌情选用肾上腺皮质激素，可减轻临床症状、缩短病程。

【预防与调护】

1. 预防
（1）按时接种白百破三联疫苗，易感儿在疾病流行期间避免去公共场所。
（2）发现百日咳患儿，及时隔离4~7周。
（3）与百日咳病儿有接触史的易感儿应观察3周，并服中药预防。如鱼腥草或鹅不食草，任选一种，15~20g，水煎，连服5天。
2. 调护
（1）患儿居室空气新鲜，但又要防止受凉；避免烟尘、异味刺激诱发痉咳。
（2）患儿要注意休息，保证充足睡眠；保持心情愉快，防止精神刺激、情绪波动。
（3）饮食宜富含营养、易消化，避免煎炸、辛辣、酸咸等刺激性食物。宜少食多餐，防止剧咳时呕吐。
（4）幼小患儿要注意防止呕吐物呛入气管，以免引起窒息。

PPT

第八节 手足口病

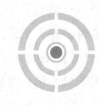

学习目标

知识要求：

1. 掌握小儿手足口病的特点、诊断要点以及各证型的证候要点、治法、代表方剂。

2. 熟悉小儿手足口病的定义、病因病机及鉴别诊断。

3. 了解小儿手足口病的预防与调护。

技能要求：

1. 熟练掌握辨析手足口病各证型、处方用药及适当调护的技能。

2. 会运用辨证论治的方法治疗手足口病。

手足口病是感受手足口病时邪引起的急性时行疾病。临床以手足肌肤、口咽部发生疱疹为主要特征。中医古籍对本病无专门记载，根据其发病季节、病变部位、症状特点和发病趋势，应属于中医学"温病""湿温""时疫"等范畴。

本病一年四季均可发病，以夏秋季节多见。主要发生在10岁以下的儿童，以5岁以下儿童发病率最高。患儿及带病毒者为主要传染源，病毒存在于感染者的咽部和粪便中，传染性强，可经呼吸道及接触传染，易引起流行。

一般预后较好，经数天到1周痊愈，感染后对同型病毒能产生较持久的免疫力，再次受同型病毒感染者极少。少数重症患儿，可并发心肌炎、脑炎、脑膜炎等，甚至危及生命。

本病相当于西医学中的手–足–口综合征，是由肠道病毒感染引起的急性传染病，病原体主要为柯萨奇病毒A组（5、9、10、16型），亦可由B组（2、5型）及新肠道病毒（71型）引起。

【病因病机】

本病主要病因是感受手足口病时邪。病变脏腑为肺、脾，亦可累及心、肝。基本病机为时行邪毒蕴郁肺脾，与湿热相搏，外透肌肤发为疱疹。

肺主宣发肃降，司呼吸，外合皮毛，开窍于鼻，为水之上源；脾主四肢肌肉，司运化，开窍于口，为水谷之海。小儿肺脏娇嫩，不耐邪扰；脾常不足，易受损伤。若调护失宜，时行邪毒由口鼻而入，伤及肺脾。肺气失宣，临床常见发热、咳嗽、流涕；脾失健运，胃失和降，则可见纳差、呕吐、泄泻等；邪毒蕴郁，水湿内停，与时行邪毒相搏，熏灼口腔，则发生口咽部疱疹，甚或破溃疼痛、流涎拒食；湿邪蕴蒸肌表，可见皮肤疱疹。若邪毒轻者，疱疹仅限于手足肌肤及口咽部，分布稀疏，全身症状轻浅；若邪毒炽盛，邪盛正衰，毒热内盛，则疱疹分布稠密，波及四肢、臀部，根盘红晕显著，可伴有壮热、面赤、口渴、心烦、溲赤便秘等；若邪毒内陷，可见神昏、谵语、抽搐；邪毒犯心，气阴耗损，则出现心悸气短、胸闷乏力，甚至阴损及阳、心阳欲脱，危及生命。

【诊断与鉴别诊断】

（一）诊断要点

1. **病史**　发病前有手足口病患者接触史。

2. **临床表现**　潜伏期2~7天，多数患儿突然起病，发病前1~2天出现发热，或发病的同时出现发热，体温多在38℃左右，可伴头痛、咳嗽、流涕、咽痛、纳差、恶心、呕吐、泄泻等症状。一般体温越高，病程越长，则病情越重。主要表现为口腔及手足部发生疱疹。口腔黏膜往往先于皮肤损害，口腔疱疹多发生在颊部、硬腭、齿龈、唇内及舌部，数目多少不一，破溃后形成小的溃疡，疼痛剧烈。年幼儿常表现烦躁、哭闹、流涎、拒食等。1~2天后可见皮肤出现红色斑丘疹，皮疹呈离心性分布，手足部多见，很快变为疱疹，疱疹呈圆形或椭圆形扁平凸起，如小米粒至豌豆大，周围绕以红晕，质地较硬，手足皮疹不易破溃，疱内液体较少，内有浑浊液体，其数目少则几个，多则百余个，其长轴与指、趾皮纹走向一致。一般无疼痛及痒感。少数患儿臂、腿、臀等部位也可出现，但躯干及颜面部极少。疱疹一般7~10天消退，疹退后无瘢痕及色素沉着。

3. **辅助检查**　血常规：白细胞计数正常，淋巴细胞和单核细胞比值相对增高。

（二）鉴别诊断

1. **水痘**　由感受水痘-带状疱疹病毒所致。多发于冬春季节，以学龄期儿童多见。临床表现以发热，皮肤黏膜分批出现斑丘疹、疱疹、结痂为特征。其疱疹多呈椭圆形，疱疹形态较手足口病稍大，呈向心性分布，以躯干、头面多，四肢少，疱浆液多，疱壁薄，易破溃结痂，同一时期，斑丘疹、疱疹、结痂同时并见。

2. **疱疹性咽峡炎**　由柯萨奇病毒A组感染引起，多发于夏秋季，5岁以下小儿多见。起病较急，常突发高热、流涕、口腔疼痛，软腭、悬雍垂、舌腭弓、扁桃体、咽后壁等口腔后部出现灰白色小疱疹，1~2天内疱疹破溃形成溃疡，疼痛明显，伴流涎、拒食、呕吐等，颌下淋巴结可肿大，疱疹很少累及颊黏膜、舌、龈以及口腔以外部位皮肤。

【辨证论治】

（一）辨证要点

辨轻重　根据病程、疱疹特点以及临床伴随症状以判别病情轻重。病程短，疱疹仅局限于手足掌心及口腔部，疹色红润，分布稀疏，根盘红晕不明显，疱液清亮，全身症状轻微，可伴有低热、流涕、口内疼痛、流涎、恶心、呕吐等症状，为轻证；病程长，疱疹除分布手足掌心及口腔外，也累及四肢、臀部等部位，疹色紫暗，分布稠密，或成簇出现，根盘红晕显著，疱液浑浊，全身症状较重，可伴有高热、烦躁、口内疼痛、拒食等，严重者可出现邪陷心肝，为重证。

（二）治疗原则

手足口病的治疗原则为清热祛湿解毒。轻证，治以宣肺解表、清热化湿；重证，治以清气凉营、解毒祛湿。若邪陷心肝或邪毒犯心，则应清心开窍、息风镇惊。因小儿脾胃薄弱，时行邪毒总属温热阳毒，故遣方用药，解表不可过于耗散，祛湿不可峻利温燥，清热解毒不可过于寒凉，应中病即止，以免耗气伤阴，损脾败胃，冰伏邪气。

（三）分证论治

1. 邪犯肺脾

证候：发热轻，流涕咳嗽，咽红疼痛，呕吐泄泻，1~2天后现口腔疱疹，破溃后形成小的溃疡，疼痛流涎，不欲饮食。随后手足掌心部出现米粒至豌豆大斑丘疹，迅速转为疱疹，分布稀疏，疹色红润，根盘红晕不著，疱液清亮。舌红，苔薄黄腻，脉浮数。

分析：邪犯肺脾，肺气失宣，脾运失职，则发热恶寒、流涕咳嗽、纳差流涎、呕吐泄泻；邪毒蕴郁，气化失司，水湿内停，与毒相搏，外透肌表，而发疱疹。

证候要点：手足肌肤、口腔部疱疹，全身症状轻。

治法：宣肺解表，清热化湿。

方药：甘露消毒丹加减。

加减：恶心呕吐，加紫苏梗、竹茹和胃降逆；泄泻，加泽泻、薏苡仁祛湿止泻；高热，加葛根、柴胡解肌退热；肌肤痒甚，加蝉蜕、白鲜皮祛风止痒。

2. 湿热壅盛

证候：持续发热，热势较高，烦躁口渴，手足、口腔及四肢、臀部出现疱疹，疱疹色泽紫暗，分布稠密，或成簇出现，根盘红晕显著，疱液浑浊，痛痒剧烈，甚或拒食，伴有流涎口臭、小便黄赤、大便秘结，舌质红绛，苔黄厚腻或黄燥，脉滑数。

分析：本证为手足口病之重证，多见于年幼儿感邪较重者。偏于湿重者，低热起伏，口苦而黏，皮肤疱疹显著，瘙痒不适；偏于热重者，高热不退，口渴引饮，口腔溃疡明显，疼痛流涎。舌质红绛，苔黄厚腻或黄燥，脉滑数，为湿热内蕴之象。

证候要点：手足、口腔及四肢、臀部疱疹，分布稠密，全身症状重。

治法：清热凉营，解毒祛湿。

方药：清瘟败毒饮加减。

加减：偏于湿重者，去知母、生地黄，加滑石、竹叶清热利湿；大便秘结，加生大黄、芒硝泄热通便；口渴喜饮，加麦冬、芦根养阴生津；烦躁不安，加淡豆豉、莲子心清心除烦。

若邪毒炽盛，内陷厥阴，而见壮热、神昏、抽搐者，宜服用安宫牛黄丸或紫雪丹等。邪毒犯心，而见心悸、胸闷、气短者，应参照"病毒性心肌炎"辨证治疗。

【其他疗法】

（一）中成药

1. **清热解毒口服液** 用于邪犯肺脾证。
2. **清胃黄连丸** 用于湿热壅盛。
3. **双黄连口服液** 用于邪犯肺脾证。
4. **小儿热速清口服液** 用于邪犯肺脾证。
5. **黄栀花口服液** 用于热毒炽盛者。

（二）药物外治法

1. **口腔疱疹** 西瓜霜、冰硼散、珠黄散、喉风散，任选一种，涂搽口腔患处，每日3次。
2. **牙龈红肿** 可用板蓝根、黄芩、白鲜皮、竹叶、薄荷煎水含漱。

3. 手足疱疹　金黄散、青黛散、紫金锭，任选一种，麻油调，敷于手足疱疹患处，每日3次。

【西医治疗】

1. 对症治疗　高热者给予物理降温，必要给予解热镇痛剂对乙酰氨基酚，每次10~15mg/kg口服；皮肤瘙痒重者，给予炉甘石洗剂外涂；口腔疱疹破溃者，用1%~3%双氧水或2%碳酸氢钠溶液漱口，每日数次；疼痛严重者，进食前可先涂2%地卡因或1%普鲁卡因溶液以止痛；烦躁不安者，给予异丙嗪每次1mg/kg肌内注射；疱疹破溃时，涂以2%龙胆紫或冰硼散、锡类散等，每日数次；继发感染者，应及时给予抗生素治疗。重证患儿应加强支持疗法，适当补液，并补充维生素B、C族。合并心肌炎者，按心肌炎治疗；合并脑炎者，参照乙型脑炎救治。

2. 抗病毒治疗　利巴韦林注射液10~15mg/（kg·d），分2~3次口服或肌内注射。重证可予阿昔洛韦15~20mg/（kg·d），静脉滴注，每日1次，连用3天。必要时，可延长用药。

【预防与调护】

1. 预防

（1）本病流行期间，勿带幼儿去公共场所。及时隔离疑似患者，对密切接触者，应隔离观察7~10天，并给板蓝根颗粒冲服。体弱者接触患儿后，可给予丙种球蛋白肌内注射，以作被动免疫。

（2）注意养成个人良好卫生习惯，饭前便后要洗手。对被污染的用具应及时消毒处理，患儿粪便及其他排泄物等应及时消毒处理，衣物置于阳光下曝晒。

（3）加强体育锻炼，增强体质。注意饮食起居，合理供给营养。保持充足睡眠，避免阳光曝晒，防止过度疲劳，降低机体抵抗力。

2. 调护

（1）患病期间，应卧床休息，保持房间空气流通，定期开窗透气。

（2）给予清淡无刺激、富含维生素的流质或软食，进食前后用生理盐水或温开水漱口，以减轻食物对口腔的刺激。

（3）保持皮肤清洁，对皮肤疱疹切勿挠抓，以防溃破感染。对已破溃感染者，可用金黄散或青黛散调麻油外敷患处。

> 执考要点
>
> 1. 麻疹的概述、病因病机、诊断与鉴别诊断、顺证的辨证论治、预防与调护。
> 2. 风痧的概述、病因病机、诊断与鉴别诊断、辨证论治、预防与调护。
> 3. 丹痧的概述、病因病机、诊断要点及出疹性疾病的鉴别诊断、辨证论治、西医治疗。
> 4. 幼儿急疹的概述、辨证论治。
> 5. 水痘的概述、病因病机、诊断要点、辨证论治、预防与调护。
> 6. 痄腮的概述、病因病机、诊断与鉴别诊断、辨证论治、药物外治、预防与调护。
> 7. 手足口病的概述、病因病机、诊断与鉴别诊断、辨证论治、预防与调护。

答案解析

目标检测

A1型题

1. 麻疹的病因是（　　）

　　A．胎毒　　　　　B．风寒　　　　　C．湿热　　　　　D．时邪　　　　　E．痰热

2. 麻疹的主要病变脏腑是（　　）

　　A．肝胆　　　　　B．肺脾　　　　　C．脾胃　　　　　D．心肝　　　　　E．脾肾

3. 麻疹早期特征是（　　）

　　A．壮热不退　　　　　　　B．玫瑰色斑丘疹　　　　　　　C．口腔黏膜斑

　　D．皮肤脱屑，色素斑痕　　　　　E．咳嗽频繁

4. 麻疹的诊断要点是（　　）

　　A．易感儿在流行季节，有麻疹接触史　　　　　　B．儿童有麻疹患病史

　　C．儿童有麻疹疫苗史　　　　　　D．体弱儿在麻疹流行季节，无麻疹接触史

　　E．儿童在麻疹流行季节，无麻疹接触史

5. 麻疹的基本治疗原则是（　　）

　　A．辛温解表　　　B．清热解毒　　　C．益气透表　　　D．温肺化痰　　　E．辛凉透疹

6. 幼儿急疹出疹常在发热后（　　）天

　　A．1~2　　　　　B．3~4　　　　　C．5~6　　　　　D．7~8　　　　　E．9~10

7. 风疹的病变部位在（　　）

　　A．肺卫　　　　　B．肺胃　　　　　C．肺心　　　　　D．肺脾　　　　　E．肺肾

8. 风疹的辨证要点，主要在于辨别（　　）

　　A．阴阳　　　　　B．湿热　　　　　C．轻重　　　　　D．寒热　　　　　E．虚实

9. 风疹的治疗原则是（　　）

　　A．疏风清热　　　B．清热燥湿　　　C．清热凉血　　　D．养阴润肺　　　E．补中益气

10. 猩红热的基本治疗原则是（　　）

　　A．疏风解表，清利咽喉　　　　　B．辛散寒邪，化痰利咽　　　　　C．清热解毒，清利咽喉

　　D．温化寒湿，化痰利咽　　　　　E．滋阴清热，润肺利咽

11. 猩红热做血常规检查时，可见（　　）

　　A．白细胞总数下降，淋巴细胞升高　　　　　　B．白细胞总数增高，淋巴细胞下降

　　C．白细胞总数下降，中性粒细胞下降　　　　　D．白细胞总数增高，中性粒细胞升高

　　E．白细胞总数正常，中性粒细胞下降

12. 水痘传染性很强，容易引起流行，其传染期为（　　）

　　A．1~2天　　　B．3~4天　　　C．5~6天　　　D．7~8天　　　E．9~10天

13. 水痘病变脏腑主要在（　　）

　　A．肺脾　　　　　B．心脾　　　　　C．肝脾　　　　　D．脾肾　　　　　E．肺肾

14. 水痘的基本治疗原则是（　　）

　　A．清热宣肺利湿　　　　　B．健脾益气利湿　　　　　C．宣肺化痰利湿

　　D．益气温阳利湿　　　　　E．清热解毒利湿

15. 手足口病的皮疹特征主要表现为（　　）

A. 丘疹　　　　　　　　　B. 斑丘疹　　　　　　　　　C. 疱疹

D. 风团　　　　　　　　　E. 丘疹、疱疹、结痂并存

A2型题

16. 患儿，1岁。高热不退，面色青灰，烦躁不安，咳嗽气促，鼻翼扇动，喉间痰鸣，唇周发绀，皮疹稠密，疹色紫暗，大便秘结，小便短赤，舌红苔黄，脉数有力。治疗应首选（　　）

A. 葶苈大枣泻肺汤　　　　B. 定喘汤　　　　　　　　　C. 二陈汤

D. 大青龙汤　　　　　　　E. 麻杏石甘汤

17. 患儿，2岁5个月。壮热如潮，肤有微汗，烦躁不安，目赤眵多，皮疹布发，疹点稠密，疹色暗红，大便干结，小便短赤，舌质红赤，舌苔黄腻，脉数有力。其治法是（　　）

A. 清热解毒，利湿泄浊　　　B. 清凉解毒，透疹达邪　　　C. 辛温解表，宣肺化痰

D. 燥湿化痰，宣肺止咳　　　E. 养阴润肺，止咳化痰

18. 患儿，2岁4个月。发热恶风，喷嚏流涕，轻微咳嗽，皮疹分布均匀，疹点稀疏细小，疹色淡红，肌肤轻度瘙痒，耳后及枕部臀核肿大触痛，舌质偏红，舌苔薄黄，脉象浮数。治疗应首选（　　）

A. 银翘散　　　　　　　　B. 桑菊饮　　　　　　　　　C. 桑杏汤

D. 香苏散　　　　　　　　E. 麻杏石甘汤

19. 患儿，3岁。发热骤起，头痛畏寒，肌肤无汗，咽喉红肿疼痛，常影响吞咽，皮肤潮红，痧疹隐隐，舌质红，苔薄黄，脉浮有力。其证候是（　　）

A. 邪侵肺胃　　　B. 邪侵肺脾　　　C. 邪侵肺卫　　　D. 邪侵气营　　　E. 邪侵心肝

20. 患儿，7岁。发热轻微，鼻塞流涕，喷嚏，咳嗽；起病第2天出皮疹，疹色红润，疱浆清亮，根盘红晕，皮疹瘙痒，分布稀疏，此起彼伏，以躯干为多；舌苔薄白，脉浮数。其治法是（　　）

A. 疏风清热，利湿解毒　　　B. 清热解表，宣肺化痰　　　C. 清热解表，和胃化湿

D. 清热解毒，利尿化湿　　　E. 清热解毒，燥湿止痒

21. 患儿，1岁。突然发热，T 37.8℃，伴咳嗽、流涕、纳差；1天后口腔硬腭、颊部黏膜出现疱疹，2天后出现米粒大小皮疹，以手、足、臀部为主；部分为疱疹，质地较硬，内有浑浊液体，周围绕有红晕。其诊断是（　　）

A. 水痘　　　　B. 风疹　　　　C. 幼儿急疹　　　D. 手足口病　　　E. 猩红热

（刘　菁　高　菲）

书网融合……

知识回顾　　　　微课1　　　　微课2　　　　习题

　　本章病证与多个脏腑病变有关，不便归属于某一个脏腑系统之中，故单列一章。本章疾病临床多见，有以中医学命名的病证，也有近些年来儿科临床较为常见的以西医学命名的疾病，如维生素D缺乏性佝偻病、川崎病等。这些疾病从中医学角度认识仍关系着多个脏腑形质与功能的受损，故应在了解其有关西医学知识的基础上，以审证求因、辨证思维的方法，综合运用中医学的基本理论，抓住其临床主症与兼症，分析其病因病机，将理法方药融为一体，更好地指导临床治疗实践。随着中医临床对这些疾病的认识逐步深入，辨治该类疾病的理论与方法不断得到完善和发展，从而也促进了中医儿科学的发展。

第一节　汗　证

PPT

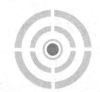

学习目标

知识要求：

1. 掌握小儿汗证的发病特点、诊断要点以及各证型的证候要点、治法、代表方剂。

2. 熟悉小儿汗证的定义、病因病机。

3. 了解小儿汗证的其他疗法及预防调护。

技能要求：

1. 熟练掌握汗证各证型辨析的方法、正确处方用药。

2. 会对本病进行正确预防和调护。

　　汗证是指小儿在安静状态下，正常环境中，全身或局部出汗过多，甚则大汗淋漓的一种病证。多发生于5岁以内的小儿。

　　汗是由皮肤排出的一种津液。汗液能润泽皮肤，调和营卫。小儿由于形气未充、腠理疏薄，加之生机旺盛、清阳发越，在日常生活中，比成人更容易出汗。若因天气炎热，或衣被过厚，或喂奶过急，或剧烈运动，出汗更多，而无其他疾苦，不属病态。小儿汗证有自汗、盗汗之分。睡则汗出、醒则汗止者，称盗汗；不分寤寐、无故汗出者，称自汗。盗汗多属阴虚，自汗多为气虚、阳虚。但小儿汗证往往自汗、盗汗并见，故在辨别其阴阳虚实属性时还应考虑其他证候。至于因温热病引起的出汗，或属危重症阴竭阳脱、亡阳大汗者，均不在本节讨论范围。

小儿汗证，多属西医学自主神经功能紊乱，而维生素D缺乏性佝偻病、结核病及风湿病等也常见多汗，反复呼吸道感染的小儿、表虚不固者，常有自汗、盗汗。临证当注意鉴别，及时明确诊断，以免延误治疗。小儿汗多，若未能及时拭干，易于着凉，也会造成呼吸道感染。

【病因病机】

汗是人体五液之一，由阳气蒸化津液而来。如《素问·阴阳别论》所说："阳加于阴，谓之汗。"心主血，汗为心之液，卫气为阳，营血为阴，阴阳平衡，营卫调和，则津液内敛。反之，若阴阳脏腑气血失调，营卫不和，卫阳不固，腠理开阖失职，则汗液外泄。小儿汗证的发生，多由体虚所致。其主要病因为禀赋不足、调护失宜。

👥 课堂互动 10-1 ————————————————————

《幼科发挥》"汗为心之液，唯头汗不必治"这句话怎么理解？

———————————————————— 答案解析

1. **肺卫不固**　小儿脏腑娇嫩，元气未充，腠理不密，若先天禀赋不足，或后天脾胃失调，肺气虚弱，均可自汗或盗汗。肺主皮毛，脾主肌肉，肺脾气虚，卫表不固，故汗出不止。

2. **营卫失调**　营卫为水谷之精气。行于经脉之中者为营气；其不循经络而直达肌表、充实于皮毛分肉之间者为卫气。故有营行脉中、卫行脉外之论述。若小儿营卫之气生成不足，或受疾病影响，或病后护理不当，营卫不和，致营气不能内守而不敛藏、卫气不能卫外而不固密，则津液从皮毛外泄，发为汗证。

3. **气阴亏虚**　气属阳，血属阴。小儿血气嫩弱，大病久病之后，多气血亏损；或先天不足、后天失养的体弱小儿，气阴亏虚。气虚不能敛阴，阴亏虚火内炽，迫津外泄而为汗。

4. **湿热迫蒸**　小儿脾常不足，若平素饮食甘肥厚腻，可致积滞内生，郁而生热。甘能助湿，肥能生热，蕴阻脾胃，湿热郁蒸，外泄肌表而致汗出。

由此可见，小儿汗证有虚实之分，虚证有肺卫不固、营卫失调、气阴亏损，实证多因湿热迫蒸所致。

【诊断与鉴别诊断】

（一）诊断要点

（1）小儿在安静状态下及正常环境中，全身或局部出汗过多，甚则大汗淋漓。

（2）寐则汗出、醒时汗止者称为盗汗；不分寤寐而汗出过多者称为自汗。

（3）排除因环境、活动等客观因素以及风湿热、结核病等疾病引起的出汗。

（二）鉴别诊断

1. **战汗**　在恶寒发热时全身战栗，随之汗出淋漓，或但热不寒，或汗出身凉，常出现在各种热病过程中。

2. **黄汗**　汗色发黄，染衣着色如黄柏色，多见于黄疸及湿热内蕴者。

此外，汗证还需与风湿热、结核病、维生素D缺乏性佝偻病等疾病引起的出汗相鉴别。

【辨证论治】

（一）辨证要点

汗证多属虚证。自汗以气虚、阳虚为主；盗汗以阴虚、血虚为主。肺卫不固证，多汗以头颈胸背为主；营卫失调证，多汗而抚之不温；气阴亏虚证，汗出遍身而伴虚热征象；湿热迫蒸证，则汗出肤热。

（二）治疗原则

汗证以虚为主，补虚是其基本治疗法则。肺卫不固者益气固卫；营卫失调者调和营卫；气阴亏虚者益气养阴；湿热迫蒸者清化湿热。除内服药外，尚可配合脐部贴敷等外治疗法。

（三）分证论治

1. 肺卫不固

证候：自汗为主，或伴盗汗，以头颈、胸背部汗出明显，动则尤甚，神疲乏力，面色少华，平时易患感冒，舌质淡，苔薄白，脉细弱。

分析：本证主要见于肺气虚弱、表卫不固者，尤其是平时体质虚弱小儿。阳主卫外而固密，肺主皮毛，肺卫不固，津液不藏，故汗出；头为诸阳之会，肩背属阳，故汗出以头部、肩背明显；动则气耗，津液随气泄，故汗出更甚；阳气不足，津液亏损，故神疲乏力，面色少华；肺卫失固，腠理不密，外邪乘袭，故常易感冒；舌质淡，脉细弱，为阳气不足之象。

证候要点：自汗为主，头颈、胸背部汗出明显，易患感冒。

治法：益气固表。

方药：玉屏风散合牡蛎散加减。

加减：脾胃虚弱，纳呆便溏者，加山药、炒扁豆、砂仁健脾助运；汗出不止者，每晚在睡前用煅龙骨、煅牡蛎粉外扑，敛汗潜阳。

2. 营卫失调

证候：自汗为主，或伴盗汗，汗出遍身而抚之不温，畏寒恶风，不发热，或伴有低热，精神疲倦，胃纳不振，舌质淡红，苔薄白，脉缓。

分析：本证多为表虚者，主要见于各种急慢性疾病后，病邪虽去，正气未复，而致营卫失和。卫气不能外固，营阴不能内守，津液无以固敛，故汗出遍身，畏寒怕风，或伴低热；肺脾受损，故精神疲倦，胃纳不振；舌淡红，苔薄白，脉缓，均为营卫失调之象。

证候要点：自汗为主，汗出遍身而抚之不温，畏寒恶风，舌质淡红，苔薄白，脉缓。

治法：调和营卫。

方药：黄芪桂枝五物汤加减。

加减：精神倦怠、胃纳不振、面色少华者，加党参、怀山药健脾益气；口渴、尿黄、虚烦不眠者，加酸枣仁、石斛、柏子仁养心安神；汗出恶风，表证未解者，用桂枝汤祛风解表。

3. 气阴亏虚

证候：以盗汗为主，也常伴自汗，形体消瘦，汗出较多，神萎不振，心烦少寐，寐后汗多，或伴低热、口干、手足心灼热，哭声无力，口唇淡红，舌质淡红，少苔或见剥苔，脉细弱或细数。

分析：本证多见于急病、久病、重病之后气阴耗伤，或素体气阴两虚者。常可见形体消瘦及阴虚征象。气虚不能敛阴，阴虚易生内热，迫津外泄，故汗出较多；汗为心液，汗出则心血暗耗，血虚则心神不宁，故神萎不振，心烦少寐，寐后汗多，或伴低热；气阴亏损故哭声无力；口唇淡红，舌质淡，脉细弱，均为气阴不足之象；苔少或见剥苔，脉细数，则为阴亏之征。

证候要点：盗汗，手足心灼热，舌淡红，少苔或见剥苔，脉细弱或细数。

治法：益气养阴。

方药：生脉散合当归六黄汤。

加减：精神困顿、食少不眠、不时汗出、面色无华为气阳偏虚，去麦冬，加白术、茯苓益气健脾固表；睡眠汗出、醒则汗止、口干心烦、容易惊醒、口唇淡红为心脾不足，脾虚血少，心失所养，可用归脾汤合煅龙骨、煅牡蛎、浮小麦补养心脾、益气养血、敛汗止汗；低热口干、手足心灼热，加白芍、地骨皮、牡丹皮清其虚热。

4. 湿热迫蒸

证候：汗出过多，以头部、心胸为甚，汗出肤热，汗渍色黄，口臭，口渴不欲饮，小便色黄，舌质红，苔黄腻，脉滑数。

分析：脾胃湿热蕴积，热迫津液外泄，故以汗出肤热、汗渍色黄为特点，同时可见湿热内蕴之征象。

证候要点：汗出过多，汗渍色黄，小便色黄，舌质红，苔黄腻，脉滑数。

治法：清热泻脾。

方药：泻黄散加减。

加减：尿少色黄者，加滑石、车前草清利湿热；汗渍色黄者，加茵陈蒿、佩兰清化湿热；口臭口渴者，加胡黄连、牡丹皮清胃降火。

【其他疗法】

（一）中成药

1. 玉屏风口服液　用于肺卫不固证。
2. 生脉饮口服液　用于气阴亏虚证。

（二）药物外治法

（1）五倍子粉适量，温水或醋调成糊状，每晚临睡前敷脐中，用橡皮膏固定。用于盗汗。

（2）煅龙骨、煅牡蛎粉各适量，每晚睡前外扑肌肤。用于自汗、盗汗。

【预防与调护】

1. 预防

（1）进行适当的户外活动和体育锻炼，增强小儿体质。

（2）注意病后调理，避免直接吹风。

（3）做好预防接种工作，积极治疗各种急、慢性疾病。

2. 调护

（1）注意个人卫生，勤换衣被，保持皮肤清洁和干燥，拭汗用柔软干毛巾或纱布擦干，勿用湿冷毛巾，以免受凉。

（2）汗出过多致津伤气耗者，应补充水分及容易消化而营养丰富的食物。勿食辛辣、煎炒、炙煿、肥甘厚味。

（3）室内温度、湿度要调节适宜。

第二节 维生素 D 缺乏性佝偻病

PPT

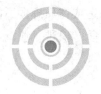

学习目标

知识要求：

1. 掌握小儿佝偻病的发病特点、诊断要点以及各证型的证候要点、治法、代表方剂。

2. 熟悉小儿佝偻病的定义、病因病机及鉴别诊断。

3. 了解小儿佝偻病的其他疗法及预防调护。

技能要求：

1. 熟练掌握辨析佝偻病各证型、处方用药及适当调护的技能。

2. 会运用辨证论治及西医疗法治疗小儿佝偻病并指导预防、调护。

👤 **岗位情景模拟34**

患儿，1岁。生后牛奶喂养，未加辅食，晒太阳少，平日易腹泻。体检：发育营养中等，无特殊外貌，有肋骨串珠及郝氏沟，轻度鸡胸。化验：血钙2.0mmol/L，血磷1.0mmol/L，碱性磷酸酶高。

问题与思考

1. 该患儿诊断是什么？证型及病机如何？

2. 请给出治法、方药。

答案解析

维生素D缺乏性佝偻病简称佝偻病，是由于儿童体内维生素D不足，致使钙磷代谢失常的一种慢性营养缺乏性疾病。以正在生长的骨髓端软骨板不能正常钙化，造成骨骼病变为特征，以多汗、夜啼、烦躁、枕秃、肌肉松弛、囟门迟闭，甚至鸡胸肋翻、下肢弯曲等为主要临床表现，是小儿时期常见的疾病之一。本病与中医学"五迟""五软""夜啼""汗证""龟背""鸡胸"等多种病证相关。

2岁以下婴幼儿、特别是1岁以内小婴儿，体格生长快，户外活动少，是易发本病的高危人群。北方地区冬季长，日照短，发病率明显高于南方。近年来，随着社会经济卫生水平的提高，我国初级卫生保健体系的逐渐建立完善，本病患病率逐年下降，且多数患儿属轻症，治疗得当，一般预后良好。但易罹患其他疾病，常使病程迁延；或因病情较重，治疗失宜，病后可留下某些骨骼畸形，影响儿童正常发育。

【病因病机】

本病的发生主要责之于先天禀赋不足、后天调护失宜，或其他因素影响，导致脾肾亏虚。病位主要在脾、肾。先天之本不足，后天化生无力，病变亦可涉及五脏。

1. 禀赋不足　孕妇的饮食起居、精神调摄，都会直接或间接影响胎儿的营养与发育。孕母孕期户外活动少，日照不足，或妊娠后期维生素D营养不足，或孕母患病等因素，均可导致孕妇胎养失宜，使胎元禀赋未充、肾脾不足。

2. 调护失宜　母乳缺乏、人工喂养、未及时添加辅食，或食品的质和量不能满足小儿生长发育的需要，致使营养失衡，脏腑失于濡养，脾肾亏损，筋骨肌肉不充而发病。

3. 日照不足　长期不接受阳光照射，可造成小儿气血虚弱，影响脾肾功能，致骨骼发育不坚。日照不足的原因，常与户外活动少或生于寒冷地区、空气中多烟雾，或阳光被玻璃所挡有关。

肾为先天之本，肾虚骨弱，则筋骨不坚、囟门迟闭、骨骼畸形、发育迟缓；脾为后天之本，气血生化之源，脾虚则无以化生水谷精微，四肢百骸失其充养，可见消瘦、肌肉软弱、毛发稀疏、纳差便溏；心阴不足，心火内亢，则夜啼、惊惕；肝阴不足，肝阳偏旺，则见抽搐。因本病造成体质虚弱、抗邪能力低下，又招致易感外邪，或易为乳食所伤，而形成反复感冒、肺炎喘嗽、厌食、积滞、泄泻等病证。

【诊断与鉴别诊断】

（一）诊断要点

1. 病史　有维生素D缺乏史，多见于3个月~2岁户外活动少的婴幼儿。

2. 临床表现　临床上按活动程度将本病分为四期，即初期、激期、恢复期、后遗症期。

（1）初期　多见于6个月以内，特别是3个月以内的小婴儿。多为神经兴奋性增高的表现，如夜惊、易激惹、烦躁、枕秃等。血液生化改变轻微，一过性血钙下降，血磷降低，碱性磷酸酶正常或稍高。此期常无骨骼病变，骨骼X线可正常或钙化带稍模糊。

（2）激期　多汗、夜惊、易激惹等症状更加明显。体征方面主要是骨骼的改变，表现部位与该年龄骨骼生长速度较快的部位相一致。6月龄以内婴儿以颅骨改变为主，如颅骨软化；6月龄以后可出现方颅、佝偻病串珠、佝偻病手镯或脚镯样改变；1岁左右的小儿可见鸡胸、郝氏沟；小儿开始站立与行走后可出现股骨、胫骨、腓骨弯曲，形成"O"型或"X"型腿，有时有"K"形样下肢畸形；患儿会坐与站立后可出现脊柱畸形。严重低血磷使肌肉糖代谢障碍，出现全身肌肉松弛、肌张力降低和肌力减弱。此期血生化除血钙稍低外，其余指标改变更加显著，25-（OH）D_3<8ng/ml。X线摄片有明显改变。

（3）恢复期　患儿经治疗或日光照射后，临床症状和体征逐渐减轻或消失，X线检查示临时钙化带重现，血生化恢复正常。

（4）后遗症期　患儿重症过后常残留不同程度的骨骼畸形或运动功能障碍，多见于2岁以上小儿。临床症状消失，血生化正常，骨骼X线摄片示骨骺端病变消失。

3. 辅助检查

（1）血液生化检查　血清钙稍降低、血磷明显降低，钙磷乘积<30；血清碱性磷酸酶明显增高。活动期1，25-（OH）$_2D_3$明显降低。

（2）X线摄片检查　常摄手腕部。可见骨骺端模糊，呈毛刷状或杯口状改变，并可见骨质疏松、皮质变薄。

（二）鉴别诊断

需与具有佝偻病体征的其他疾病相鉴别。

1. **软骨营养不良** 是一种遗传性软骨发育障碍，出生时即可见四肢短、头大、前额突出、腰椎前凸、臀部后凸。根据特殊的体态及骨骼X线做出诊断。

2. **黏多糖病** 黏多糖代谢异常时，常有多器官受累，可出现头大、头型异常、脊柱畸形、胸廓扁平等多发性骨发育不全的体征。临床主要依据骨骼的X线变化及尿中黏多糖的测定做出诊断。

3. **脑积水** 中医学称为"解颅"。生后数月起病者，头围与前囟进行性增大，以颅骨缝解开、头颅增大、叩之呈破罐音、目珠下垂如落日状为特征，多有神志呆钝，或烦躁不安以及惊厥等症。头颅B超、CT检查可做出诊断。

此外，还要鉴别其他原因引起的佝偻病，如低血磷抗维生素D佝偻病、远端肾小管性酸中毒、维生素D依赖性佝偻病、肾性佝偻病、肝性佝偻病等。

【辨证论治】

（一）辨证要点

本病以虚为主，临证按脏腑进行辨证。根据病史、临床表现，首先应区分病因，其次分清病情轻重，最后应辨脏腑病位。

1. **辨病因** 区分早产、双胎，以及孕期孕母患病等先天因素；区分乳食喂养不当、生长发育、病后失调等诸后天调摄因素。

2. **辨病情轻重** 症见烦躁、多汗、枕秃、纳呆、囟门开大，未见骨骼变化者为轻；症见精神淡漠、汗出如淋、肌肉松弛、颅骨软化或方颅、前囟迟闭、严重鸡胸、下肢弯曲、脊柱畸形者为重。

3. **辨脏腑** 病在脾者，症见肌肉松弛、形体消瘦或虚胖、纳差便溏；病在肺者，症见毛发稀软、面色欠华、多汗、易患伤风感冒；病在肝者，症见坐迟立迟、行走无力、性情急躁、时有惊惕，甚或抽搐；病在心者，症见精神烦躁、夜啼、睡卧不安、语迟；病在肾者，症见囟门逾期不合、天柱骨倒、鸡胸龟背、下肢弯曲。一般初期病变脏腑以肺、脾为主；激期累及心、肝、肾；恢复期骨骼改变虽近恢复，但仍有肺、脾等脏腑的虚证；后遗症期病变脏腑以肾、脾为主。

（二）治疗原则

本病治疗当以调补脾肾为要，以健脾益气、补肾填精为基本治则。病之初期、激期以健脾益气补肺为主，佐以敛阴、固表、平肝、安神；后遗症期则补肾填精壮骨为主，佐以益气、养血、固表、生髓。特别强调以防止畸形及复发为目的，宜及早采取综合措施加以调治，包括日光照射、合理膳食及药物治疗、防止并发症等。

（三）分证论治

1. **肺脾气虚**

证候：多汗，睡眠不宁，囟门开大，头发稀疏易落，可见枕秃，面色少华，肌肉松弛，纳呆，大便不调，反复感冒，舌质淡，苔薄白，指纹淡，脉虚无力。

分析：多见于初期。脾主肌肉四肢，脾气虚化生乏力，运化失健，故面色少华，肌肉松弛，纳呆，大便不调；肺主皮毛，肺气虚，表气亦虚，卫外不固，而见多汗、易反复感冒。

证候要点：多汗，纳呆，枕秃，易患伤风感冒。

治法：健脾补肺，益气固表。

方药：人参五味子汤加减。

加减：汗多者，加龙骨、牡蛎；大便不实者，加苍术、山药、白扁豆；湿重苔腻者，加苍术、佩兰；夜惊、睡眠不宁、烦躁者，加炒酸枣仁、首乌藤、合欢皮。

2. 脾虚肝旺

证候：烦躁夜啼，惊惕不安，面色少华或面色萎黄，头部多汗，发稀枕秃，囟门迟闭，出牙延迟，纳呆食少，坐立行走无力，夜啼不宁，易惊多惕，甚则抽搐，舌淡苔薄，指纹淡青，脉细弦。

分析：多见于初期或激期。脾虚气弱，化生乏力，故面色少华，多汗，发稀，神疲纳呆；肝主筋，肝血不足，筋脉失养，肝木偏旺，故坐立行走无力，夜惊啼哭；脾虚肝亢化风，内风扰动，可见抽搐。

证候要点：神疲，纳呆，夜惊易啼，坐立行走无力。

治法：扶土抑木，理脾平肝。

方药：益脾镇惊散加减。

加减：汗多者，加五味子、煅龙骨、煅牡蛎；夜啼、夜卧不安者，加蝉蜕、远志、首乌藤；睡中惊惕者，加珍珠母、僵蚕；抽搐者，加全蝎、蜈蚣，或改用缓肝理脾汤。

3. 脾肾亏损

证候：面色苍白无华，形瘦神疲，纳呆乏力，多汗肢软，筋骨痿软，立迟、行迟、齿迟，头颅方大，肋骨串珠，鸡胸、龟背，或见漏斗胸、肋外翻、下肢弯曲，舌淡苔少，指纹淡紫，脉细无力。该期已有明显骨骼畸形后遗症。

分析：多见于激期至恢复期、后遗症期。脾主肌肉，肾主骨生髓，脾虚则面色苍白无华、肢软乏力；肾精亏虚，筋骨软弱，则见出牙、坐立、行走迟缓，囟门不闭，方颅，鸡胸，龟背，下肢弯曲等；脑为髓海，肾虚则髓海空虚，而见神情淡漠、呆滞。

证候要点：齿迟，立迟，囟门不闭，方颅。

治法：补肾填精。

方药：补肾地黄丸加减。

加减：汗多者，加龙骨、牡蛎；乏力肢软者，加黄芪、党参；纳呆食少者，加砂仁、陈皮、佛手；智识不聪者，加石菖蒲、郁金；烦躁夜惊者，加茯神、酸枣仁、白芍、钩藤。

【其他疗法】

（一）中成药

1. 玉屏风口服液　用于肺脾气虚证。
2. 小儿牛黄清心散　用于脾虚肝旺证。
3. 龙牡壮骨颗粒　用于肺脾气虚及脾肾亏损证。
4. 六味地黄丸　用于脾肾亏损证。

（二）单方验方

（1）江氏验方　紫河车1具，煅牡蛎、黄芪各30g，蜈蚣10条，青盐10g。焙干研为细粉，分100小包。每次1包，温开水冲服，1日2次，连服1个月。用于脾虚肝旺证及脾肾亏损证。

（2）龟甲、鳖甲、鸡内金、鹿角胶、乌贼骨各等份，研为细末。每服1g，1日2次。用于肾精亏损证。

（三）针灸疗法

1. **体针** 取印堂、神门、中冲穴，每日1次，不留针。用于佝偻病初期夜啼不安。每次取3~4穴，轻刺加灸，隔日1次，亦可在易发季节前作预防性治疗。

2. **耳针** 取心、肾、脾、皮质下、脑干，隔日1次。也可用王不留行籽贴压于上述耳穴，两侧交替进行。用于佝偻病脾虚肝旺证。

（四）推拿疗法

采用常规手法，补脾胃，补肾经，揉小天心，揉中脘，摩丹田，捏脊，按揉脾俞、胃俞、肾俞，揉八髎，按揉足三里、三阴交。1日1次，疗程1个月。亦可作为佝偻病辅助治疗。

【西医治疗】

治疗目的在于提高血清维生素D的水平、控制病情、防止骨骼畸形。

1. **一般疗法** 加强护理，合理饮食，坚持经常晒太阳（6个月以下避免直晒）。

2. **药物疗法** 活动期口服维生素D 2000~5000IU/d，连服1个月后，改为400~800IU/d，如有条件，应监测血清钙、磷、碱性磷酸酶及25-（OH）D_3水平。口服困难或腹泻等影响吸收时，可采用大剂量突击疗法，维生素D15万~30万IU（3.75~7.5mg）/次，肌内注射，1个月后维生素D再以400~800IU/d维持。用药应随访，1个月后如症状、体征、实验室检查均无改善时应考虑其他疾病，注意鉴别诊断。

3. **钙剂补充** 维生素D缺乏及维生素D缺乏性佝偻病在补充维生素D的同时，给予适量的钙剂，对改善症状、促进骨骼发育是有益的。同时调整膳食结构增加膳食钙的摄入。

4. **微量营养素补充** 维生素D缺乏性佝偻病多伴有锌、铁降低，及时适量地补充微量元素，有利于骨骼健康成长，也是防治维生素D缺乏性佝偻病的重要措施。

5. **外科手术** 严重的骨骼畸形可采取外科手术矫正畸形。

【预防与调护】

1. 预防

（1）加强孕期保健，孕妇应有适当的户外活动，多晒太阳，增强体质，并积极防治慢性病。

（2）加强户外活动，多晒太阳，增强小儿体质。婴儿从2个月开始多晒太阳，每日平均1小时以上。

（3）提倡母乳喂养，及时添加辅食，多食富含维生素D及钙磷丰富的食物。

2. 调护

（1）患儿衣带应宽松，不要久坐、久立，防止发生骨骼变形。不系裤带，不穿背带裤，防止肋骨外翻。帮助患儿做俯卧抬头动作，每日2~3次，防止鸡胸形成。

（2）用维生素D防治时应注意掌握剂量和时间，并应密切观察，防治维生素D中毒。

PPT

第三节　五迟、五软

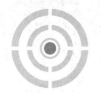

○ 学习目标

知识要求：

1. 掌握五迟、五软的发病特点、诊断要点以及各证型的证候要点、治法、代表方剂。

2. 熟悉五迟、五软的定义、病因病机。

3. 了解五迟、五软的历史源流、其他疗法及预防调护。

技能要求：

1. 熟练掌握辨析五迟、五软各证型、处方用药的技能。

2. 学会对五迟、五软进行预防宣教和调护。

　　五迟是指立迟、行迟、语迟、发迟、齿迟，五软是指头项软、口软、手软、足软、肌肉软，均属于小儿生长发育障碍病证。西医学上的脑发育不全、智力低下、脑性瘫痪、佝偻病等，均可见到五迟、五软证候。五迟以发育迟缓为特征，五软以痿软无力为主症，两者既可单独出现，也常互为并见。多数患儿由先天禀赋不足所致，证情较重，预后不良；少数由后天因素引起者，若症状较轻，治疗及时，也可康复。

　　古代医籍有关五迟、五软的记载颇多，早在《诸病源候论·小儿杂病诸候》中就记载有"齿不生候""数岁不能行候""头发不生候""四五岁不能语候"。《小儿药证直诀·杂病证》云："长大不行，行则脚细；齿久不生，生则不固；发久不生，生则不黑。"记载了五迟的某些典型症状。《张氏医通·婴儿门》指出其病因是"皆胎弱也，良由父母精血不足，肾气虚弱，不能荣养而然"。《活幼心书·五软》指出："头项手足身软，是名五软"，并认为"良由父精不足，母血素衰而得"。《保婴撮要·五软》指出："五软者，头项、手、足、肉、口是也……皆因禀五脏之气虚弱，不能滋养充达。"有关其预后，《活幼心书·五软》明确指出："苟或有生，譬诸阴地浅土之草，虽有发生而畅茂者少。又如培植树木，动摇其根而成者鲜矣。由是论之，婴孩怯弱不耐寒暑，纵使成人，亦多有疾。"

【病因病机】

　　五迟、五软病因包括先天因素及后天因素。

　　1. 先天因素　先天因父精不足、母血气虚，禀赋不足；或母孕时患病、药物受害等不利因素影响胎儿，以致母生子弱，造成患儿精气不足、髓脑未满、脏气虚弱、筋骨肌失养而成五迟、五软。

　　2. 后天因素　主要包括早产；分娩时难产、产伤，造成颅内出血；或生产过程中胎盘早剥、脐带绕颈；生后护理不当，发生窒息、中毒，损伤脑髓，瘀阻脑络；或温热病后痰火上扰，痰浊阻滞，蒙蔽清窍，心脑神明失主，肢体活动失灵；或乳食不足、哺养失调，则脾胃亏损、气血虚弱、精髓不充，而致生长发育障碍，皆可出现五迟、五软。

　　因此，五迟、五软的病机总为五脏不足，气血虚弱，精髓不充，导致生长发育障碍。其中，与脏器关系密切。肾主骨、肝主筋、脾主肌肉，人能站立行走，需要筋骨肌肉强健。若肝肾脾不足，则筋骨肌肉失养，可出现立迟、行迟；头项软而无力，不能抬举；手软无力下垂，不能握举；足软无力，难于行走。齿为骨之余，若肾精不足，可见牙齿迟出。发为血之余，若肾气不充，血虚失养，可见发迟或发稀而枯。言为心声，若心气不足，肾精不充，髓海不足，则见言语迟缓、智力不聪。脾开窍于口，又主肌肉，若脾气不足，则可见口软乏力、咀嚼困难，肌肉软弱、松弛无力。

【诊断与鉴别诊断】

（一）诊断要点

1. **病史** 可有孕期调护失宜、药物损害、产伤、窒息、早产，以及喂养不当史，或有家族史，父母为近亲结婚或低龄、高龄产育者。

2. **临床表现**

（1）小儿2~3岁还不能站立、行走为立迟、行迟；初生无发或少发，随年龄增长，仍稀疏难长为发迟；12个月时尚未出牙以及此后牙齿萌出过慢为齿迟；1~2岁还不会说话为语迟。

（2）小儿半岁前后头项软弱下垂为头项软；咀嚼无力、时流清涎为口软；手臂不能握举为手软；2岁后还不能站立、行走为足软；皮宽肌肉松软无力为肌肉软。五迟、五软不一定悉具，但见一二症者可分别做出诊断。

3. **辅助检查** 可行血液生化、头颅CT、染色体等检查，寻找病因。

（二）鉴别诊断

1. **佝偻病** 见于3岁以下婴幼儿，多有维生素D摄入不足史，虽可见五迟、五软症状，但程度轻，伴多汗、易惊等表现，并有明显的骨骼改变，但无智力低下，预后好。

2. **解颅（脑积水）** 亦可有五迟、五软见症，但多伴有智力低下，以颅骨骨缝解开、头颅增大、叩之呈破壶音、目珠下垂如落日状为特征。

【辨证论治】

（一）辨证要点

本病辨证，应首分轻重，继辨脏腑。

1. **辨轻重** 五迟、五软仅见一二症，智力基本正常为轻；病程长，五迟、五软同时并见，且见肢体瘫痪、手足震颤、步态不稳、智能低下、痴呆、失语、失聪者为重。

2. **辨脏腑** 五迟、五软以脾、肾病变为主，心、肝次之。若表现为立迟、行迟、齿迟、头项软、手足软，则为脾肾不足及肝；发迟、语迟、肌肉软、口软、智力低下，则为脾肾不足及心。

（二）治疗原则

五迟、五软多属虚证，以补为其治疗大法，着重补肾填髓、养肝强筋、健脾养心、补益气血；若因难产、外伤、中毒，或温热病后等因素致痰瘀阻滞者，以涤痰开窍、活血通络为主。亦有部分患儿属虚实夹杂者，须补益与涤痰活血配伍用药。

本病宜早期发现、及时治疗，治疗时间较长，可将有效方剂制成丸、散、膏剂，以半年为1个疗程，重复2~3个疗程。除了辨证论治用药外，也可配合针灸、推拿、教育及功能训练等综合措施，方能取得一定疗效。

（三）分证论治

1. 肝肾不足

证候：坐、立、行走、牙齿发育明显迟于同龄小儿，颈项、肌肉痿软或肢体瘫痪，手足震颤，步态不稳，智能低下，或失语失聪、面容痴呆，舌质淡，苔薄，脉沉细，指纹淡紫。

分析：肝主筋，肾主骨，齿为骨之余。肝肾不足，不能濡养筋骨，筋骨失养，故坐、立、行走、生齿均迟，肌肉痿软，肢体瘫痪，手足震颤；肾生髓，脑为髓海，肾精不足，髓海空虚，故智力低下，面容痴呆；舌质淡，苔薄，脉沉细，指纹淡紫，皆为肝肾不足之征。

证候要点：立迟，行迟，齿迟，智能低下。

治法：滋养肝肾，填精补髓。

方药：六味地黄丸加减。

加减：肌肉痿软者，加党参、白术、黄芪；手足震颤者，加天麻、钩藤、僵蚕；智力障碍者，加远志、石菖蒲、郁金。

2. 心脾两虚

证候：智力低下，面黄形瘦，语言迟钝，四肢痿软，肌肉松弛，多卧少动，步态不稳，食欲不佳，口角流涎，舌伸口外，咀嚼无力，头发稀疏枯槁，舌质淡，苔少，脉细弱，指纹淡。

分析：脾主四肢肌肉，开窍于口；心主血脉、神明，开窍于舌。心脾亏虚，四肢肌肉失养，故面黄形瘦，四肢痿软，肌肉松弛，口角流涎，咀嚼无力；神明失主，则舌伸口外、智力低下；发为血之余，心血不足，则头发稀疏枯槁；舌质淡，苔少，脉细弱，指纹淡，皆为心脾两虚之征。

证候要点：智力低下，语迟，发迟，口软，肌肉软。

治法：养心健脾，开窍益智。

方药：调元散合菖蒲丸加减。

加减：头发稀疏萎黄者，加何首乌、肉苁蓉；食欲不佳者，加焦山楂、鸡内金。

3. 痰瘀阻滞

证候：失聪失语，意识不清，反应迟缓，动作不自主，或口流涎、喉间痰鸣，或关节强硬、肌肉软弱，或癫痫发作，舌胖质暗，或见瘀点瘀斑，苔腻，脉沉涩滑，指纹暗滞。

分析：若因产伤、外伤致痰瘀阻滞心经脑络，心脑神明失主，则见失聪失语、意识不清、反应迟缓、动作不自主、关节强硬，或癫痫发作；若因先天缺陷或脑病后遗症致痰浊内蕴、蒙蔽清窍，则见智力低下、喉间痰鸣；舌胖质暗，或见瘀点瘀斑，苔腻，脉沉涩滑，指纹暗滞，皆为痰瘀阻滞之征。

证候要点：关节强硬，肌肉软弱，失聪失语，反应迟缓，舌胖质暗。

治法：涤痰开窍，活血通络。

方药：通窍活血汤合二陈汤加减。

加减：惊叫、抽搐，加黄连、龙胆草；躁动，加龟甲、天麻、生牡蛎；大便干燥，加大黄。

【其他疗法】

（一）中成药

1. **杞菊地黄丸**　用于肝肾亏虚证。

2. **孔圣枕中丸**　用于肝肾亏虚证。

3. **归脾丸**　用于心脾两虚证。

4. 十全大补颗粒 用于心脾两虚证。

（二）推拿疗法

采用推、揉、按、拿等手法，推拿头部、躯干、肢体有关经穴，以行气活血通经，缓解筋脉痿软，恢复正常的运动功能。

1. 头面部 患者坐位或卧位。取瞳子髎、颊车、地仓、风池、哑门、百会、天柱等穴，用推揉法往返操作5~6次。

2. 颈及上肢部 患者坐位或卧位。取天柱至大椎、肩井，用推揉法，并推揉肩关节周围以及肱三头肌、肱二头肌至肘关节，向下沿前臂到腕部，往返数次。

3. 腰及下肢 患者俯卧位。从腰部起向下到尾骶部、臀部，循大腿后侧往下至足跟，用推法或按法；配合肾俞、脾俞、肝俞、环跳、殷门、委中、承山等穴，用按法；接着取仰卧位，从腹股沟向下经股四头肌至小腿前外侧配合伏兔、足三里、阳陵泉、解溪等穴，用揉法或按法，往返数次。

（三）针灸疗法

1. 灸法 灸法具有温通经络、行气活血、温肾壮阳之功。可选肢体穴位以及心俞、脾俞、肾俞等背俞穴，采用温和灸，每1~2日1次，10次为1个疗程。小儿皮肤薄嫩，应避免过度施灸，以免烫伤。

2. 针法

（1）体针 可选用肩髃、曲池、外关、合谷、环跳、足三里、阳陵泉、承山、三阴交等肢体穴位交替使用，采用提插及捻转法，不留针，以促进肢体功能恢复；智力低下、语言迟缓，可选百会、风池、神门、哑门等穴，得气后留针15~20分钟，并间歇捻针。隔日1次，1个月为1个疗程。

（2）耳针 可选心、肝、肾、胃、脑干、皮质下等，用短毫针，留针15~20分钟，并间歇捻针。隔日1次，15次为1个疗程。

【西医治疗】

（1）早期发现、早期干预治疗，按小儿运动发育规律，循序渐进，进行功能训练、物理治疗。

（2）给予营养脑细胞药物，或针对手足徐动型给予盐酸苯海索治疗。

（3）具备手术条件者行手术治疗。

【预防与调护】

1. 预防

（1）注意孕期保健，防止外感、药物损害；避免早产、难产、产伤；预防新生儿硬肿症、肺炎等。

（2）提倡优生优育，杜绝近亲结婚。

（3）合理喂养，加强营养，积极预防及治疗各种急、慢性疾病。

2. 调护

（1）教患儿家长掌握正确的脑瘫儿童的抱姿、睡姿、穿脱衣方法、喂食方法以及生活自理能力训练等。

（2）教家长适合儿童年龄合理喂养方法。

（3）根据患儿家长的心理状况，给予有针对性的初步的心理疏导。

（4）加强安全防范，防止患儿在治疗、训练中发生意外伤。

（5）加强日常生活能力的训练，逐渐培养患儿自理能力。

📖 **知识拓展**

拒绝近亲结婚

　　由于近亲结婚的夫妇双方有较多相同的基因，容易使对生存不利的隐性有害基因在后代中传递（纯合），因而容易出生素质低劣的孩子。据世界卫生组织估计，人群中每个人携带5~6种隐性遗传病的致病基因。在随机婚配（非近亲婚配）时，由于夫妇两人无血缘关系，相同的基因很少，他们所携带的隐性致病基因不同，因而不易形成隐性致病基因的纯合体（患者）。而在近亲结婚时，夫妇两人携带相同的隐性致病基因的可能性很大，容易在子代相遇，而使后代遗传病的发病率升高。

　　因此，根据我国目前的人口形势和医疗水平，为了尽量减少近亲结婚造成的遗传缺陷，法律规定直系血亲和三代以内的旁系血亲禁止结婚。

第四节　紫　癜

PPT

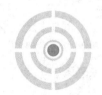

学习目标

知识要求：

1. 掌握小儿紫癜的发病特点、诊断要点以及各证型的证候要点、治法、代表方剂。
2. 熟悉小儿紫癜的定义、病因病机及鉴别诊断。
3. 了解小儿紫癜的其他疗法及预防调护。

技能要求：

1. 熟练掌握辨析小儿紫癜各证型、处方用药及适当调护的技能。
2. 会对小儿紫癜进行预防与调护。

👥 **岗位情景模拟35**

　　患儿，男，6岁。起病急，皮肤、黏膜出现瘀点瘀斑，压之不褪色，发病前曾食用海鲜粥。舌质红，苔薄黄，脉浮数。

问题与思考

1. 该患儿中医病、证诊断是什么？病机如何？
2. 请给出治法、方药，开出处方。

答案解析

　　紫癜亦称紫斑，是小儿时期常见的出血性疾病之一，临床以血液溢于皮肤、黏膜之下，出现瘀点瘀斑，压之不褪色为特征，常伴有鼻衄、齿衄、尿血、呕血、便血等症状，属中医学"血证"范畴，其临床表现与西医学的过敏性紫癜和血小板减少性紫癜有相似之处。

【病因病机】

小儿素体正气亏虚是发病之内因，外感风热时邪及其他疫气是发病之外因。病位在心、肝、脾、肾。病机为外感风热邪毒及疫气之邪，蕴阻肌表血分，迫血妄行，外溢肌肤，发为本病，表现为实证为主；或素体心脾气血不足，气阴亏损，虚火上炎，血不归经，外溢肌肤，发为本病，表现以虚证为主。

1. 感受外邪 小儿为稚阴稚阳之体，气血未充，卫外不固，外感六淫之邪，六气皆易从火化，蕴郁皮毛肌肉之间；或者冒触疫气，引动伏热；或饮食失节，蕴生内热。风热、湿热或疫气与气血相搏，热伤血络，迫血妄行，溢于脉外，渗于皮下，发为紫癜。邪重者，可伤及阴络，出现便血、尿血等。若血热损伤肠络，血溢络外，碍滞气机，可致剧烈腹痛；夹湿留注关节，则可见局部肿痛、屈伸不利。

2. 气血不足 血生于脾，藏于肝，源于肾而主在心，血之运行赖心之推动、脾之统摄、肝之储藏。若心、肝、脾功能受损，血行不循常道，轻则外溢肌肤，重则吐衄便血。若小儿先天禀赋不足，或疾病迁延日久，耗气伤阴，病情由实转虚，或虚实夹杂。气虚则统摄无权，气不摄血，血液不循常道而溢于脉外；阴虚火炎，血随火动，渗于脉外，可致紫癜反复发作。

【诊断与鉴别诊断】

（一）诊断要点

1. 病史 部分患儿发病前可有上呼吸道感染或服食某些食物、药物等病史。

2. 临床表现 本病起病多较急，以皮肤、黏膜出现瘀点瘀斑为主症，可伴鼻衄、齿衄、呕血、便血、尿血等；严重者可见面色苍白等血虚气耗症状，甚则发生气随血脱之危证；部分患儿可有腹痛、呕吐、关节疼痛等临床表现。

3. 辅助检查 可行血常规、过敏原、血小板计数、凝血功能、血块收缩时间等检查以明确诊断。

（二）鉴别诊断

应注意鉴别本病是过敏性紫癜还是免疫性血小板减少症。

1. 过敏性紫癜 发病前可有上呼吸道感染或服食某些食物、药物等诱因。紫癜多见于下肢伸侧以及臀部、关节周围，为高出皮肤的鲜红色至深红色丘疹、红斑或荨麻疹，大小不一，多呈对称性，分批出现，压之不褪色。可伴有腹痛、呕吐、血便等消化道症状，游走性大关节肿痛以及血尿、蛋白尿等。血小板计数、凝血功能、血块收缩时间均正常；肾脏受累者尿常规可有镜下血尿、蛋白尿等肾脏损伤表现；肾组织活检可确定肾脏病变性质；有消化道症状者大便隐血试验多为阳性。

2. 血小板减少性紫癜 皮肤黏膜见瘀点、瘀斑，瘀点多为针尖样大小，一般不高出皮面，多不对称，可遍及全身，但以四肢及头面部多见。可伴有鼻衄、齿衄、尿血、便血等，严重者可并发颅内出血。血小板计数显著减少，急性型一般低于 $20 \times 10^9/L$，慢性型多为（30~80）$\times 10^9/L$，出血时间延长；骨髓中成熟巨核细胞减少；血块收缩不良；束臂试验阳性。

【辨证论治】

（一）辨证要点

本病辨证以八纲辨证为纲，辨病与辨证相结合。

1. 辨虚实 根据起病、病程、紫癜颜色等辨虚实。起病急，病程短，紫癜颜色鲜明者，多属实；

起病缓，病情反复，病程延绵，紫癜颜色较淡者，多属虚。

2. **辨轻重** 以出血量的多少及是否伴有肾脏损害或颅内出血等作为依据。凡出血量少者为轻证；出血严重伴大量便血、血尿、明显蛋白尿者为重证；头痛、昏迷、抽搐等则为危证。

3. **辨病与辨证相结合** 过敏性紫癜早期多为风热伤络、血热妄行，常兼见湿热痹阻或热伤胃络；后期多见阴虚火旺或气不摄血。血小板减少性紫癜急性型多为血热妄行，慢性型多为气不摄血或阴虚火旺。

（二）治疗原则

本病的治疗，实证以清热凉血为主，随证配用祛风通络、缓急和中；虚证以益气摄血、滋阴降火为主。紫癜为离经之血，皆属瘀血，常在辨证的基础上加用活血化瘀之品。临证须注意证型之间的相互转化或同时并见，治疗时要分清主次，统筹兼顾。

（三）分证论治

1. **风热伤络**

证候：起病较急，全身皮肤紫癜散发，尤以下肢及臀部居多，呈对称分布，色泽鲜红，大小不一，或伴痒感，可有发热、腹痛、关节肿痛、尿血等，舌质红，苔薄黄，脉浮数。

分析：外感风热之邪，易于化火，蕴郁于皮毛肌肉之间，郁蒸血分，与气血相搏，灼伤脉络。血不循经，渗于脉外，溢于肌肤，发为紫癜；邪伤阴络，则便血、尿血；损伤肠络，阻滞气机，则剧烈腹痛；夹湿流注关节，则局部肿痛、屈伸不利；舌质红，苔薄黄，脉浮数，皆为外感风热之表象。

证候要点：急性起病，紫癜颜色鲜红，兼外感风热之象。

治法：祛风清热，凉血安络。

方药：银翘散加减。

加减：皮肤瘙痒者，加白鲜皮、地肤子、蝉蜕；咳嗽者，加桑叶、菊花、前胡；便血者，加苦参、槐花炭；腹痛者，加木香、赤芍；尿血者，加藕节炭、白茅根、大蓟、小蓟；关节肿痛者，加秦艽、防己、牛膝。

2. **血热妄行**

证候：起病较急，皮肤出现瘀点瘀斑，色泽鲜红，或伴鼻衄、齿衄、便血、尿血，血色鲜红或紫红，同时见心烦、口渴、便秘，或伴腹痛，或有发热，舌质红绛，脉数有力。

分析：热毒内伏，日久化火，灼伤血络，迫血妄行。血液不循常道，外渗肌肤则为紫癜；从鼻窍而出，则为鼻衄；热结阳明，损伤胃络，则呕血、便血、大便干结；热邪循胃之络脉上扰，则为齿衄；下注大肠或膀胱，则见便血、尿血。

证候要点：起病急，紫癜密集，色泽鲜红，或伴尿血、便血、腹痛、关节痛，舌质红绛。

治法：清热解毒，凉血止血。

方药：犀角地黄汤加味。

加减：皮肤紫斑多者，加丹参、荆芥、忍冬藤；便血者，加地榆、血余炭、槐花炭；腹痛者，加木香、白芍；尿血者，加大蓟、小蓟、白茅根；关节肿痛者，加忍冬藤、海风藤、牛膝；便秘者，加大黄；目赤者，加青黛、菊花。

若出血过多，突然出现面色苍白、四肢厥冷、汗出脉微者，为气阳欲脱，急用独参汤或参附汤回阳固脱；若气阴两衰者，则用生脉散以救阴生津、益气复脉。

3. **气不摄血**

证候：起病缓慢，病程迁延，紫癜反复出现，瘀斑、瘀点颜色淡紫，常有鼻衄、齿衄，面色苍黄，神疲乏力，食欲不振，头晕心慌，舌淡苔薄，脉细无力。

分析：禀赋不足或紫癜反复发作，耗伤气血，气虚统摄无权，血不循常道，溢于脉外，留于肌肤、脏腑之间，则紫癜屡发而色淡；气虚血亏则体倦乏力、面色不华；心脑失养则头晕心悸；脾虚运化失常则食少纳呆、便溏。

证候要点：病程迁延，紫癜反复发作，色泽淡紫，伴见脾气虚弱、心血亏虚证候。

治法：健脾养心，益气摄血。

方药：归脾汤加减。

加减：腹痛便血者，加乌梅、白芍、地榆；出血不止者，加鸡血藤、血余炭、阿胶；兼有风邪表证者，可酌加荆芥、防风、牛蒡子；神疲肢冷、腰膝酸软、面色苍白者，为肾阳亏虚，加鹿茸、肉苁蓉、巴戟天。

4. 阴虚火旺

证候：紫癜时发时止，鼻衄、齿衄或尿血，血色鲜红，手足心热，低热盗汗，心烦少寐，大便干燥，小便黄赤，舌光红，苔少，脉细数。

分析：患儿素体阴虚，或久病失血伤阴，阴血耗损，肝肾阴亏，虚火上炎，血随火动，离经妄行，致紫癜时发时止；虚火灼伤肾络，则尿血；手足心热，低热盗汗，舌红少津，脉细数，均为阴虚内热之象。

证候要点：紫癜时发时止，血色鲜红，手足心热，舌红少津。

治法：滋阴清热，凉血化瘀。

方药：大补阴丸、知柏地黄丸加减。

加减：若腰膝酸软甚者，加山茱萸、枸杞子、女贞子；鼻衄、齿衄者，加白茅根、焦栀子；尿血色红者，可另冲服琥珀粉、三七粉；低热者，加银柴胡、地骨皮；盗汗者，加煅牡蛎、煅龙骨、五味子。

【其他疗法】

（一）中成药

1. 银黄颗粒（口服液） 用于风热伤络证。
2. 血康口服液 用于血热妄行证。
3. 知柏地黄丸 用于阴虚火旺证。
4. 归脾丸 用于气不摄血证。

（二）针灸疗法

1. **灸法** 取穴八髎、腰阳关，艾炷隔姜灸。每穴灸15分钟，1日1次，半个月为1个疗程。用于气不摄血证、阴虚火旺证。

2. **体针** 主穴：曲池、足三里；配穴：合谷、血海。先刺主穴，必要时加刺配穴。有腹痛加刺三阴交、太冲、内关。用于过敏性紫癜。

【西医治疗】

1. **过敏性紫癜** 积极寻找和去除致病因素，如控制感染，补充维生素。有荨麻疹或血管神经性水肿时，应用抗组胺药物和钙剂。腹痛时应用解痉剂，消化道出血时应禁食，可静脉滴注西咪替丁，必要时输血。急性期对腹痛和关节痛者可应用肾上腺皮质激素，症状缓解后即可停用。重症过敏性紫癜若并发肾炎且经激素治疗无效者，可考虑联合用免疫抑制剂如硫唑嘌呤、环磷酰胺（冲击或口服）以抑制严重免疫损伤，有利于保护残存肾功能。

2. **血小板减少性紫癜**　急性型可用大剂量丙种球蛋白、短疗程肾上腺皮质激素等，病情重者可考虑大剂量甲泼尼龙、血小板输注、血浆置换等。慢性型必要时行脾切除术。

【预防与调护】

1. 预防

（1）积极参加体育活动，增强体质，提高抗病能力，避免外感类疾病。

（2）过敏性紫癜要尽可能找出引发的各种原因。积极防治上呼吸道感染，控制扁桃体炎、鼻窦炎、智齿等慢性感染性病灶；驱除体内各种寄生虫；根据个人体质，避免进食引起过敏的食物及药物。

（3）免疫性血小板减少症，要注意预防急性呼吸道感染、麻疹、水痘、风疹及肝炎等疾病，以防诱发或加重病情。

2. 调护

（1）急性期或出血量多时，要卧床休息，限制患儿活动，消除其恐惧紧张心理。

（2）避免外伤跌倒碰撞，以免引起出血。

（3）血小板计数低于20×10^9/L时，要密切观察病情变化，预防各种创伤与颅内出血。

（4）饮食宜清淡、富于营养、易于消化。呕血、便血者应进半流质饮食，忌硬食及粗纤维食物，忌辛辣刺激食物。免疫性血小板减少症患儿平素可多吃红衣花生、红枣等食物。

第五节　性早熟

PPT

学习目标

知识要求：

1. 掌握性早熟的特点、诊断要点以及各证型的证候要点、治法、代表方剂。

2. 熟悉性早熟的定义、病因病机及鉴别诊断。

3. 了解性早熟的其他疗法及预防调护。

技能要求：

1. 熟练掌握辨析性早熟各证型、处方用药的技能。

2. 会运用相关知识对性早熟进行预防与调护。

性早熟指女孩8岁以前、男孩9岁以前出现第二性征的内分泌疾病。古代文献中无此病名。临床上性早熟分为真性、假性及不完全性三种类型，以真性性早熟最常见。真性性早熟中无特殊原因可查明者，称为特发性真性性早熟，80%~90%的女性患儿为特发性真性性早熟，男性患儿多为器质性病变引起，故男性真性性早熟应特别注意探查原发疾患。

性早熟多发于女性，女孩发病率为男孩的4~5倍，春夏季节发病的儿童明显多于秋冬季节，经济发达地区的发病率较高。随着社会经济的进步和环境的改变，本病发病率有逐步提高的趋势，目前已经成为儿科临床最常见的内分泌疾病之一。

【病因病机】

本病的发生多因社会和环境因素，生活方式的改变，疾病的影响，过食某些营养滋补品，或误服某些药物，或情志因素，使阴阳平衡失调，阴虚火旺、相火妄动，或肝郁化火，导致"天癸"早至。其病变部位主要在肾、肝二脏。

1. 阴虚火旺　肾为"先天之本"，肾精肾气充盛到一定程度时具有促进人体生长、发育和生殖的生理功能。小儿肾常虚，在致病因素作用下肾的阴阳失衡出现肾阴不足，阴血无以制火而妄动，虚火内扰，相火偏亢，则第二性征提早出现，甚至月经早潮等性发育提前。

2. 肝郁化火　肝藏血，主疏泄，能调达一身之气机；肝经循阴部，抵少腹，布两胁。小儿肝常有余，若因疾病或情志因素导致肝气郁结，郁而化火，肝火旺盛，引动相火，血海浮动，则导致"天癸"早至；肝气郁滞，阻遏于胸，则为痛为聚出现乳核增大、胀痛；肝经郁阻，湿热熏蒸于上则脸部痤疮，流注于下则带下增多、色黄。

【诊断与鉴别诊断】

（一）诊断要点

1. 病史　有误服含性激素食品或药物病史，或过早接触"儿童不宜"的影视作品个人史。

2. 临床表现　第二性征提前出现。

（1）女孩一般先有乳房增大，乳核形成，乳头增大，接着阴道分泌物增多，出现阴毛、腋毛，最后月经来潮，阴唇发育，色素沉着，皮下脂肪增多出现女性体型。

（2）男孩先睾丸增大，继之阴茎增粗，可有阴茎勃起，阴囊皮肤皱褶增加、着色，出现阴毛、腋毛、痤疮以及胡须、喉结，变声，甚至有夜间遗精，同时伴有身高增长加速。

3. 辅助检查

（1）血清激素水平测定　血清黄体生成素（LH）、卵泡刺激素（FSH）、雌二醇（E_2）、泌乳素（PRL）、睾酮（T）等激素水平，随着性早熟的进程而明显增高。

（2）骨龄（非优势手包括腕关节的X线摄片）　真性性早熟患儿骨龄往往较实际年龄提前。

（3）盆腔B超检查　女孩子宫、卵巢B超，显示子宫、卵巢成熟度超过同年龄儿童。

（4）头颅核磁共振成像（MRI）　中枢神经系统器质性病变时，重点观察下丘脑及垂体部位可见有异常改变。

（5）遗传学检查　特定基因的突变等以发现遗传代谢性疾病。

（二）鉴别诊断

1. 真性性早熟与假性性早熟的鉴别　真性性早熟是由下丘脑-垂体-性腺轴提前发动，功能亢进所致，可导致生殖能力提前出现；假性性早熟是由于内源性或外源性性激素的作用，导致第二性征提前出现，患儿并不具备生殖能力。真性者促性腺激素水平升高；假性者水平低下。LHRH（促黄体激素释放激素）兴奋试验，真性者FSH、LH水平显著升高；假性者无此反应。

2. 特发性性早熟与器质性性早熟的鉴别　特发性者，一般查无原因。器质性者，先天性甲状腺功能减退症骨龄显著落后，甲状腺素低下；性腺肿瘤者性激素增加极甚；先天性肾上腺皮质增生者皮肤色素沉着，肾上腺肥大；颅内肿瘤者头颅MRI可见占位性病变。

3. **单纯乳房早发育**　为女孩不完全性性早熟，起病常<2岁，仅乳房轻度发育，常呈周期性变化，不伴骨龄提前和生长加速；血清E_2和FSH的基础值常轻度增高。因本病部分患者可逐步演变为真性性早熟，故应注意随访，争取及时介入治疗。

【辨证论治】

（一）辨证要点

性早熟的共有症状为第二性征提前出现，临床主要辨别其虚实。虚者为肾阴不足，阴阳失衡，相火亢旺，症见第二性征提前出现，伴潮热盗汗、五心烦热、舌红少苔、脉细数；实者为肝郁化火，症见第二性征提前出现，伴心烦易怒、胸闷叹息、舌红苔黄、脉弦细数。

（二）治疗原则

本病以滋阴降火、疏肝泻火为基本治则。

（三）分证论治

1. 阴虚火旺

证候：女孩乳房发育及内外生殖器发育，或月经有提前来潮；男孩生殖器增大，声音变得低沉，或有阴茎勃起；伴颧红潮热、盗汗、头晕、五心烦热，舌质红，苔少，脉细数。

分析：本证是临床最常见的证候，系各种因素导致小儿肾阴不足、相火偏旺，第二性征提前出现。阴虚火旺，则颧红潮热、盗汗、头晕、五心烦热、舌质红、苔少、脉细数。

证候要点：第二性征提前出现，颧红潮热，五心烦热，舌质红，苔少。

治法：滋阴降火。

方药：知柏地黄丸加减。

加减：五心烦热者，加淡竹叶、莲子心；潮热盗汗者，加地骨皮、白薇、五味子；阴道分泌物多者，加猪苓、芡实；阴道出血者，加墨旱莲、仙鹤草。

2. 肝郁化火

证候：女孩乳房及内外生殖器发育，或有月经来潮；男孩阴茎及睾丸增大，声音变得低沉，面部痤疮，或有阴茎勃起和射精；伴胸闷不舒或乳房胀痛、心烦易怒、嗳气叹息，舌质红，苔黄或黄腻，脉弦数。

分析：肝藏血，主疏泄，肝失调达，肝经郁滞，日久化火，致"天癸"早至，第二性征提前出现；肝气郁结，则胸闷不舒或乳房胀痛、嗳气叹息；肝郁化火，湿热熏蒸，则面部痤疮、心烦易怒、舌质红、苔黄或黄腻、脉弦数。

证候要点：第二性征提前出现，乳房胀痛，心烦易怒，脉弦数。

治法：疏肝解郁，清心泻火。

方药：丹栀逍遥散加减。

加减：乳房胀痛者，加香附、郁金、瓜蒌；带下色黄而味秽者，加黄柏、椿皮。

此外，临床上有表现以脾虚痰湿为主的虚实夹杂证，症见女孩第二性征发育，伴形体偏胖、少动懒言、纳呆、苔厚腻、脉滑，治宜健脾利湿、化痰散结，方选二陈汤加味。

【其他疗法】

（一）中成药

1. 知柏地黄丸　用于阴虚火旺证。
2. 大补阴丸　用于阴虚火旺证。
3. 丹栀逍遥丸　用于肝郁化火证。

（二）针灸疗法

1. 体针　取穴三阴交、血海、肾俞，配关元、中极，针用补法，每周2~3次，用于阴虚火旺证。取穴肝俞、太冲，配期门，针用泻法，每周2~3次，用于肝郁化火证。
2. 耳穴压豆　取交感、内分泌、肾、肝、神门、脾。先将耳廓用75%乙醇消毒，以探棒找阳性反应点，然后将带有王不留行籽的胶布贴于阳性反应点处，手指按压，使耳廓有发热胀感。每日按压5次，每次5分钟，1周换贴1次，两耳交替。用于阴虚火旺证、肝郁化火证。

【西医治疗】

适用于病程较长、病情较重的患儿。

1. 病因治疗　根据病因而定，误服含有性激素的药物或食物所致者应立即停止相关药物或食物；肿瘤引起者应手术治疗或进行放疗、化疗；甲状腺功能减退者给予甲状腺激素补充治疗；先天性肾上腺皮质增生者采用皮质激素制剂治疗。

2. 合理应用药物

（1）性腺激素释放激素类似物（GnRHa）　60~100μg/kg，皮下或肌内注射，4周1次，连续2年。此药除改善性征外，还可延缓骨髓闭合，早期使用能改善成年期终身高。

（2）甲孕酮　用于女孩性早熟。10~30mg/d，分次口服。出现疗效后，减量维持。

3. 手术治疗　确诊性早熟是由于肿瘤引起且可以手术者，应及早手术治疗。

【预防与调护】

1. 预防

（1）孕妇及幼儿禁止服用含有性激素类的滋补品，如人参蜂王浆、鹿茸、新鲜胎盘、花粉等，以预防假性性早熟的发生。

（2）儿童不使用含激素的护肤品，不看"儿童不宜"的影视作品。

（3）不食用含生长激素合成饲料喂养的禽畜类食物。

（4）哺乳期妇女不服避孕药。

（5）控制体重，避免肥胖。

（6）改善家庭养育环境，形成良好的教育氛围。

（7）加强儿童期的保健，普及健康教育。

2. 调护

（1）对患儿及家长说明特发性性早熟发生的原因，解除其思想顾虑。提醒家长注意保护儿童，避免遭受凌辱，造成身心创伤。

（2）对已有心理问题的性早熟患儿，由心理医生介入进行心理疏导。

PPT

第六节　寄生虫病

学习目标

知识要求：
1. 掌握蛔虫病、蛲虫病的概念、诊断要点及辨证论治。
2. 熟悉蛔虫病、蛲虫病的其他疗法及预防调护。
3. 了解蛔虫病及蛲虫病的病因病机和临床表现。

技能要求：
1. 熟练掌握辨析蛔虫、蛲虫感染各证型、处方用药及预防调护的技能。
2. 会运用中医四诊方法对蛔虫病进行诊断和鉴别诊断。

岗位情景模拟36

　　患儿，男，7岁。因"反复腹痛半年，便下蛔虫1天"来诊。

　　患儿半年来反复出现腹痛，脐周为主，时作时止，饥饿时尤甚，食欲不佳，嗜食指甲，大便时干时溏，夜寐中磨牙。自服"健胃消食片"等，未见好转。昨日解大便发现便中有1条蛔虫。无呕吐，无发热，小便正常。

　　查体：形体瘦，面色稍萎黄，面部有3处白斑；心肺听诊未见异常；全腹稍胀，脐腹部轻压痛，肠鸣音正常；舌尖红，苔黄腻，脉弦滑。辅助检查：腹部B超检查未见异常。血常规：白细胞$10.3×10^9$/L，中性粒细胞0.62，淋巴细胞0.31，嗜酸性粒细胞0.06，血红蛋白115g/L，血小板$203×10^9$/L。

问题与思考
1. 该患儿中医病、证诊断是什么？
2. 请给出治法、方药。

答案解析

　　寄生虫病主要包括原虫病和蠕虫病两大类。儿科临床以蛔虫、蛲虫等肠道寄生虫病所致的蠕虫病最为多见，对小儿身体健康危害较大，应重视其防治。蛔虫、蛲虫等肠道寄生虫寄生在患儿肠道，有直接影响脾胃和肠的功能、消耗人体水谷精微、削弱机体正气、影响人体精神等致病作用。尤其是蛔虫，可阻塞肠道，或钻入孔窍，引起多种外科急症，救治不及时，可危及患儿生命。古代医家对肠道寄生虫，尤其是蛔虫及其致病特点很早就有观察和认识，在治疗方法上也有独到之处。

蛔虫病

　　蛔虫病是感染蛔虫卵而引起的小儿常见肠道寄生虫病，临床以脐周疼痛，时作时止，饮食异常，吐蛔、便蛔，或粪便镜检有蛔虫卵为主要特征。蛔虫又称"蚘虫""蛕虫""蛟蛕""长虫"。本病一年四季均有发病，尤以7、8月份发病率最高。无论男女老幼均可感染，但以儿童发病率高，尤多见于3~10岁的儿童，农村发病率高于城市。蛔虫寄生于肠道，扰乱气机，损伤脾胃，耗伤气血，病情严重者不仅影响胃肠功能和营养，妨碍小儿正常生长发育，甚至引起严重并发症而危及生命。本病相当于西医学的蛔虫病。

蛔虫病早在《内经》中就有记载，如《素问·咳论》曰："胃咳之状，咳而呕，呕甚则长虫出。"《灵枢·厥论》云："肠虫有虫瘕……心肠痛，肿聚，往来上下行，痛有休止，腹热喜渴涎出者。"对于蛔虫寄生的部位及其并发症已有明确的论述。后世在此基础上，不断丰富和发展了对蛔虫病的治疗和认识。

本病西医学亦称为蛔虫病。临床表现根据寄生或侵入部位、感染程度不同而有很大差异，仅限于肠道时称肠蛔虫病。多数肠蛔虫病无自觉症状，儿童患者常有不同程度的消化道症状。蛔虫进入胆管、胰腺、阑尾及肝脏等脏器，或蚴虫移行至肺部、眼、脑、甲状腺及脊髓等器官时，可导致相应的异位性病变，严重时可引起胆管炎、胰腺炎、阑尾炎、肠梗阻、肠穿孔及腹膜炎等并发症。

【病因病机】

蛔虫病主要是由于吞入具有感染性的蛔虫卵所致。蛔虫卵随粪便排出，经过体外的孵化过程，发育成具有感染性的虫卵，若粪便管理不善，虫卵可污染土壤、水源、瓜果蔬菜、食物等。小儿喜在地上玩耍，以不洁之手抓取食物，或食入未洗干净的水果，或饮用不洁之水，均可导致虫卵随之进入胃肠，从而发生本病。

1. 寄生肠道发为蛔虫证 蛔虫寄居肠内，频频扰动，致肠腑不宁，气机不利。小肠盘复于腹内中部，故腹痛多发生在脐周，虫静则疼痛缓解。蛔虫扰动胃腑，胃气上逆，见呕恶、流涎；蛔虫上逆，而致吐蛔。虫踞肠腑，劫取水谷精微，损伤脾胃，胃纳失常，见食欲异常，饮食不能化生精微营养肌肤。重者面黄肌瘦、精神疲乏，甚至肚腹胀大、四肢瘦弱，形成蛔疳。虫聚肠内，脾胃失和，内生湿热，熏蒸于外，可见嗜食异物、鼻痒、面生白斑、白睛蓝斑，少数患儿可见皮肤瘙痒、风团等。

2. 钻入孔窍发为蛔厥证 蛔虫性善动喜钻孔，特别是受到某些刺激后更易在肠中窜动，最常见为上窜入膈，钻入胆道；虫体阻塞胆道，枢机不利，表现为右上腹部剧烈绞痛，伴有呕吐或吐胆汁或吐蛔虫，甚则肢冷汗出，形成"蛔厥"之证。

3. 蛔聚成团发生虫瘕证 蛔虫性喜团聚，若大量蛔虫壅积肠中，聚集成团，可致肠道阻塞，格塞不通，形成虫瘕。肠腑气机阻塞，不通则痛，故腹痛剧烈，腹部扪之有条索状物；胃失通降，腑气逆乱，而见呕恶和大便不通。

如果短时间内吞入大量的感染性虫卵，在体内发育成蚴虫，并进入肺脏或侵入脑、肝、眼等器官，造成相应部位损害，出现相应的症状，称为蛔蚴移行症。

【诊断与鉴别诊断】

（一）诊断要点

1. 病史 可有吐蛔、排蛔史。

2. 临床表现 脐周疼痛反复发作，时作时止，腹部按之有条索状或团块状感，轻揉可散，嗜食异物，形体消瘦，还可见患儿喜挖鼻、咬指甲、睡中磨牙、面部白斑。合并蛔厥、虫瘕，则可见阵发性剧烈腹痛，伴恶心呕吐，甚或吐蛔。蛔厥者，可伴有畏寒发热，甚至出现黄疸。虫瘕者，腹痛为持续而阵发性加重，腹部可扪及虫团，按之柔软可动，多见大便不通。

3. 辅助检查

（1）血常规 蛔虫移行时，白细胞总数增高，嗜酸性粒细胞明显增高；肠蛔虫证时，嗜酸性粒细胞仅轻度增高。

（2）大便病原学检查　应用直接涂片法或厚涂片法或饱和盐水浮聚法检出粪便中蛔虫卵，即可确诊。但粪检未查出虫卵者也不能排除本病（如粪便中仅有雄虫或不成熟雌虫时，粪便可无虫卵）。

✒ 知识拓展

民间有哪些驱蛔虫的单方验方？

1. 使君子仁　文火炒黄嚼服。1岁2粒，最大剂量不超过20粒，晨起空腹服之，连服2~3日。服时勿进热汤热食。平素大便难排者，可于服药后2小时以生大黄泡水服，以导泻下虫。

2. 鹤虱丸　取南鹤虱180g、吴茱萸150g、陈皮120g、桂心90g、槟榔120g，捣筛，蜜和为丸，如梧桐子大。每服20丸，蜜汤下，每日2次，渐加至30丸，以虫出为度。用于蛔虫腹痛。

（二）鉴别诊断

1. **中寒腹痛**　以腹痛阵发、得温则舒为主症，伴小便清长、大便稀溏、食欲不振等症。

2. **食积腹痛**　以脘腹部胀满、疼痛拒按、腹痛欲泻、泻后痛减为主症，伴其他积滞证候。有饮食不节史。

【辨证论治】

（一）辨证要点

1. **辨病情轻重**　从腹痛的程度和持续的时间辨别。一般蛔虫证腹痛程度轻，持续时间短，病情较轻；蛔厥证、虫瘕证腹痛程度重，持续时间长，病情较重。

2. **辨腹痛部位**　疼痛以脐周痛为主，时作时止，按之有条索状感，无明显压痛多为肠蛔虫证；疼痛以脐周为主或满腹，并有阵发性加剧，按之可触及大小不等条索状物多为虫瘕证；疼痛以右上腹剑突下突然发作性剧烈绞痛，伴有肢冷汗出、按之疼痛加剧者多为蛔厥证。

（二）治疗原则

蛔虫病总的治疗原则是安蛔止痛，驱蛔杀虫，调理脾胃。对腹痛剧烈者，可先安蛔止痛，后择机驱蛔杀虫，调理脾胃。而安蛔可根据蛔虫得酸则静、得辛则伏、得苦则下的特性选方用药。如并发症严重，经内科治疗不能缓解者，应考虑手术治疗。

👑 课堂互动 10-2 ———————————————

蛔虫病以哪种治法为主，哪种治法为辅？

——————————————————————————— 答案解析

（三）分证论治

1. **蛔虫证**

证候：轻者可无症状，或偶有绕脐腹痛、食欲不振；重者脐腹部疼痛、时作时止，恶心、呕吐。或吐清涎，或吐蛔虫，食欲减退，或厌食，或嗜食泥土、木炭等异物，精神烦躁，睡眠不安，爱挖鼻孔、咬衣角等。虫积日久,可见面色萎黄、精神萎靡、大便不调、腹胀、青筋暴露、四肢瘦弱,形成蛔疳。舌苔薄腻或花剥,舌尖红赤,舌面常见花斑。

分析:本证多有饮食不洁史,食入虫卵,蛔虫居于肠腑,内扰肠胃,阻滞气机,不通则痛。脐周为小肠盘居之处,故疼痛以脐周为主;虫动之时气机郁滞则痛,虫静时气机通达则痛止;蛔虫寄生在肠中、扰动胃腑,胃气上逆,故恶心呕吐,或吐出蛔虫;蛔虫吸取精微,耗伤气血,脾胃运化乏源,故纳差、厌食、异食,大便不调,面黄肌瘦,精神萎靡;脾胃受损,湿热内蕴,熏蒸于上,故鼻痒,流涎。日久气血耗伤,气机郁阻,脏腑失其濡养,故腹部胀大,青筋暴露,四肢瘦弱,面色萎黄或苍白,形成蛔疳。

证候要点:脐周疼痛,时作时止,不思食,或嗜食、异食,便下蛔虫,粪检见蛔虫卵。

治法:驱蛔杀虫,调理脾胃。

方药:使君子散。

加减:腹胀满、大便不畅,加大黄、青皮、玄明粉;腹痛明显,加川楝子、延胡索、木香;呕吐,加竹茹、生姜;因受寒而动,用理中汤加乌梅煎;因热而动,用五苓散加乌梅。驱虫之后,用异功散或参苓白术散加减,调理脾胃;虫积日久,脾虚胃热,可用攻补兼施之肥儿丸,杀虫消积、调理脾胃。

2. 蛔厥证

证候:有蛔虫病的一般症状。突然出现腹部剧烈疼痛,以胃脘及右胁下痛为主,时作时止,重者可持续,痛时弯腰曲背、辗转不安、汗出、恶心呕吐,吐出胆汁或蛔虫,或有发热、畏寒,甚可出现黄疸,舌苔黄腻,脉滑数或弦数。

分析:蛔虫居肠中,逆窜入胃,或钻入胆道。虫动则右胁胃脘疼痛剧烈、汗出肢冷、弯腰曲背、辗转不安;虫安则痛止,故腹痛时作时止;蛔虫扰动,胃失和降,胃气上逆,则恶心呕吐,或吐出蛔虫;如因湿热内蕴,胆汁外溢,则畏寒发热、黄疸;舌苔黄腻,脉滑数或弦数,均为湿热内蕴所致。

证候要点:剑突下、右上腹阵发性剧烈疼痛。

治法:安蛔定痛,继则驱虫。

方药:乌梅丸加味。

加减:便秘腹胀,加大黄、玄明粉、枳实;疼痛剧烈,加木香、枳壳;湿热壅盛,胆汁外溢出现黄疸,去干姜、附子、桂枝等温燥之品,酌加茵陈、栀子、黄芩、大黄。若确诊为胆道死蛔,不必先安蛔,可直接予大承气汤加茵陈利胆通腑排蛔;若并发肝脓肿,甚至腹腔蛔虫,经药物治疗无效者,应及时手术治疗。

3. 虫瘕证

证候:有肠蛔虫症状。突然阵发性剧烈腹痛,部位不定,伴频繁呕吐,可吐出蛔虫,便秘,腹胀,腹部可扪及质软、无痛的可移动的条索状或团状包块,压痛不明显;病情持续不缓解者,见腹硬、压痛明显、肠鸣、无矢气。舌苔白或黄腻,脉滑数或弦数。

分析:蛔虫习性好动,喜结成团,阻塞肠道,气机不利,肠腑不通,则腹痛腹胀、虫聚成团、大便不通、腹部扪及条索状或团状包块;胃肠气机逆乱,则频繁呕吐,或吐出蛔虫;蛔虫结团不散,则腹部发硬、肠鸣、压痛明显;湿热之邪蕴伏,故舌苔白或黄腻,脉滑数。

证候要点:突然出现脐周或右下腹阵发性剧痛,吐出蛔虫,腹部扪及条索状或团状包块。

治法:行气止痛,散蛔驱虫。

方药:驱蛔承气汤。

加减：早期先考虑药物治疗，疼痛缓解后予驱虫治疗；若完全梗阻，出现腹硬、压痛、腹部闻及金属样肠鸣音或气过水声，应及时手术治疗。

【其他疗法】

（一）中成药

1. 乌梅丸　用于蛔虫证寒热错杂者和蛔厥证。
2. 使君子丸　用于肠蛔虫证。
3. 化虫丸　用于肠蛔虫病湿热重者。
4. 肥儿丸　用于虫积腹痛体质虚弱者。

（二）药物外治法

1. 热熨疗法　新鲜苦楝皮200g，全葱100g，胡椒20粒。共捣烂如泥，加醋150ml，炒热，以纱布包裹，置痛处，反复多次，以痛减为度。用于蛔虫腹痛。

2. 贴敷疗法

（1）驱蛔散　韭菜兜、葱兜各10个，鲜苦楝根皮125g，艾叶、川椒各10g，橘叶30g，莪术6g，芒硝5g，酒药子1粒。将艾叶、酒药子、川椒、莪术、芒硝研成细末，再将鲜韭菜兜、葱兜、橘叶、苦楝根皮切碎，两组药混合加酒炒热，敷于痛处，外用包巾固定。药温保持在37℃以上，每日1剂，严重者用2剂。用于蛔虫腹痛。

（2）大黄、芒硝各45g，冰片15g，共细末，以醋调匀，外敷痛处。有清热解毒、消炎止痛作用。主治蛔厥证。

（三）针灸疗法

1. 解痉止痛　针刺天枢、中脘、足三里、阳陵泉、内关等穴。强刺激3~5分钟，或留针10分钟，并间歇加强刺激。

2. 驱虫　主穴大横（双），配足三里、支沟穴。针大横穴时直刺，针尖微指脐部。强刺激，泻法，上下午各1次，连续2天。

3. 蛔厥　取四白、迎香、胆囊穴，于四白垂直快速进针达皮下，向鼻翼方向针刺至迎香，直刺胆囊穴。强刺激手法，留针20分钟。

（四）推拿疗法

按压上腹部剑突下3~4cm处，手法先轻后重，一压一推一松，连续操作7~8次，待腹肌放松时，突然重力推压1次。腹痛消失或减轻，表明蛔虫已退出胆道，可停止推拿。如使用1~2遍无效，不宜再用此法。用于蛔厥证。

【西医治疗】

1. 驱虫治疗

（1）阿苯达唑　2岁以上儿童剂量为400mg（200mg/片），顿服，或1天内分2次服。可于驱虫后10天重复给药1次。（服用阿苯达唑的4个"2"，即"2"岁以上儿童服用，每次"2"片，可连用"2"次，服药"2"小时后方能进食）

（2）甲苯达唑　200mg，顿服；或100mg/次，2次/日。连服3天。2岁以下幼儿不宜服用。

（3）枸橼酸哌嗪　100~160mg/（kg·d），晚上睡前顿服，连服2天。每日剂量≤3g。

（4）左旋咪唑　2.5mg/kg，顿服。

2. 并发症的处理

（1）胆道蛔虫病　可采用中西医结合治疗，以解痉、止痛、驱虫或纤维内镜取虫为主。内科治疗24小时无效，或病情加重、胆道蛔虫嵌顿者，需外科手术治疗。也可借助于内镜紧急取虫，效果好，住院时间短。有发热者可能有继发细菌性感染，应适当加用抗菌药物。

（2）蛔虫性肠梗阻　按照一般肠梗阻治疗原则处理，包括禁食、胃肠减压、解痉止痛、静脉补液、纠正脱水与代谢性酸中毒。不全性肠梗阻者，腹痛缓解后服豆油或花生油可松解蛔虫团，然后再驱虫治疗。如积极内科治疗1~2天无好转，不完全性肠梗阻发展为完全性肠梗阻者，应立即手术治疗。

（3）其他　并发蛔虫性阑尾炎、穿孔、急性化脓性胆管炎、单发性肝脓肿、出血性坏死性胰腺炎者，均应尽早手术治疗。

【预防与调护】

（1）做好卫生宣传工作，帮助小儿养成良好的卫生习惯，不饮生水，不吃未清洗干净的蔬菜瓜果，勤剪指甲，不吮指甲，不随地大便，做到饭前便后洗手。减少虫卵入口的机会。

（2）积极控制感染源，定期普查普治。

（3）做好粪便管理，防止虫卵进入土壤，污染水源、蔬菜、食品。

（4）饮食宜清淡、易消化食物，少食或忌食生湿助热之品。

（5）服用驱虫药，要注意观察药物反应，保持大便通畅，观察是否排虫。

（6）密切观察蛔虫病的并发症，及时采取处理措施。

蛲虫病

蛲虫病是由蛲虫寄生在肠道内引起的一种寄生虫病。蛲虫形体细小色白如线头，故又称"线虫"。临床以肛门及会阴部瘙痒，或伴精神烦躁、睡眠不安、饮食异常，并可检查到蛲虫为特征。西医学亦称"蛲虫病"。

蛲虫病多发生在幼托机构，且常引起反复感染，相互传播，无论儿童、成人均可感染发病，以3~7岁儿童发病率最高。本病病情虽不严重，但仍能影响健康。由于蛲虫寿命短，一般只有4~6周，若能防止重复感染，可不治自愈。

【病因病机】

蛲虫病的发生，一般是由于吞入有感染性的蛲虫卵所致。雌虫夜间在肛门周围排卵，刺激皮肤作痒，小儿用手抓时，沾染虫卵，若吮手指或用手摄取食物，虫卵被吞入胃肠；也可通过被蛲虫卵污染的衣服、被褥、玩具或尘埃直接或间接进入胃肠道，并在肠道内发育成成虫。若虫卵在肛门口孵化，幼虫爬入肛门，侵入肠内，又可逆行引起此病。

虫居肠道，每晚可移行于肛门，刺激皮肤而致肛门奇痒。日久影响脾胃运化功能，运化失司，气机不和，湿热内生；蛲虫亦可夺取水谷精微，日久气血耗伤，并损伤脾胃，出现纳差、恶心呕吐、腹泻，甚至腹痛、面黄、形瘦、精神不振等症状。

总之，蛲虫病的发生是由于吞入感染蛲虫卵所致。一般无明显全身症状而以肛门瘙痒为主症，日久可见脾胃失健、运化失司、湿热内蕴、气血耗伤等证。

【诊断与鉴别诊断】

（一）诊断要点

1. **临床表现**　轻者仅有肛门瘙痒，以夜间为甚；重者肛门及会阴部奇痒、糜烂，并有睡眠不安、烦躁、食欲不振、恶心呕吐、腹痛、腹泻、遗尿等症。

2. **辅助检查**　粪便中或肛门口查见蛲虫或蛲虫卵即可确诊。

（二）鉴别诊断

1. **肛门湿疹**　肛门湿疹有肛周作痒，白天、夜间均有症状，局部有红疹点，其他部位也可有红疹点，但查不到蛲虫卵。急性期皮疹为多数密集的粟粒大的小丘疹、丘疱疹或小水疱，基底潮红，病变中心往往较重，而逐渐向周围蔓延，外周又有散在丘疹、丘疱疹，故境界不清。

2. **尿路感染**　蛲虫病有尿急、尿频时，当与尿路感染鉴别，后者无蛲虫及虫卵。

【辨证论治】

（一）辨证要点

1. **辨病情轻重**　本病病初多属实证，大部分患儿无明显的临床症状，只是在夜间蛲虫爬出肛门外产卵时，引起肛门周围瘙痒。极少数感染特别严重者，由于虫体对肠道的刺激或毒素的作用，会导致小儿烦躁不安或夜惊。若病程日久，可耗伤气血，可出现食欲不振、面黄肌瘦等。

2. **辨有无异位损害**　若有遗尿，或尿频、尿急、尿痛等症，应考虑为蛲虫异位损害所致的淋证、带下证等。

（二）治疗原则

本病治疗以杀虫止痒为主，常内服、外治相结合。蛲虫常居于直肠和肛门，故重于外治法，外治多采用直肠给药和涂药法。对病久脾胃虚弱者，在驱虫、杀虫时，应注意调理脾胃。本病应防治结合才能根治。

（三）分证论治

1. 虫扰魄门

证候：肛门奇痒，夜间尤甚，睡眠不宁，烦躁不安，或尿频、遗尿，睡后肛门周围可见细小蠕动的白色小虫，粪便中有时也可见到，有时腹痛腹泻，舌质红，苔白，脉弦。

分析：本证以肛周奇痒，夜间尤甚，肛周、大便中见到蛲虫为特征。病初无明显全身症状，因瘙痒难忍可见患儿搔抓肛周皮肤破溃、糜烂；蛲虫爬向前阴或钻入尿道，湿热下注，见阴道分泌物增多、腹痛，或尿频、尿急、遗尿；因病程短，故脉有力。

证候要点：肛周瘙痒。

治法：杀虫止痒。结合外治疗法。

方药：驱虫粉内服加外用蛲虫膏。

驱虫粉：使君子粉、大黄粉以8∶1比例混合。每次剂量（g）为0.3g×（年龄+1），1日3次，饭前1小时吞服，每日总量不超过12g，疗程为7天。此后每周服药1~2次，持续2~3周，可防止再感染。

蛲虫膏（含百部、龙胆紫）外用，于每晚睡前涂搽肛门；亦可用生百部30g，浓煎至30ml，每晚作保留灌肠，连续用10天。

加减：湿热下注、肛周溃烂者，加黄柏、百部、苦参、地肤子清热燥湿、杀虫止痒；尿频者，加黄柏、苍术、滑石清热燥湿、利水通淋；腹痛者，加木香、白芍等行气缓急止痛。

2. 脾虚虫扰

证候：面黄肌瘦，身困肢倦，肛门、会阴部瘙痒，夜间尤甚，睡眠不宁，烦躁不安，或尿频、遗尿，形体消瘦，食欲不振，面色苍黄，纳呆腹胀，舌淡红，苔白略腻，脉细弱。

分析：本证多因素体脾胃虚弱，气血不足，又被虫所扰，或虫病日久失治，损伤脾胃所致，见精神、食欲不振、面黄肌瘦。

证候要点：肛周痒，夜间尤甚，肛周、大便中见到蛲虫，面黄肌瘦，脉无力。

治法：杀虫止痒，调理脾胃。结合外治药物治疗。

方药：驱虫粉合六君子汤加减。

加减：面色无华、睡眠不安者，加当归、酸枣仁、首乌藤养血安神；大便稀溏者，加炮姜、木香温中行气止泻；泄泻者，加黄连、车前子燥湿清肠；腹痛者，加陈皮、白芍理气缓急止痛；瘙痒严重者，加白鲜皮、苦参、地肤子、蛇床子除湿止痒。

【其他疗法】

（一）中成药

1. **化虫丸** 驱杀肠中诸虫，用于虫扰魄门。每次5g，饭前或临睡前用温开水或糖水送服。

2. **驱虫消食片** 每片0.4g。小于3岁1片，3~6岁2片，大于6岁3片，1日2次。捣碎，温开水送服。用于脾虚虫扰。

（二）药物外治法

1. **植物油** 豆油、菜油适量擦肛门皱襞周围，每日2~3次。有调滑皮肤、止痒、杀虫作用。

2. **蛲虫软膏** 蛲虫软膏（3%百部浸膏，0.2%龙胆紫）擦肛门皱襞周围，并挤少许入肛门内，有杀虫止痒作用。

3. **中药煎剂外洗** 百部20g、蛇床子5g，煎汤外洗肛门，每日1次，连用2~3次，有止痒杀虫作用。

4. **灌肠** 百部30g，煎汤30ml于夜间入睡前保留灌肠。10~12天为1个疗程。

5. **坐浴熏洗** 苦楝根皮20g、鹤虱15g、蛇床子15g、百部15g、野菊花15g、甘草5g，加水煮沸3~5分钟，坐浴熏洗，每晚睡前1次。有祛湿消炎、止痒杀虫之效。

【西医治疗】

1. 驱虫治疗

（1）苄酚宁 用法为5mg/kg，睡前1次顿服（药片不可咬碎）。为了防止复发，间隔14日后再服1剂。疗效佳，不良反应小，偶有恶心、呕吐反应。服药后大便染成红色，不必担心。

（2）阿苯达唑 2岁以上儿童剂量为400mg（200mg/片），顿服，或1天内分2次服。可于驱虫后10天重复给药1次。

（3）枸橼酸哌嗪 100~160mg/（kg·d），晚上睡前顿服，连服2天。每日剂量≤3g。

2. 局部外用药物治疗 每晚睡前洗净肛门周围皮肤后，用10%氧化锌软膏、2%白降汞软膏、10%鹤风油膏或蛲虫软膏（含百部浸膏30%、龙胆紫0.2%）等搽布肛周围皮肤上，有杀虫、止痒作用。

【预防与调护】

1. 预防

（1）加强卫生宣传，阻断传染途径，特别是群居儿童更应注意。

（2）注重个人卫生，勤剪指甲，不用手抓食物，不吮吸手指，做到饭前便后洗手，以减少虫卵入口的机会。

2. 调护

（1）患儿床单及内衣应勤洗换，并用开水煮沸消毒，以杀死虫卵。

（2）治疗期间应配合清洁环境和衣被、食物、玩具的消毒，0.5%碘液可用于消毒玩具、桌椅等其他物品。

（3）患儿每天晨起后清洗肛门。防止儿童用手搔抓肛门。

（4）多饮水和保持大便通畅，注意服药后反应及排便情况。

第七节　皮肤黏膜淋巴结综合征

PPT

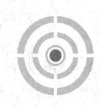

学习目标

知识要求：

1. 掌握皮肤黏膜淋巴结综合征的诊断要点、辨证论治及西医治疗。
2. 了解皮肤黏膜淋巴结综合征的病因病机。

技能要求：

1. 熟练掌握辨析皮肤黏膜淋巴结综合征各证型、处方用药及预防调护的技能。

2. 会运用中医辨证论治结合西医疗法对皮肤黏膜淋巴结综合征进行诊治。

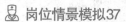 岗位情景模拟37

　　患儿，2岁。高热7天，昼轻夜重，咽红目赤，唇干赤裂，烦躁不宁，肌肤斑疹，手足硬肿，随后指趾端脱皮，舌质红绛，状如草莓，苔薄黄，脉数有力。

问题与思考

1. 该患儿初步诊断是什么？
2. 请给出治法、方药。

答案解析

　　皮肤黏膜淋巴结综合征又称川崎病，是一种病因未明的血管炎综合征。主要病理改变为急性全身性中、小动脉炎。其临床特征为急性发热、多形性红斑、球结膜充血、杨梅舌、颈淋巴结肿大和手足硬肿。本病好发于5岁以内的婴幼儿，多为1~2岁幼儿，男女之比为1.5∶1。病程多为6~8周，大多数预后良好。其冠状动脉并发症为小儿时期冠状动脉心脏病最常见的原因。急性期病死率为1%~3%，死因多为急性心肌梗死或动脉瘤破裂。

皮肤黏膜淋巴结综合征属中医学温病范畴，与"疫病""温毒""阳毒发斑"较为接近，运用卫气营血理论辨证施治能取得较好疗效。近年来，中医学在治疗本病时，早期采用活血化瘀的方法，进一步提高了临床疗效，不但控制了病情，而且也减少了并发症的发生。

【病因病机】

本病病因为外感温热毒邪。温热毒邪自口鼻入侵，表现为卫、气、营、血的传变过程。

1. 初期为卫气同病　温热毒邪从口鼻入，蕴于肺胃。肺主卫表，表卫失和，初期可见卫分证，如发热恶寒，或微恶风寒；温热之邪迅速入里，故有壮热烦渴等卫气同病、肺胃热炽之征。

2. 中期为气营两燔　邪毒由卫气及营，热毒炽盛，熏蒸营血，充斥内外而见皮疹、球结膜充血等典型临床表现；热毒随营血走窜流注，可见指趾红肿、颈部淋巴结肿大；壮火食气，且耗血动血，而见虽壮热不退，但面色苍白、唇青紫、心悸胸闷等心阳不足、瘀血阻滞证候。

3. 后期为气阴两伤　热邪久羁，阴伤气耗，由于"肺朝百脉"、主气、司呼吸、贯心脉，故气阴两伤之候以气阴亏损、心脉瘀滞之证最为显著。

总之，本病乃温热毒邪从口鼻而入，蕴于肺胃，肺胃热炽，上循口咽，熏蒸营血，气营两燔；热毒随营血走窜流注，可内陷于心，或留滞于经脉、关节，或影响三焦气化而累及心、肝、肾等脏。病变以肺、胃为主，可累及五脏尤其是心。

【诊断与鉴别诊断】

（一）诊断要点

1. 发热　为最早出现的症状，可持续1~2周，体温达38~40℃以上，呈稽留热或弛张热。

2. 皮肤黏膜表现　①皮疹：常为遍布全身的荨麻疹样皮疹，或为深红麻疹斑丘疹、猩红热样皮疹，无水疱或结痂。②肢端变化：手足皮肤广泛硬性水肿，指、趾关节呈梭形肿胀并有疼痛和强直，手掌、脚底出现弥漫性红斑，热退后在指、趾端和甲床交界处出现膜样脱屑或脱甲。③双眼球结膜充血，口咽黏膜呈弥漫性充血，唇红干裂、出血结痂，舌乳头突起呈"杨梅舌"。

3. 淋巴结肿大　在发热3天内出现一过性颈淋巴结非化脓性肿大，前颈部最明显；常为单侧，质硬、不发热，枕后或耳后淋巴结亦可受累。

4. 实验室检查　白细胞可增高，以中性粒细胞增加为主，有核左移现象；血小板早期正常，第2~3周显著增高；血沉增快；C-反应蛋白阳性。

✍ **知识拓展**

皮肤黏膜淋巴结综合征诊断标准

采用第三届国际川崎病研讨会提出的诊断标准。满足下列7项中5项者，即可考虑诊断本病。①不明原因发热5天以上。②双侧球结膜弥漫性充血。③口唇潮红、皲裂，口咽黏膜充血，杨梅舌。④病初（1~9天）手足指趾肿胀，掌跖潮红，恢复期（9~21天）出现指趾端膜状脱屑或肛周脱屑。⑤躯干、四肢多形性红斑。⑥颈淋巴结非化脓性肿大，直径达1.5cm或更大。⑦应除外其他疾病。

（二）鉴别诊断

1. **猩红热**   皮疹为弥漫性细小丘疹，多在发热第二天出现，全身皮肤弥漫性充血潮红；有口周苍白圈、帕氏线等特殊体征。咽拭子或伤口细菌培养有A组B溶血型链球菌生长，病后1~3周至病愈后数月抗"O"滴度一般在1：400以上。青霉素治疗有效。

2. **传染性单核细胞增多症**   可有持续发热、淋巴结肿大，但无球结膜充血及口腔黏膜改变，四肢末端无硬肿及脱皮。外周血白细胞分类以单核细胞及淋巴细胞为主，异型淋巴细胞达10%以上。

3. **幼年类风湿病**   发热时间长，可持续数周至数月；指趾关节红肿疼痛，多为对称性、多发性的关节炎；无皮疹及结膜充血等。类风湿因子阳性。

【辨证论治】

（一）辨证要点

1. **辨临床征象**   发热为必备的主要临床征象。此外，应注意有无目赤、手足硬肿、脱皮、皮疹、淋巴结肿大。

2. **辨卫气营血**   本病初发，卫气同病，继之邪毒内传，为气营两燔证候。

3. **辨病变顺逆**   顺证自然康复；逆证热程较长，为毒热侵心，心脉受损，气滞血瘀，病属危重。

（二）治疗原则

🏫 课堂互动 10-3

皮肤黏膜淋巴结综合征的治疗中，什么治法应贯穿始终？

答案解析

本病总的治疗原则为清热解毒、活血化瘀。卫气同病宜清热解毒透邪；气营两燔，宜清气凉营、活血化瘀；后期益气养阴。

（三）分证论治

1. 卫气同病

证候：发病急，发热重、恶寒轻，或仅微恶风，无汗，轻咳，口渴饮多，目赤咽红，手足心潮红，或见指趾硬肿、颈部淋巴结肿大，或见胃纳减少、大便稀薄；舌质红，苔薄白，脉浮数。

分析：本证是疾病的初期，热邪侵袭，卫气同病。卫表失和，肺卫失宣，以发热、无汗、少咳、咽目充血、颈部淋巴结肿大或指趾硬肿为特征。

证候要点：壮热，伴见卫分证。

治法：辛凉透解，解毒清热。

方药：银翘散合白虎汤加减。

加减：手足潮红，加黄芩、生地黄、牡丹皮等清营凉血；烦渴重者，加天花粉、麦冬清热养阴；颈部淋巴结肿大，加僵蚕、浙贝母化痰散结。

2. 气营两燔

证候：壮热不退，烦躁不宁，咽痛红赤，口唇干裂，两目红赤，颈部淋巴结肿大，全身斑疹隐隐，指趾潮红，舌质红绛，杨梅舌，脉数有力。如热毒内陷，入于厥阴，则面色苍白、体倦乏力，甚或胸闷胸痹、口唇紫滞、舌有瘀点瘀斑、脉结代或数。

分析：本证见于疾病进一步发展，以壮热不退、咽喉红赤肿痛、斑疹隐隐、颈部淋巴结肿大、指趾潮红、舌红绛、杨梅舌为特征。

证候要点：壮热持续，掌跖指端潮红，杨梅舌。

治法：清营解毒，凉血化瘀。

方药：清营汤加减。

加减：若见口唇青紫、面色苍白、乏力、脉结代等症时，可与生脉散加丹参、红花配合应用。兼便秘，可加生大黄泄热存阴；热盛津伤而烦渴者，加麦冬、天花粉、鲜生地等泄热育阴；颈部淋巴结肿大，加夏枯草、浙贝母、蒲公英清热散结消肿。

3. 气阴两伤

证候：发热渐退，斑疹渐消，指趾脱皮，心悸疲乏，倦怠无力，咽干唇裂，自汗盗汗，口渴饮多，舌红少苔，脉细散而弱。

分析：本证为疾病后期，气阴两损，邪衰正弱，则心悸疲乏、倦怠无力、自汗盗汗、口渴多饮；毒热渐清，故热渐退，皮疹渐消，指趾脱皮。

证候要点：身热已退，自汗盗汗，指趾末端脱皮。

治法：益气养阴。

方药：生脉散合竹叶石膏汤加减。

加减：低热不退，加地骨皮、银柴胡清热退蒸；心悸、气弱，加黄芪、丹参、红花益气活血化瘀；脾虚失运，纳谷欠馨，加谷麦芽、白术、鸡内金健脾消食。

（四）急症处理

1. 持续壮热　可口服紫雪丹，每次0.5~1支，必要时重复使用，但不可久用。亦可按常规使用阿司匹林，用量每日50~80mg/kg，分3~4次口服。

2. 心脏急症（心肌梗死、心源性休克、心律失常、心力衰竭等）　可选用生脉饮、独参汤、参附汤、参附龙牡救逆汤、红参葶苈汤等口服；或生脉注射液，每次10~20ml，肌内注射或加入5%葡萄糖液100ml静脉滴注，每日1次。

【其他疗法】

（一）中成药

1. 蒲地蓝口服液　用于卫气同病、气营两燔证。

2. 双黄连注射液　用于气营两燔证。

3. 五福化毒丹　用于卫气同病证。

4. 清开灵口服液　用于气营两燔证。

5. 丹参滴丸　用于合并有血瘀证。

6. 生脉饮　用于气阴两伤证。

（二）药物外治法

1. 邪郁卫分　有发热、舌红、苔薄黄、脉数等症，用葱白10g、豆豉6g，共捣如泥，敷两手心

4小时。

2. **热毒炽盛**　有壮热不退、口渴烦躁、舌红苔黄糙等症，用鸡蛋清2个、白蜂蜜30ml，酌加大黄末6g，调敷胸口3小时。

（三）针灸疗法

1. **邪在卫气**　取大椎、曲池、合谷、鱼际、外关穴。针用泻法，不留针。咽喉肿痛者，加少商穴，用三棱针点刺出血。每日1次，3天为1个疗程。

2. **气分热盛**　取大椎、曲池、商阳、内庭、关冲、合谷穴。针用泻法，不留针。高热不解，加十宣穴；口渴引饮，加尺泽、金津、玉液穴。每日1次，3天为1个疗程。

3. **邪入营血**　取曲泽、中冲、委中、曲池穴。针用泻法，不留针。每日1次，3天为1个疗程。

4. **阴虚热恋**　取太溪、照海、鱼际、扶突穴。太溪、照海用补法，鱼际、扶突用泻法。低热持续，加间使、大椎穴；咽干口燥，加廉泉穴；手足心热，加少府穴。每日1次，3天为1个疗程。

【西医治疗】

主要是对症与支持疗法，包括减轻血管炎症和对抗血小板凝集。

1. 对症与支持疗法

（1）阿司匹林　为治疗川崎病首选药。早期口服可控制急性炎症，减轻冠状动脉病变。30~50mg/（kg·d），分2~3次服用，热退后3天逐渐减量，2周左右减至3~5mg/（kg·d），维持6~8周。有冠状动脉病变者，应延长用药时间，至冠状动脉病变恢复正常。

（2）丙种球蛋白　早期（病程10天内）应用丙种球蛋白大剂量静脉滴注，可明显减少冠状动脉病变的发生。单次大剂量（2g/kg）比分次给药（每日400mg/kg，连用5天）有更佳疗效。

2. 并发症的处理

（1）有心肌损害者　给予ATP、辅酶A等。

（2）控制继发性感染　使用抗生素，一般慎用肾上腺皮质激素。

（3）冠状动脉狭窄症、冠状动脉闭塞症　可给予手术治疗。

【预防与调护】

1. 预防

（1）加强体育锻炼，增强体质，提高防病、抗病能力。

（2）因为冠状动脉瘤引起的心肌梗死是导致本病死亡的主要原因，故在本病的亚急性期和恢复期后应每3~6个月做超声心动图检查，以排除冠状动脉扩张。如发现有冠状动脉扩张，应长期随访，直至冠状动脉扩张消失。

2. 调护

（1）饮食应清淡、新鲜和富于营养；及时补充足够的水分，并保持口腔清洁。

（2）注意休息，必要时应卧床休息。

（3）密切监测病情，及时发现危急重症，以便及时进行治疗。

第八节 传染性单核细胞增多症

PPT

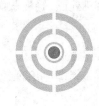

学习目标

知识要求：

1. 掌握传染性单核细胞增多症的概念、辨证论治。

2. 熟悉传染性单核细胞增多症的病因病机、诊断要点及西医治疗。

3. 了解传染性单核细胞增多症的发病特点与临床表现。

技能要求：

1. 熟练掌握辨析传染性单核细胞增多症各证型、处方用药及预防调护的技能。

2. 学会运用中医辨证论治结合西医疗法对传染性单核细胞增多症进行诊治。

传染性单核细胞增多症简称"传单"，是由EB病毒引起的淋巴细胞增生性急性自限性传染病。其主要临床特征为发热、咽峡炎、肝脾淋巴结肿大，外周血中淋巴细胞显著增多，并有大量异型淋巴细胞，患者血清嗜异性凝集试验阳性，血清中可检出EB病毒抗体。

本病多呈散发，世界各地均有发生，四季均有，春秋季节多发。患者和隐性感染者为传染源，通过口咽分泌物接触传染，偶可经输血传播。任何年龄皆可发病，易感人群多为儿童或青少年，6岁以下儿童常表现为隐性感染或轻症，年长儿症状较重，甚至发生严重并发症。病后可获持久免疫力。

根据临床特征和流行特点，本病属中医学温病"温疫"的范畴。通过中医辨证，采用清热解毒、活血化瘀、消痰散结等治法，具有消除症状快、恢复血象早、缩短病程、促进康复等特点。而且对病程较长、迁延难愈的病例，也有较好疗效。近年来中医中药治疗本病的临床报道较多，显示出中医治疗的良好前景。

【病因病机】

病因多为外感时邪，毒热内生。温热时邪从口鼻经咽喉而入，按卫、气、营、血的传变规律，在病程的不同阶段，表现出不同证候。

1. 邪犯肺胃　温疫时邪自口鼻入，先犯肺卫，邪郁肺卫，该病初有卫分表证，症见畏寒发热、头痛咳嗽、咽痛咽红；邪犯胃腑，胃气上逆，见恶心呕吐、食欲不振。若兼夹湿，则有倦怠乏力、脘腹痞闷、面黄肢重等症。

2. 气营两燔　邪毒在卫不解，则入气营，气营两燔，灼津成痰，痰热瘀结，充斥表里，可见烦渴、颈部淋巴结肿大；热毒炽盛，气血瘀滞，则腹中痞块；热灼津成痰，痰热闭肺，则咳喘鼻扇；热毒夹湿，温热蕴郁肝胆，可发为黄疸；热毒内窜营血，迫血妄行，可见皮下紫癜；热毒内陷心肝，可见昏迷、抽搐；痹阻脑络，故有口眼歪斜、失语、吞咽困难、肢体瘫痪等症。

3. 气阴两伤　本病后期，阴伤气耗，而余邪未清，故低热缠绵，精神萎靡，口干少饮，颧红盗汗，至现热恋伤阴或气阴两伤之证。

总之，本病病因为温疫时邪从口鼻而入，肺胃热炽，并按卫气营血规律传变；以气营两燔，热毒炽盛、痰热瘀结为基本病机，热毒痰瘀，结于喉部、伤及脏腑、流注经络，发为本病。

【诊断与鉴别诊断】

（一）诊断要点

1. 病史　可有患者或隐性感染者接触史。

2. 临床表现　起病缓急不一，前驱症状为全身不适、头痛头晕、食纳不佳、恶心呕吐、轻度腹泻等。典型症状为：

（1）发热　体温在38~40℃，热型不定，热程大多1~2周，少数可达数月，中毒症状多不严重。

（2）淋巴结肿大　大多数患者有浅表淋巴结肿大，大小不等，无粘连，在病程第1周即可出现，2周后逐渐消退，少数持续数月甚至数年。

（3）咽峡炎　有咽痛，扁桃体肿大、充血，或咽部有小出血点及溃疡。

（4）肝脾肿大　约半数有轻度脾肿大，伴疼痛及压痛，偶可发生脾破裂。肝大者可有肝功能异常，并伴有急性肝炎的上消化道症状，部分有轻度黄疸。

（5）皮疹　全身出现斑疹、丘疹、皮肤出血点或猩红热样斑疹。

累及肺、肾、心、脑时，可出现咳喘、血尿、惊厥、瘫痪失语等症状。

3. 辅助检查

（1）血常规　早期白细胞总数多在正常范围或稍低。发病1周后，白细胞总数增多，淋巴细胞及单核细胞增多，占0.5或以上，异型淋巴细胞大于0.1或1.0×10^9/L以上。

（2）血清学检查　血清中嗜异性IgM抗体效价高于1∶64，或EB病毒特异性抗体阳性有诊断意义。

> **知识拓展**
>
> **EB病毒还可引起哪些疾病？**
>
> 　EB病毒又称人类疱疹病毒4型（HHV-4）。EB病毒除了导致传染性单核细胞增多症外，还可以引起以下疾病。①口腔白斑：多发于免疫功能缺陷患者。②X染色体相关的淋巴增生综合征（XLP）：是一种罕见的与X染色体相关的免疫缺陷性疾病，仅见于男孩。③病毒相关性噬红细胞增多症：是一种反应性组织细胞增多症。④肿瘤性疾病：与鼻咽癌、霍奇金病、口腔腺体肿瘤、胸腺瘤、器官移植后肿瘤以及艾滋病患者所患的B淋巴细胞瘤等均有密切联系。还可引起与免疫功能受损有关的平滑肌肉瘤、大细胞间变性淋巴瘤、恶性组织细胞增生症、类风湿关节炎、川崎病、肾小球肾炎、肾病综合征、病毒性心肌炎及心包炎、急性特发性血小板减少性紫癜、多发性硬化、病毒性脑炎、格林-巴利综合征、再生障碍性贫血、呼吸系统感染等疾病。

（二）鉴别诊断

1. 急性咽峡炎或扁桃体炎　急性溶血性链球菌所致咽峡炎或扁桃体炎，常有发热、咽部充血、颈部淋巴结肿大，外周血常规示中性粒细胞增多，咽拭子细菌培养可得阳性结果。

2. 急性淋巴细胞白血病　传染性单核细胞增多症不成熟异常淋巴细胞较多时，需与急性淋巴细胞白血病相鉴别，可做骨髓穿刺明确诊断。

【辨证论治】

（一）辨证要点

1. **辨病位识轻重** 邪在卫分气分，常以发热、咽峡炎、淋巴结及肝脾肿大为主，属轻证；邪在气营（血）分，常伴咳喘、黄疸，甚或热盛动风，为重证。

2. **辨病程分虚实** 本病初中期，邪在卫、气、营分，属实证；本病后期，津伤气耗，正虚邪恋，迁延不愈，属虚证。辨证时要抓住热毒痰瘀这一基本病理特征，痰结者可见全身淋巴结肿大，血瘀则可见肝脾肿大，病程迁延反复不愈者，可呈现虚中夹实证候，均须细辨。

（二）治疗原则

清热解毒、化痰祛瘀为该病的基本治则。在卫宜疏风解表；在气则清气泄热、化痰散结；毒入营血宜清营凉血；后期气阴耗伤则须益气养阴，兼清余邪；若兼湿邪夹杂，则应化湿利湿、通络达邪。

（三）分证论治

1. **邪郁肺胃**

证候：发热，微恶风寒，咽红疼痛，颈部瘰疬，纳差，恶心呕吐，舌边尖红，苔薄白或薄黄，脉浮数。

分析：温疫时邪，侵犯肺卫，邪郁化热，或犯胃腑，故见本证。以发热恶风、咽红疼痛、颈部瘰疬、舌边尖红、脉浮数为证候要点。

证候要点：发热恶风、唇红咽痛、纳差、恶心呕吐等肺胃表现。

治法：疏风清热，清肺利咽。

方药：银翘散。

加减：咽喉肿痛，加蝉蜕、僵蚕、山豆根清热利咽；淋巴结肿大，加蒲公英、夏枯草、蚤休清热散结；高热烦渴，加生石膏、黄芩、知母清肺胃热；咳嗽痰多，加浙贝母、杏仁、前胡清热化痰；兼寒邪郁表，加羌活、紫苏疏风散寒；兼湿邪困遏，加藿香、苍术、厚朴、滑石芳香化湿。

2. **气营两燔**

证候：壮热烦渴，咽喉红肿疼痛，乳蛾肿大，甚则溃烂，口臭便秘，面红唇赤，皮疹暴露，瘰疬，胁下痞块，舌质红，苔黄糙，脉洪数。

分析：表邪不解，入于肺胃，热毒内炽，上攻咽喉，痰热瘀血互结，故见本证。

证候要点：咽喉肿痛，壮热烦渴，全身红疹，舌质红，脉洪数。

治法：清气凉营，解毒化痰。

方药：普济消毒饮。

加减：项强抽搐，宜清心开窍，加水牛角、钩藤；头痛，加蔓荆子、菊花；大便秘结不通，加大黄、芒硝、枳实通腑泄热；肝脾肿大，加柴胡、郁金、牡蛎；淋巴结肿大，加蒲公英、夏枯草、浙贝母化痰散结；咽喉红肿溃烂严重，合用六神丸解毒利咽；皮疹显著，加升麻、紫草、牡丹皮清热凉血。

3. **痰热流注**

证候：发热，热型不定，颈、腋、腹股沟处浅表淋巴结肿大，以颈部为重，肝脾肿大，舌质红，苔黄腻，脉滑数。

分析：热势枭张，炼津成痰，痰火瘀结，流注表里，故见本证。

证候要点：发热，颈、腋、腹股沟处浅表淋巴结肿大，肝脾肿大，舌质红，苔黄腻，脉滑数。

治法：清热化痰，通络散瘀。

方药：清肝化痰丸。

加减：发热高，去海藻、昆布，加蒲公英、板蓝根、石膏清热解毒；胁肋胀痛、肝脾肿大，加柴胡、枳壳、三棱、莪术、丹参理气逐瘀；淋巴结肿硬不痛、日久不消，热势不甚，加桃仁、红花、皂角刺，或用仙方活命饮软坚散结；若肝脾肿大日久不消，可用血府逐瘀汤加皂角刺活血散瘀。

4. 湿热蕴滞

证候：发热持续，缠绵不退，身热不扬，汗出不透，头身重痛，精神困倦，呕恶纳呆，渴不欲饮，胸腹痞闷，面色苍黄，皮疹色红，大便黏滞不爽，小便短黄不利，舌偏红，苔黄腻，脉濡数。

分析：湿热内蕴，则发热持续、缠绵不退、身热不扬、汗出不透；肝失疏泄，脾胃困阻，则头身重痛、精神困倦、呕恶纳呆、胸腹痞闷、大便黏滞不爽、小便短黄不利。

证候要点：身热不扬，头身困重，呕恶纳呆，面色苍黄，舌偏红，苔黄腻，脉濡数。

治法：清热解毒，行气化湿。

方药：甘露消毒丹。

加减：呕吐，加半夏、竹茹；腹胀，加枳实、槟榔、厚朴；纳呆，加山楂、麦芽、神曲；热偏重，加龙胆草、蒲公英、败酱草、虎杖；湿偏重，加泽泻、滑石、金钱草、土茯苓；黄疸已退，肝大长期不消，桃红四物汤加丹参、郁金。

5. 正虚邪恋

证候：病程日久，发热渐退，或见低热，瘰疬、胁下痞块明显缩小，气短乏力，口渴少饮，小便短赤，大便干结，舌质淡或红，苔少或花剥，脉细弱。

分析：热病日久，气阴两伤，余邪未尽，故见本证。

证候要点：发热渐退，或见低热，瘰疬、胁下痞块明显缩小，苔少或花剥，脉细弱。

治法：益气生津，清解余热。

方药：阴虚邪恋，青蒿鳖甲汤、沙参麦冬汤；气虚邪恋，竹叶石膏汤。

加减：气虚甚，易汗出，加黄芪补气敛汗；心悸，加龙骨、五味子镇惊安神；肝脾肿大，加桃仁、丹参活血化瘀；大便干结，加火麻仁、瓜蒌仁润肠通便；食欲不振，加生山楂、生谷芽、生麦芽消食开胃；淋巴结肿大，加夏枯草、海藻、昆布软坚散结；血尿，加白茅根、大蓟、小蓟、蒲黄、水牛角凉血止血。

【其他疗法】

（一）中成药

1. 安宫牛黄丸　用于热陷心肝证。
2. 紫雪丹　用于热陷心肝证。
3. 生脉饮　用于恢复期气阴两虚证。
4. 五福化毒丹　用于气营两燔证。

（二）药物外治法

1. 如意金黄散　用茶或醋调敷在肿大的淋巴结上，1日换敷2次，有清热解毒、散结消肿之效。
2. 锡类散　适量喷于咽部，1日3次，有解毒利咽之效。

（三）针灸疗法

1. 本病初期，邪在卫气　热势较重者，取大椎、曲池、合谷、外关穴，用泻法，不留针。高热不解，加十宣穴。

2. **热瘀肝胆** 取大椎、阴陵泉、太冲穴。热偏重者，加曲池、合谷穴；湿偏盛者，加脾俞、三阴交穴；胁下痞块而痛者，加期门、支沟穴。用泻法，反复行针，留针10~13分钟。

【西医治疗】

1. **抗生素** 抗生素对本病无效，但若出现咽或扁桃体继发链球菌感染时，应进行咽拭子培养，给予敏感抗生素。如青霉素每日2万~4万 U/kg，口服或肌内注射，疗程5~7天。氨苄西林或阿莫西林可显著增加多形性皮疹出现机会，应忌用。

2. **肾上腺皮质激素** 咽喉严重病变或水肿者，有神经系统并发症，以及心肌炎、溶血性贫血、血小板减少性紫癜等并发症时，短程应用，可减轻症状。

3. **抗病毒治疗** 阿昔洛韦或更昔洛韦有一定效果，也可应用EBV特异性免疫球蛋白。

4. **对症治疗** 高热者可予物理降温，亦可用退热剂。注意保持口腔清洁和水、电解质平衡。

5. **急症处理** 本病最严重的并发症为脾破裂，常发生在疾病的第2周，触摸脾脏或轻微创伤均可引起。应及时确诊，迅速处理，宜迅速补充血容量、输血和脾切除。脾肿大患者应避免剧烈运动，防止腹部外伤，体检时亦应谨慎。

【预防与调护】

1. **预防**

（1）急性期患者应予隔离，口鼻分泌物及其污染物应消毒处理。集体机构发生本病流行，可就地隔离检疫。

（2）脾大者避免剧烈运动及外伤，防止体力消耗。

2. **调护**

（1）急性期应卧床休息2~3周，减少体力消耗。

（2）饮食宜清淡，保证营养及足够热量。

> **执考要点**
>
> 1. 汗证的概述、病因病机、诊断要点、辨证论治、预防与调护。
> 2. 维生素D缺乏性佝偻病的概述、病因病机、诊断要点、辨证论治、预防与调护。
> 3. 紫癜的概述、病因病机、诊断要点、辨证论治、预防与调护。
> 4. 蛔虫病的概述、诊断要点、辨证论治、其他疗法、预防与调护。
> 5. 传染性单核细胞增多症的概述、病因病机、诊断要点、辨证论治及西医治疗。

目标检测

答案解析

A1型题

1. 静脉滴注丙种球蛋白的治疗方法，最好应用于皮肤黏膜淋巴结综合征病程（ ）

A. 早期 　　 B. 中期 　　 C. 病后 　　 D. 中晚期 　　 E. 恢复期

2. 皮肤黏膜淋巴结综合征卫气同病证的治法是（　　）

 A. 辛凉透表，清热解毒   B. 疏风解表，清热凉血   C. 清气凉营，解毒化瘀

 D. 益气养阴，清解余热   E. 疏风清热，利湿解毒

3. 皮肤黏膜淋巴结综合征治疗原则是（　　）

 A. 辛凉透表，清热解毒   B. 滋养胃津，顾护心阴   C. 清热解毒，活血化瘀

 D. 益气养阴，清解余热   E. 疏风清热，利湿解毒

4. 皮肤黏膜淋巴结综合征引起病变的脏腑主要是（　　）

 A. 肺胃   B. 心肝   C. 心肾   D. 肝肾   E. 肝脾

5. 皮肤黏膜淋巴结综合征的好发年龄是（　　）

 A. 新生儿   B. 婴幼儿   C. 幼童期   D. 学龄期   E. 青春期

6. 紫癜血热妄行证的治法是（　　）

 A. 疏风散邪，清热凉血   B. 滋阴降火，凉血止血   C. 清热解毒，益气摄血

 D. 清气凉营，活血消斑   E. 清热解毒，凉血止血

7. 小儿紫癜主要涉及的病变脏腑是（　　）

 A. 心、肺、脾、肾   B. 心、肝、脾、肾   C. 肝、脾、肾

 D. 心、肝、脾   E. 肺、肝、肾

8. 下述哪项不是过敏性紫癜的临床特点（　　）

 A. 紫癜多见于下肢伸侧及臀部、关节周围   B. 多呈对称性分布

 C. 不高出皮肤   D. 压之不褪色

 E. 可伴腹痛及关节痛

9. 下述哪项不是血小板减少性紫癜的临床特点（　　）

 A. 紫癜可遍及全身   B. 多呈对称性分布   C. 不高出皮肤

 D. 压之不褪色   E. 血小板计数减低

A2 型题

10. 患儿，2 岁。高热 7 天，昼轻夜重，咽红目赤，唇干赤裂，烦躁不宁，肌肤斑疹，手足硬肿，随后指趾端脱皮，舌质红绛，状如草莓，苔薄黄，脉数有力。治疗应首选的方剂是（　　）

 A. 桑杏汤   B. 银翘散   C. 桃花煎

 D. 清瘟败毒饮   E. 沙参麦冬汤

11. 患儿，18 个月。发热，体温在 39.3~39.8℃，双侧球结膜充血，手足硬性水肿，颈部淋巴结肿胀，用多种抗生素治疗无效。诊断应首先考虑的是（　　）

 A. 急性结膜炎   B. 幼年类风湿病   C. 急性肾小球肾炎

 D. 皮肤黏膜淋巴结综合征   E. 传染性单核细胞增多症

12. 患儿，8 岁。腹痛以脐周痛为主，饮食不振，日渐消瘦，大便不调，时吐清涎，或恶心、呕吐，或吐蛔虫，精神萎靡，睡眠不安，寐中磨牙，爱挖鼻孔、咬衣角，嗜食异物。舌苔薄腻，舌尖红赤，舌体常见红色刺点。诊断为（　　）

 A. 蛔厥证 B. 肠虫证 C. 蛲虫病 D. 姜片虫病 E. 绦虫病

13. 患儿，6 岁。突然腹部绞痛，弯腰曲背，辗转不安，恶心，呕吐，肢冷汗出，常吐出蛔虫。腹部绞痛时作时止，疼痛主要在胃脘部及右胁下，痛止后可如常人。舌苔黄腻，脉弦数或滑数。诊断为（　　）

 A. 钩虫病 B. 蛔虫病 C. 蛲虫病 D. 蛔厥证 E. 绦虫病

14. 患儿，6 岁。阵发性腹部剧烈疼痛，疼痛发作时呼叫不宁，肢冷汗出，体温 38.5℃，有大便排蛔史。

宜选（ ）加茵陈、黄芩、枳壳治疗

    A. 乌梅丸   B. 肥儿丸   C. 使君子散

    D. 乌梅承气汤   E. 驱蛔承气汤

15．患儿，男，5岁。肛门处瘙痒，夜间尤甚，常用手搔抓肛门，食欲不振，面色萎黄，大便稀，舌质淡，苔薄白，脉无力。经诊查为蛲虫病。其辨证为（ ）

    A. 虫扰魄门   B. 脾虚虫扰   C. 湿热内蕴   D. 肝肾阴虚   E. 气血亏虚

16．患儿，4岁。发热4天，高热烦渴，乳蛾肿大溃烂，颈、腋、腹股沟处浅表淋巴结肿大，肝脾肿大，舌质红，苔黄腻，脉滑数。诊为传染性单核细胞增多症，治疗应首选的方剂是（ ）

    A. 清肝化痰丸   B. 安宫牛黄丸   C. 犀角地黄汤

    D. 犀角地黄汤合增液汤   E. 青蒿鳖甲汤合清络饮

17．患儿，8岁。发热3天，壮热烦渴，咽喉红肿疼痛，乳蛾肿大溃烂，口疮口臭，面红唇赤，便秘尿赤，舌质红，苔黄糙，脉洪数。诊为传染性单核细胞增多症，治疗应首选的方剂是（ ）

    A. 白虎汤   B. 犀角地黄汤   C. 清瘟败毒饮

    D. 竹叶石膏汤   E. 普济消毒饮

18．患儿，10岁。1周前有上呼吸道感染史。1天前始出现臀部及双下肢鲜红色皮疹，呈对称分布，色泽鲜红，大小不一，伴痒感，腹痛时作，双踝肿痛，尿色鲜红，舌红，苔薄黄，脉浮数。治疗应首选（ ）

    A. 麻黄连翘赤小豆汤   B. 银翘散   C. 连翘败毒散

    D. 黄连解毒汤   E. 犀角地黄汤

19．患儿，11岁。皮肤紫癜反复出现3年余。瘀斑瘀点颜色紫暗，间或出现鼻衄、齿衄，面色萎黄，神疲乏力，食欲不振，头晕心慌，舌淡苔薄，脉细无力。治疗应首选（ ）

    A. 麻黄连翘赤小豆汤   B. 犀角地黄汤   C. 连翘败毒汤

    D. 归脾汤   E. 大补阴丸

B1型题

    A. 脐周疼痛，无明显压痛，时作时止   B. 右上腹突发阵发性剧烈疼痛，可伴畏寒发热

    C. 突然出现脐周或右下腹阵发性剧痛   D. 转移性右下腹疼痛

    E. 左下腹胀痛

20．蛔厥证腹痛性质以（ ）为主

21．肠蛔虫证腹痛性质以（ ）为主

（黄晶晶 田秀蓉）

书网融合……

    知识回顾   微课1   微课2   习题

附录一　中医儿科病历书写规范

1. 过去史

（1）与现病相同或类似的疾病。

（2）急性传染病史。

（3）药物及其他过敏史。

（4）创伤、手术史。

2. 个人史　从以下4个方面进行重点描述。

（1）出生史　胎次、产次、孕期、生产方式（顺产或难产），接产方式及地点（新法或旧法，医院或家中），出生时体重，出生时情况，必要时加问母亲孕期营养及健康情况。

（2）喂养史　喂养方式（母乳、人工、混合喂养），人工喂养者询问其理由、乳品种类（奶粉、鲜奶）、调配方法、份量（一日几次、每次毫升数），加添辅食品的日期、种类、份量和方法，断奶日期及有无困难。婴儿营养不良及消化功能紊乱者应重点描述。年长儿可从略，但应询问饮食习惯及现在食谱、食欲和大便情况。

（3）生长发育史　体格发育（何时能竖头、独坐、独步，何时出第一颗牙，身高、体重增长情况），智力发育（何时能笑、能认人、能发单字及短名；如已入学，应询问其学习成绩及一般活动情况）。

（4）预防接种史　包括结核、麻疹、脊髓灰质炎、流脑、乙脑、百日咳、白喉、破伤风、乙型肝炎等病的预防接种，记录接种时年龄、反应及最近一次的接种时间。（卡介苗接种后6周是否复查，结果如何？）

3. 家庭史

（1）家庭成员及密切接触者的健康情况。

（2）有无家族性或遗传性疾病史及传染病史。

（3）父母年龄、职业，是否近亲结婚。

（4）母亲各次分娩情况、孕期健康情况。

（5）同胞健康情况（死亡者应询问死亡原因及死亡年龄）。

4. 体格检查

（1）一般状况　体重、体温、呼吸、脉搏（血压、身长、头围、胸围是否测量视年龄与病情而定），发育营养状况，精神状态（灵活、呆滞、安静、烦躁），皮肤弹性，皮下脂肪的分布和充实度，有无出疹和瘀点。

（2）头部及其器官　头颅颅缝闭合情况，囟门（大小、闭开、凹隆），颅骨有无软化；有无鼻周青紫和鼻翼扇动；口腔（气味、有无张口呼吸）；唇（颜色，有无疱疹、皲裂、溃疡、畸形、色素沉着，口角有无溃疡），牙（数目、形状，有无龋齿），龈（色泽、肿胀、溃疡、出血、溢脓），舌（形态、舌质、颜色、舌苔、乳头，有无溃疡、异常色素，动作、对称性，是否伸出口外），舌系带（有无溃疡、过短），舌下有无囊肿，口腔黏膜（颜色，腮腺管开口情况，有无瘀点、溃疡、麻疹黏膜斑、鹅口疮），腭（有无腭裂、上皮珠、瘀点、溃疡），咽（颜色、吞咽情况、悬雍垂动作），喉（有无声音嘶哑、失音、喘鸣声），扁桃体（大小，充血程度，有无分泌物或假膜）。

（3）胸部　胸廓有无畸形（鸡胸、肋串珠、赫氏沟）和三凹征，心前区有无隆起，心界大小和位置（包括上界及左右缘。心左界以左乳线为准，右界以胸骨右缘为准，可记录为在其内或外多少厘米）。心脏听诊。

（4）腹部　脐部有无出血、分泌物和脐疝。

（5）肛门　有无畸形、脱垂和肛裂。

（6）外生殖器　男性外生殖器的形状，睾丸有无下降，有无阴囊水肿、疝和鞘膜积液；女性的尿道、阴道有无畸形和分泌物。

（7）四肢　有无畸形（"O"型或"X"型腿）、骨骺端肥大和杵状指（趾）。

（8）神经系统　必要时需做运动、感觉及其他有关检查。小婴儿需做拥抱反射、握持反射、吸吮反射和觅食反射检查。

附录二 儿科常用临床检验正常值

（一）小儿各年龄血液细胞参考值（均数）

测定项目	第1日	2~7日	2周	3月	6月	1~2岁	4~5岁	8~14岁
红细胞（$\times 10^{12}$/L）	5.7~6.4	5.2~5.7	4.2	3.9	4.2	4.3	4.4	4.5
有核红细胞	0.03~0.10	0.03~0.10	0	0	0	0	0	0
网织红细胞	0.03	0.03	0.003	0.015	0.005	0.005	0.005	0.005
红细胞平均直径（μm）	8.0~8.6	8.0~8.6	7.7	7.3	7.3	7.3	7.2	7.2
血红蛋白（g/L）	180~195	163~180	150	111	123	118	134	139
红细胞压积	0.53	0.53	0.43	0.34	0.37	0.37	0.40	0.41
红细胞平均体积（fl）	35	35	34	29	28	29	30	31
红细胞平均血红蛋白浓度	0.32	0.32	0.34	0.33	0.33	0.32	0.33	0.34
白细胞（$\times 10^9$/L）	20	15	12	12	12	11	8	8
中性粒细胞	0.65	0.40	0.35	0.35	0.31	0.36	0.58	0.55~0.65
嗜酸与嗜碱性粒细胞	0.03	0.05	0.04	0.04	0.03	0.02	0.02	0.02
淋巴细胞	0.20	0.40	0.55	0.55	0.60	0.56	0.34	0.30
单核细胞	0.07	0.12	0.06	0.06	0.06	0.06	0.06	0.06
未成熟白细胞	0.10	0.03	0	0	0	0	0	0
血小板（$\times 10^9$/L）	150~250			250	250~300			

（二）尿检查正常参考值

测定项目	法定单位及正常值
蛋白	
定性	阴性
定量	<40mg/24h
糖	
定性	阴性
定量	<2.8mmol/24h
比重	1.010~1.030

续表

测定项目	法定单位及正常值
渗透压	婴儿 50~700mmol/L
	儿童 300~1400mmol/L
氢离子浓度	0.01~32 μmol/L
	（平均 1.0 μmol/L）
沉渣	
白细胞	<5 个 /HP
红细胞	<3 个 /HP
管型	无或偶见
Addis 计数	
白细胞	<100 万 /12h
红细胞	0~50 万 /12h
管型	0~5000/12h
尿液化学检测	
尿胆原	<6.72μmol/24h
钠	95~310mmol/24h
钾	35~90mmol/24h
氯	80~270mmol/24h
钙	2.5~10mmol/24h
磷	16~48mmol/24h
镁	2.5~8.3mmol/24h
肌酸	0.08~2.06mmol/24h
肌酐	0.11~0.132mmol/（kg·24h）
尿素	166~580mmol/24h
淀粉酶	80~300U/h（somogyi 法）
17- 羟类固醇	婴儿 1.4~2.8μmol/24h
	儿童 2.8~15.5μmol/24h
17- 酮类固醇	<2 岁　<3.5μmol/24h
	2~12 岁　3.5~21μmol/24h

（三）小儿脑脊液正常参考值

测定项目	法定单位及正常值
压力	新生儿290~780Pa 儿童690~1765Pa
细胞数	
红细胞	<2周675×10^6/L >2周（0~2）×10^6/L
白细胞（多为淋巴细胞）	婴儿（0~20）×10^6/L 儿童（0~10）×10^6/L
蛋白	
定性（Pandy试验）	阴性
定量	新生儿200~1200mg/L 儿童<400mg/L
糖	婴儿3.9~4.9mmol/L 儿童2.8~4.4mmol/L
氯化物	婴儿111~123mmol/L 儿童118~128mmol/L

（四）血液生化检验正常参考值

测定项目	法定单位及正常值
总蛋白（P）	60~80g/L
白蛋白（P）	34~54g/L
球蛋白（P）	20~30g/L
蛋白电泳（S）	
白蛋白	0.55~0.61
α_1-球蛋白	0.04~0.05
α_2-球蛋白	0.06~0.09
β 球蛋白	0.09~0.12
γ 球蛋白	0.15~0.20
纤维蛋白原（P）	2~4g/L
α_1-抗胰蛋白酶（S）	1.5~2.5g/L
C-反应蛋白（S）	68~1800μg/L
免疫球蛋白A（S）	140~2700mg/L
G（S）	5~16.5g/L

续表

测定项目	法定单位及正常值
M（C）	500~2600mg/L
补体C3（S）	600~1900mg/L
铜蓝蛋白（S）	0.2~0.4g/L
转铁蛋白（S）	2~4g/L
铁蛋白（S）	7~140μg/L
红细胞原卟啉	<0.89μmol/L
葡萄糖（空腹B）	3.3~5.5mmol/L
胆固醇（P.S）	2.8~5.2mmol/L
甘油三酯（S）	0.23~1.24mmol/L
血气分析（A.B）	
氢离子浓度	35~50nmol/L
二氧化碳分压	4.7~6kPa
二氧化碳总含量	20~28mmol/L
氧分压	10.6~13.3kPa
氧饱和度	0.91~0.97
	0.6~0.85（V）
标准重碳酸盐	20~24mmol/L
缓冲碱	45~52mmol/L
碱剩余	−4~+2mmol/L
	婴儿−7~−1mmol/L
二氧化碳结合力（P）	18~27mmol/L
阴离子间隙	7~16mmol/L
血清电解质、无机盐和微量元素（S）	
钠	135~145mmol/L
钾	3.5~4.5mmol/L
氯	96~106mmol/L
磷	1.3~1.8mmol/L
钙	2.2~2.7mmol/L
镁	0.7~1.0mmol/L
锌	10.7~22.9μmol/L
铜	12.6~23.6μmol/L
铅	<1.45μmol/L
铁	9.0~28.6μmol/L

续表

测定项目	法定单位及正常值
铁结合力	45~72μmol/L
尿素氮（B）	1.8~6.4mmol/L
肌酐（S）	44~133μmol/L
氨（B）	29~58μmol/L
总胆红素（S）	3.4~17.1μmol/L
直接胆红素（P）	0.50~3.4μmol/L
凝血酶时间（P）	15~20s
凝血酶原时间	12~14s
凝血酶原消耗时间（S）	>35s
抗溶血性链球菌素O	<500U
血清酶	
脂肪酶	18~128U/L
淀粉酶	35~127U/L
γ–谷氨酰转肽酶	5~32U/L
谷丙转氨酶（赖氏）	<30U/L
谷草转氨酶（赖氏）	<40U/L
乳酸脱氢酶	60~250U/L
碱性磷酸酶（金氏）	106~213U/L
酸性磷酸酶（金氏）	7~28U/L
肌酸磷酸酶	5~130U/L
血清激素	
促肾上腺皮质激素	25~100μg/L
皮质醇（空腹8am）	138~635nmol/L
	8pm为8am值的50%
C–肽（空腹）	0.5~2μg/L
胰岛素（空腹）	7~24mU/L
三碘甲状腺原氨酸（T_3）	1.2~4.0nmol/L
甲状腺素（T_4）	90~194nmol/L
促甲状腺激素（TSH）	2~10mU/L
抗利尿激素（血渗透压正常时）	1~7ng/L

附录三　儿科常用方剂

一画

一捻金（《医宗金鉴》）　大黄　槟榔　炒黑白牵牛子　人参

二画

二至丸（《证治准绳》）　旱莲草　女贞子

二妙散（《丹溪心法》）　苍术　黄柏

二陈汤（《太平惠民和剂局方》）　半夏　橘红　白茯苓　甘草

十味温胆汤（《世医得效方》）　人参　熟地黄　酸枣仁　远志　五味子　茯苓　半夏　枳实　陈皮　炙甘草

十全大补丸（《太平惠民和剂局方》）　当归　川芎　熟地黄　白芍　人参　白术　茯苓　炙甘草　黄芪　肉桂　生姜　大枣

七味白术散（《小儿药证直诀》）　藿香　木香　葛根　人参　白术　茯苓　甘草

八正散（《太平惠民和剂局方》）　车前子　瞿麦　萹蓄　滑石　栀子　甘草　木通　大黄

八珍汤（《正体类要》）　当归　川芎　熟地黄　白芍　人参　白术　茯苓　炙甘草

人参乌梅汤（《温病条辨》）　人参　乌梅　木瓜　山药　莲子肉　炙甘草

人参五味子汤（《幼幼集成》）　人参　白术　茯苓　五味子　麦冬　炙甘草

三画

三拗汤（《太平惠民和剂局方》）　麻黄　杏仁　甘草

三子养亲汤（《韩氏医通》）　紫苏子　白芥子　莱菔子

大补阴丸（《丹溪心法》）　黄柏　知母　熟地黄　龟甲　猪脊髓

大青龙汤（《伤寒论》）　麻黄　桂枝　甘草　杏仁　生姜　大枣　石膏

大定风珠（《温病条辨》）　白芍　阿胶　龟甲　地黄　麻仁　五味子　牡蛎　麦冬　炙甘草　鳖甲　鸡子黄

大承气汤（《伤寒论》）　大黄　芒硝　厚朴　枳实

小青龙汤（《伤寒论》）　麻黄　桂枝　芍药　细辛　半夏　干姜　五味子　甘草

己椒苈黄丸（《金匮要略》）　防己　椒目　葶苈子　大黄

小建中汤（《伤寒论》）　桂枝　炙甘草　白芍　生姜　大枣　饴糖

四画

五皮饮（《中藏经》）　生姜皮　桑白皮　陈橘皮　大腹皮　茯苓皮

五苓散（《伤寒论》）　桂枝　茯苓　泽泻　猪苓　白术

五味消毒饮（《医宗金鉴》）　野菊花　金银花　蒲公英　紫花地丁　紫背天葵

五子衍宗丸（《摄生众妙方》）　枸杞子　覆盆子　菟丝子　五味子　车前子

不换金正气散（《太平惠民和剂局方》）　苍术　厚朴　陈皮　甘草　藿香　半夏

止痉散（经验方）　全蝎　蜈蚣　天麻　僵蚕

少腹逐瘀汤（《医林改错》）　小茴香　炒干姜　延胡索　没药　当归　川芎　肉桂　赤芍　蒲黄　五灵脂

牛黄夺命散（《幼幼集成》）　白牵牛子　黑牵牛子　大黄　槟榔

牛黄清心丸（《痘疹世医心法》）　牛黄　黄芩　黄连　栀子　郁金　朱砂

乌梅丸（《伤寒论》）　乌梅　细辛　干姜　川椒　黄连　黄柏　桂枝　附子　人参　当归

六一散（《伤寒标本》）　滑石　生甘草

六君子汤（《世医得效方》）　人参　白术　茯苓　炙甘草　陈皮　半夏

六味地黄丸（《小儿药证直诀》）　熟地黄　山药　山茱萸　茯苓　泽泻　牡丹皮

孔圣枕中丹（《医宗金鉴》）　龟甲　龙骨　远志　石菖蒲

五画

玉屏风散（《医方类聚》）　防风　黄芪　白术

甘麦大枣汤（《金匮要略》）　甘草　小麦　大枣

甘露消毒丹（《医效秘传》）　滑石　黄芩　茵陈　藿香　连翘　石菖蒲　白豆蔻　薄荷　木通　射干　川贝母

左归丸（《景岳全书》）　熟地黄　山药　山茱萸　枸杞子　菟丝子　鹿角胶　龟甲胶　牛膝

石斛夜光丸（《原机启微》）　天冬　人参　茯苓　麦冬　熟地黄　生地黄　菟丝子　菊花　草决明　杏仁　干山药　枸杞子　牛膝　五味子　白蒺藜　石斛　肉苁蓉　川芎　炙甘草　枳壳　青葙子　防风　川黄连　犀角（用水牛角代）　羚羊角

右归丸（《景岳全书》）　熟地黄　山药　山茱萸　枸杞子　鹿角胶　菟丝子　杜仲　当归　肉桂　制附子

龙骨散（经验方）　龙骨　枯矾

龙胆泻肝汤（《太平惠民和剂局方》）　龙胆草　黄芩　栀子　泽泻　木通　车前子　当归　生地黄　柴胡　甘草

归脾汤（《正体类要》）　白术　当归　白茯苓　黄芪　龙眼肉　远志　酸枣仁　木香　甘草　人参

瓜蒌薤白半夏汤（《金匮要略》）　瓜蒌实　薤白　半夏　白酒

四逆汤（《伤寒论》）　甘草　干姜　附子

四逆散（《伤寒论》）　柴胡　芍药　枳实　甘草

四神丸（《内科摘要》）　补骨脂　肉豆蔻　吴茱萸　五味子　生姜　大枣

生脉散（《医学启源》）　人参　麦冬　五味子

失笑散（《太平惠民和剂局方》）　五灵脂　蒲黄

白虎汤（《伤寒论》）　石膏　知母　粳米　甘草

白头翁汤（《伤寒论》）　白头翁　秦皮　黄连　黄柏

六画

至宝丹（《灵苑方》）　犀角（用水牛角代）　朱砂　雄黄　玳瑁　琥珀　麝香　冰片　牛黄　安息香　金箔　银箔

当归四逆汤（《伤寒论》）　当归　桂枝　芍药　细辛　甘草　通草　大枣

竹叶石膏汤（《伤寒论》）　竹叶　石膏　半夏　麦冬　人参　甘草　粳米

华盖散（《太平惠民和剂局方》）　麻黄　杏仁　甘草　桑白皮　紫苏子　赤茯苓　陈皮

血府逐瘀汤（《医林改错》）　当归　生地黄　牛膝　红花　桃仁　柴胡　枳壳　赤芍　川芎　桔梗　甘草

羊肝丸（《证治准绳》）　羊肝　砂仁　豆蔻

安宫牛黄丸（《温病条辨》）　牛黄　郁金　犀角（用水牛角代）　黄连　栀子　朱砂　雄黄　冰片　麝香　珍珠　黄芩

异功散（《小儿药证直诀》）　人参　白术　茯苓　陈皮　甘草

导赤散（《小儿药证直诀》）　生地黄　竹叶　木通　甘草

防己黄芪汤（《金匮要略》）　防己　甘草　白术　黄芪　生姜　大枣

七画

麦味地黄丸（《寿世保元》）　生地黄　山茱萸　山药　茯苓　牡丹皮　泽泻　五味子　麦冬

苏葶丸（《医宗金鉴》）　苦葶苈子　南苏子

苏合香丸（《外台秘要》）　白术　青木香　犀角（用水牛角代）　香附子　朱砂　诃黎勒　白檀香　安息香　沉香　麝香　丁香　荜茇　龙脑　苏合香油　薰陆香

苏子降气汤（《太平惠民和剂局方》）　紫苏子　半夏　当归　甘草　前胡　厚朴　肉桂

杞菊地黄丸（《审视瑶函》）　生地黄　山茱萸　茯苓　山药　牡丹皮　泽泻　枸杞子　菊花

连翘败毒散（《医方集解》）　黑荆芥　炒防风　金银花　连翘　生甘草　前胡　柴胡　川芎　枳壳　桔梗　茯苓　薄荷　生姜　羌活　独活

牡蛎散（《太平惠民和剂局方》）　煅牡蛎　黄芪　麻黄根　浮小麦

沙参麦冬汤（《温病条辨》）　沙参　麦冬　玉竹　桑叶　甘草　天花粉　白扁豆

补中益气汤（《脾胃论》）　黄芪　人参　白术　甘草　当归　陈皮　升麻　柴胡　生姜　大枣

补肾地黄丸（《医宗金鉴》）　熟地黄　泽泻　牡丹皮　山茱萸　牛膝　山药　鹿茸　茯苓

附子泻心汤（《伤寒论》）　大黄　黄连　黄芩　附子

附子理中汤（《三因极一病证方论》）　附子　人参　干姜　甘草　白术

驱蛔承气汤（《急腹症方药新解》）　大黄　芒硝　枳实　厚朴　槟榔　使君子　苦楝子

八画

青蒿鳖甲汤（《温病条辨》）　青蒿　鳖甲　知母　生地黄　牡丹皮

固真汤（《证治准绳》）人参　白术　茯苓　炙甘草　黄芪　附子　肉桂　山药

知柏地黄丸（《医宗金鉴》）干地黄　牡丹皮　山茱萸　山药　泽泻　茯苓　知母　黄柏

使君子散（经验方）使君子肉　甘草　吴茱萸　苦楝子

金沸草散（《南阳活人书》）金沸草　前胡　荆芥　细辛　半夏　茯苓　甘草　生姜　大枣

金匮肾气丸（《金匮要略》）干地黄　山药　山茱萸　泽泻　茯苓　炮附子　桂枝　牡丹皮

肥儿丸（《医宗金鉴》）麦芽　胡黄连　人参　白术　茯苓　黄连　使君子　神曲　炒山楂　炙甘草　芦荟

炙甘草汤（《伤寒论》）炙甘草　大枣　阿胶　生姜　人参　生地黄　桂枝　麦冬　麻仁

定喘汤（《摄生众妙方》）白果　麻黄　紫苏子　甘草　款冬花　杏仁　桑白皮　黄芩　法半夏

实脾饮（《济生方》）白术　茯苓　大腹皮　木瓜　厚朴　木香　草果仁　附子　干姜　甘草　生姜　大枣

泻黄散（《小儿药证直诀》）藿香叶　栀子仁　石膏　甘草　防风

泻心导赤散（《医宗金鉴》）生地黄　木通　黄连　甘草梢

参附汤（《重订严氏济生方》）人参　附子

参蛤散（《济生方》）人参　蛤蚧

参苓白术散（《太平惠民和剂局方》）人参　茯苓　白术　桔梗　山药　甘草　白扁豆　莲肉　砂仁　薏苡仁

参附龙牡救逆汤（经验方）人参　附子　龙骨　牡蛎　白芍　炙甘草

贯众汤（经验方）贯众　苦楝根皮　土荆芥　紫苏

九画

荆防败毒散（《摄生众妙方》）荆芥　防风　羌活　独活　柴胡　川芎　枳壳　茯苓　甘草　桔梗　前胡　人参　生姜　薄荷

茜根散（《景岳全书》）茜草根　黄芩　阿胶　侧柏叶　生地黄　甘草

茵陈蒿汤（《伤寒论》）茵陈　栀子　大黄

茵陈理中汤（《张氏医通》）茵陈　党参　干姜　白术　甘草

枳实导滞丸（《内外伤辨惑论》）大黄　枳实　黄芩　黄连　神曲　白术　茯苓　泽泻

保和丸（《丹溪心法》）山楂　神曲　半夏　茯苓　陈皮　连翘　莱菔子

养胃增液汤（经验方）石斛　乌梅　沙参　玉竹　白芍　甘草

宣毒发表汤（《痘疹仁端录》）升麻　葛根　枳壳　防风　荆芥　薄荷　木通　连翘　牛蒡子　竹叶　甘草　前胡　桔梗　杏仁

十画

都气丸（《医宗己任编》）熟地黄　山药　山茱萸　茯苓　泽泻　牡丹皮　五味子

桂枝汤（《伤寒论》）桂枝　芍药　生姜　甘草　大枣

桂枝甘草龙骨牡蛎汤（《伤寒论》）桂枝　甘草　龙骨　牡蛎

桃仁承气汤（《伤寒论》）桃仁　大黄　甘草　桂枝　芒硝

桃红四物汤（《医宗金鉴》）当归　川芎　桃仁　红花　芍药　地黄

真武汤（《伤寒论》）　茯苓　芍药　白术　生姜　附子

逐寒荡惊汤（《福幼编》）　胡椒　炮姜　肉桂　丁香　灶心土

透疹凉解汤（经验方）　桑叶　甘菊　薄荷　连翘　牛蒡子　赤芍　蝉蜕　紫花地丁　黄连　藏红花

健脾丸（《医方集解》）　人参　白术　陈皮　麦芽　山楂　枳实　神曲

射干麻黄汤（《金匮要略》）　射干　麻黄　细辛　五味子　紫菀　款冬花　半夏　大枣　生姜

益脾镇惊散（《医宗金鉴》）　人参　白术　茯苓　朱砂　钩藤　炙甘草　灯心草

资生健脾丸（《先醒斋医学广笔记》）　人参　白术　茯苓　扁豆　陈皮　山药　甘草　莲子肉　薏苡仁　砂仁　桔梗　藿香　橘红　黄连　泽泻　芡实　山楂　麦芽　白豆蔻

凉膈散（《太平惠民和剂局方》）　大黄　芒硝　甘草　栀子　黄芩　薄荷　连翘　竹叶　白蜜

凉营清气汤（《喉痧症治概要》）　犀角尖（用水牛角代）　鲜石斛　栀子　牡丹皮　鲜生地　薄荷　川黄连　赤芍　玄参　石膏　甘草　连翘　竹叶　白茅根　芦根　金汁

消乳丸（《证治准绳》）　香附　神曲　麦芽　陈皮　砂仁　炙甘草

涤痰汤（《奇效良方》）　半夏　陈皮　甘草　竹茹　枳实　生姜　胆南星　人参　石菖蒲

桑菊饮（《温病条辨》）　杏仁　连翘　薄荷　桑叶　菊花　苦桔梗　甘草　芦根

桑白皮汤（《景岳全书》）　桑白皮　半夏　紫苏子　杏仁　贝母　黄芩　黄连　栀子　生姜

十一画

理中丸（《伤寒论》）　人参　干姜　白术　甘草

黄连温胆汤（《六因条辨》）　半夏　陈皮　竹茹　枳实　茯苓　炙甘草　大枣　黄连

黄连解毒汤（《肘后备急方》）　黄连　黄柏　黄芩　栀子

黄芪桂枝五物汤（《金匮要略》）　黄芪　桂枝　芍药　当归　炙甘草　大枣

菟丝子散（《医宗必读》）　菟丝子　鸡内金　肉苁蓉　牡蛎　附子　五味子

银翘散（《温病条辨》）　金银花　连翘　竹叶　荆芥　牛蒡子　薄荷　豆豉　甘草　桔梗　芦根

麻黄汤（《伤寒论》）　麻黄　桂枝　杏仁　甘草

麻杏石甘汤（《伤寒论》）　麻黄　杏仁　石膏　甘草

麻杏二陈汤（经验方）　麻黄　杏仁　陈皮　半夏　茯苓　甘草

麻黄连翘赤小豆汤（《伤寒论》）　麻黄　连翘　赤小豆　杏仁　生梓白皮　生姜　大枣　炙甘草

麻子仁丸（《伤寒论》）　麻子仁　大黄　枳实　厚朴　杏仁　芍药

羚角钩藤汤（《重订通俗伤寒论》）　羚羊角片　霜桑叶　川贝母　鲜生地　钩藤　滁菊花　茯神　白芍　甘草　竹茹

清营汤（《温病条辨》）　犀角（用水牛角代）　生地黄　玄参　竹叶　金银花　连翘　黄连　丹参　麦冬

清肝达郁汤（《重订通俗伤寒论》）　焦栀子　白芍　当归须　柴胡　牡丹皮　炙甘草　橘白　薄荷　菊花　鲜青橘叶

清金化痰汤（《东病广要》引《统旨方》）　黄芩　栀子　桑白皮　知母　瓜蒌仁　贝母　麦冬　桔梗　甘草　橘红　茯苓

清胃解毒汤（《痘疹传心录》）　当归　黄连　生地黄　天花粉　连翘　升麻　牡丹皮　赤芍

清咽下痰汤（经验方）　玄参　桔梗　甘草　牛蒡子　贝母　瓜蒌　射干　荆芥　马兜铃

清热泻脾散（《医宗金鉴》）　栀子　石膏　黄连　生地黄　黄芩　茯苓　灯心草

清暑益气汤（《温热经纬》）　西洋参　麦冬　知母　甘草　竹叶　黄连　石斛　荷梗　鲜西瓜翠衣　粳米

清解透表汤（经验方）　西河柳　蝉蜕　葛根　升麻　紫草根　桑叶　菊花　甘草　牛蒡子　金银花　连翘

清瘟败毒饮（《疫疹一得》）　生石膏　生地黄　犀角（用水牛角代）　黄连　栀子　桔梗　黄芩　知母　赤芍　玄参　连翘　甘草　牡丹皮　鲜竹叶

十二画

琥珀抱龙丸（《活幼心书》）　琥珀　天竺黄　檀香　人参　茯苓　甘草　枳壳　枳实　朱砂　山药　南星　金箔

越婢加术汤（《金匮要略》）　麻黄　石膏　甘草　大枣　白术　生姜

葛根黄芩黄连汤（《伤寒论》）　葛根　黄芩　黄连

葶苈大枣泻肺汤（《金匮要略》）　葶苈子　大枣

紫雪丹（《太平惠民和剂局方》）　滑石　石膏　寒水石　磁石　羚羊角　木香　犀角（用水牛角代）　沉香　丁香　升麻　玄参　甘草　朴硝　硝石　辰砂　麝香　金箔

普济消毒饮（《景岳全书》）　黄芩　黄连　橘红　玄参　生甘草　连翘　牛蒡子　板蓝根　马勃　白僵蚕　升麻　柴胡　桔梗　薄荷

温胆汤（《三因极一病证方论》）　半夏　竹茹　枳实　陈皮　炙甘草　茯苓

犀角地黄汤（《备急千金要方》）　犀角（用水牛角代）　生地黄　牡丹皮　芍药

犀角消毒饮（《医宗金鉴》）　防风　牛蒡子　荆芥　犀角（用水牛角代）　金银花　甘草

十三画

解肌透痧汤（《喉痧症治概要》）　荆芥　牛蒡子　蝉蜕　浮萍　僵蚕　射干　豆豉　马勃　葛根　甘草　桔梗　前胡　连翘　竹茹

新加香薷饮（《温病条辨》）　香薷　金银花　鲜扁豆花　厚朴　连翘

十四画

缩泉丸（《校注妇人良方》）　益智仁　台乌药　山药

十五画以上

增液汤（《温病条辨》）　玄参　生地黄　麦冬

藿香正气散（《太平惠民和剂局方》）　藿香　紫苏　白芷　桔梗　白术　厚朴　半夏曲　大腹皮　茯苓　陈皮　甘草　生姜　大枣